川島隆太教授の

脳力を鍛える まちがいさがし

読者が選んだ傑作集

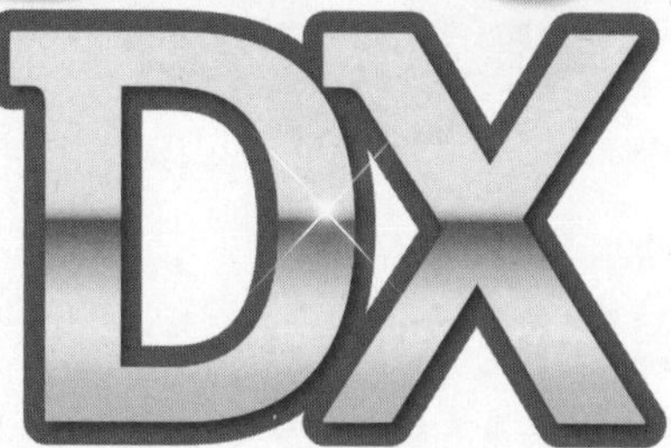

東北大学教授
川島隆太 監修

もくじ

本書に掲載したまちがいさがしの問題は、小社より刊行した『川島隆太教授の脳力を鍛えるまちがいさがし 決定版』(2019年8月)、『川島隆太教授の脳力を鍛えるまちがいさがし 昭和思い出し版』(2019年11月)、『川島隆太教授の脳力を鍛える昭和思い出し100日パズル』(2020年9月)、『川島隆太教授の脳力を鍛える日本史の名場面まちがいさがし』(2021年1月)、『川島隆太教授の脳力を鍛える昭和懐かし150日漢字パズル』(2021年7月)から読者人気の高い問題を厳選し、再編集して掲載しています。

宝島社

はじめに

まちがいさがしを解いて

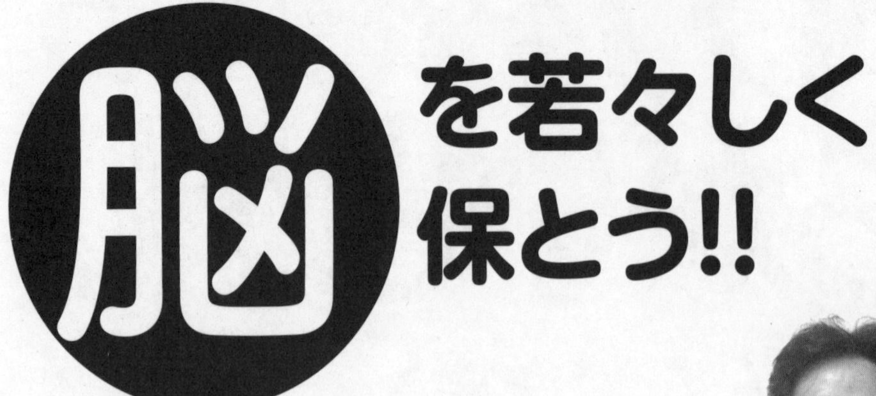

東北大学教授・医学博士

川島隆太（かわしま・りゅうた）

1959年、千葉県生まれ。東北大学医学部卒業後、同大学院医学研究科修了。スウェーデン王国カロリンスカ研究所客員研究員、東北大学加齢医学研究所助手、同専任講師を経て、現在、同大学加齢医学研究所所長。スマート・エイジング学際重点研究センター、応用脳科学研究分野、認知機能発達寄附研究部門教授。

みなさん、『脳力を鍛えるまちがいさがし 読者が選んだ傑作集DX』にようこそ。この本は、今まで数多くあったまちがいさがしの中から、読者の皆さんの人気が特に高かった問題だけを集めた脳トレ本です。脳のトレーニングというと、漢字の読み書きや簡単な計算といったドリルがおなじみですが、本書で扱う「まちがいさがし」でも、脳が活性化することが最新の脳科学で証明されています。2枚の絵を見比べて、違っている部分を見つける作業が、脳でもっとも重要な働きをする「前頭前野」の活性化に有効であることがわかったのです。

前頭前野は、記憶や感情などをコントロールする、「脳の中の脳」と呼ばれている部分です。加齢とともに脳の機能が低下すると、前頭前野の働きが衰え、記憶力や考える力が弱まってしまい、ささいなことにも怒りっぽくなったり、人との関わりが面倒になってしまったりします。

最近脳の衰えを感じる、という方もあきらめずに本書のまちがいさがしに取り組んでみてください。脳の機能は体と同様に、トレーニングを

人間らしさをつかさどる「前頭前野」

人間の脳は右脳と左脳からなり、それぞれ前頭葉、頭頂葉、側頭葉、後頭葉の４つの部分に大きく分けられ、思考や行動に応じて各部分が働いています。このうち、前頭葉のほとんどを占める前頭前野を刺激することで、記憶力や認知力などがアップして、ボケの防止や改善につながります。

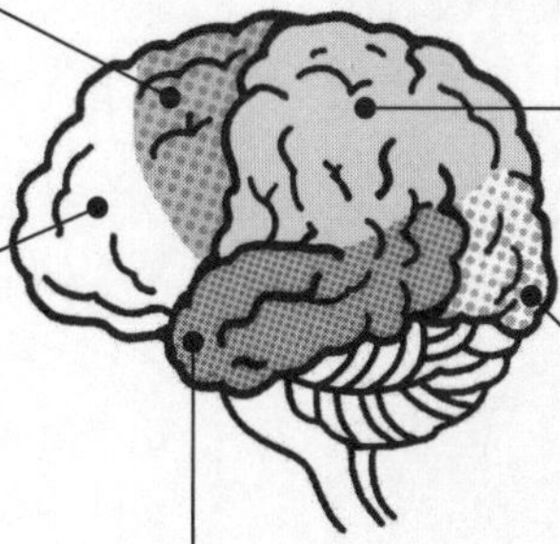

前頭葉
運動、言語、
人間らしさをつかさどる

頭頂葉
触覚、空間認知
をつかさどる

前頭前野
（前頭葉の一部）
① 記憶する
② 考える
③ 行動や感情を抑制する
④ 他者とコミュニケーションをとる

後頭葉
視覚をつかさどる

側頭葉
記憶、聴覚をつかさどる

行えば何歳からでも若返らせることができるのです。

絵を眺めているだけでリラックス効果も

私たちが行った実験では、まちがいさがしは、脳のトレーニングになるだけでなく、リラックス効果も得られることがわかっています。脳を鍛えながらリラックスできるのは、他の脳トレパズルにはない特長です。

本書のまちがいさがしは、歴史、文化、絵画、ニュース、懐かしの昭和など、さまざまなテーマの問題を扱っています。昭和をモチーフにした問題を解きながら青春時代を思い出してみたり、絵画の問題を解いて興味を持った絵について調べてみたり、まちがいさがしから派生していろいろなことを考えたり調べたりしてみましょう。

知的好奇心は脳を元気にします。また、芸術や文化に触れることは脳だけでなく心も豊かにします。解答ページに解説がついているものもありますので、興味を持つきっかけにしてみてください。

本書のまちがいさがしは数分でできるレベルになっていますが、難しくて解けない問題も出てくるかもしれません。まちがいが見つからないと、どんどん視野が狭まってより見つけづらくなってしまいます。わからない問題はあまり考えこまずに飛ばし、リズムよくどんどん進めていくのが脳にとって一番効果的です。

トレーニングは継続することが大切です。「まちがいさがし」を毎日の習慣にし、いつまでも若々しい脳を手に入れましょう。

『脳力を鍛える
まちがいさがし』で

効果を あげるための ポイント 5

1 毎日続けることが大事!

まちがいさがしに毎日取り組むことで、脳に効果があらわれます。一度にたくさんやる必要はありません。長い時間行って脳を疲れさせるのは逆効果です。短い時間に集中して取り組んだほうが脳は活性化します。せっかく脳が若返っても、やめてしまうとまたもとに戻ってしまいます。毎日少しずつ続けることこそ大切なのです。

2 朝ごはんを食べて午前中に

午前中は一日のうちで脳がもっともよく働く時間帯です。午前中に時間が取れそうな方は、ぜひ午前中に取り組むことをおすすめします。また脳はおなかがすいていると、十分な力を発揮できません。朝ごはんをしっかり食べてから行ってください。午前中にできない方は、無理のない時間帯を決めて取り組んでみてください。

3 取り組む環境

取り組むときは、できるだけ静かで集中できる場所を選ぶのがポイント。テレビを見ながらや、音楽を聴きながらでは、脳を鍛える効果がまったくないことがわかっています。問題を解く間は、テレビやラジオを消してください。まわりがにぎやかでどうしても集中できないときは「耳せん」を使うと効果的ですよ。

4 家族や友だちと一緒に

家族や友だちなど、仲間と一緒に行うのも効果的です。人との会話やコミュニケーションは脳を活性化することがわかっています。ひとりでコツコツ取り組むのが苦手という方は、ぜひ誰かを誘ってみてください。お互いに競争したり、励ましあったりするとやる気が出ます。まちがいさがしの楽しさも増しますよ。

5 目標を決める

「まちがいを全部見つける」「名作について調べてみる」など自分なりの目標をもつと、いっそう気合いが入ります。何のためにやっているのかを自分ではっきりわかっていると、三日坊主にならずに長続きします。また、目標を達成したときは、自分にごほうびをあげたり、人にほめてもらうとさらにやる気が出ますよ。

川島隆太教授の

脳力を鍛えるまちがいさがし

読者が選んだ傑作集

DX

問題

1
日本のお金

月　　日

開始　　時　　分　　秒

終了　　時　　分　　秒

所要時間　　分　　秒

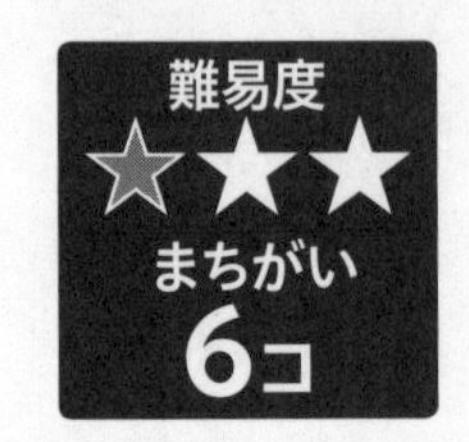

1000円札を描いた問題です。上と下の絵を見くらべて、ちがっている部分をさがし、下の絵に丸をつけましょう。

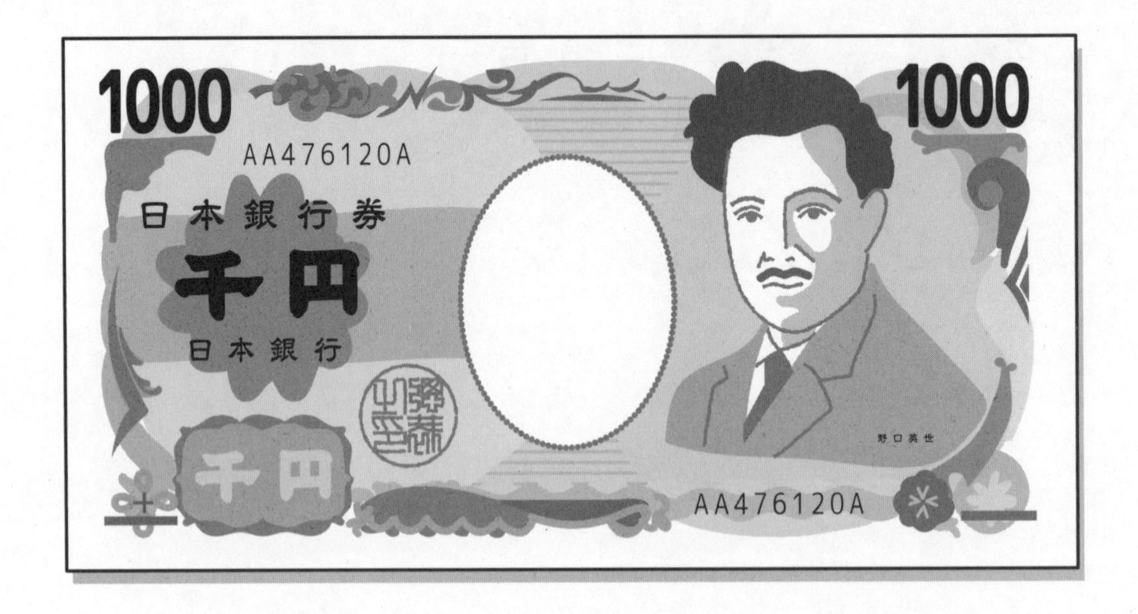

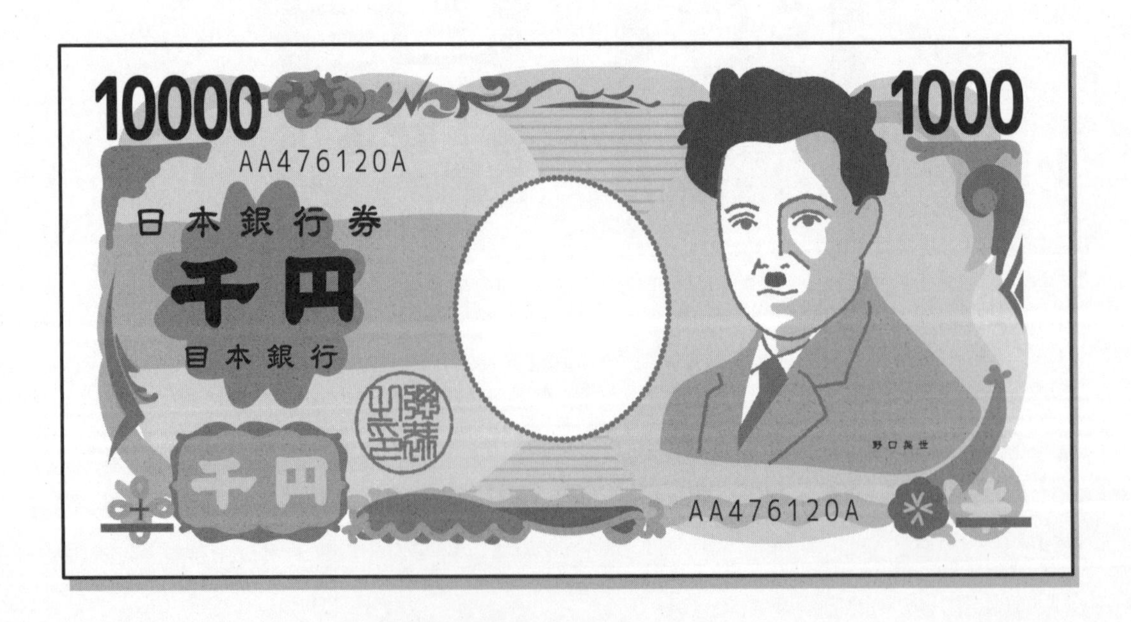

【解答は152ページ】

2 テレビ番組

月　日

開始　　時　分　秒

終了　　時　分　秒

所要時間　　分　秒

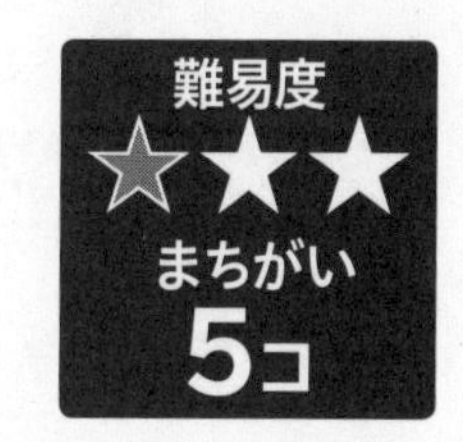

昭和44（1969）年、水戸光圀（黄門）の一行が諸国漫遊の道中で世直しをする時代劇ドラマ『水戸黄門』がTBSで放送開始。助さんと格さんを従えた水戸黄門を描いた問題です。上と下の絵を見くらべて、ちがっている部分をさがし、下の絵に丸をつけましょう。

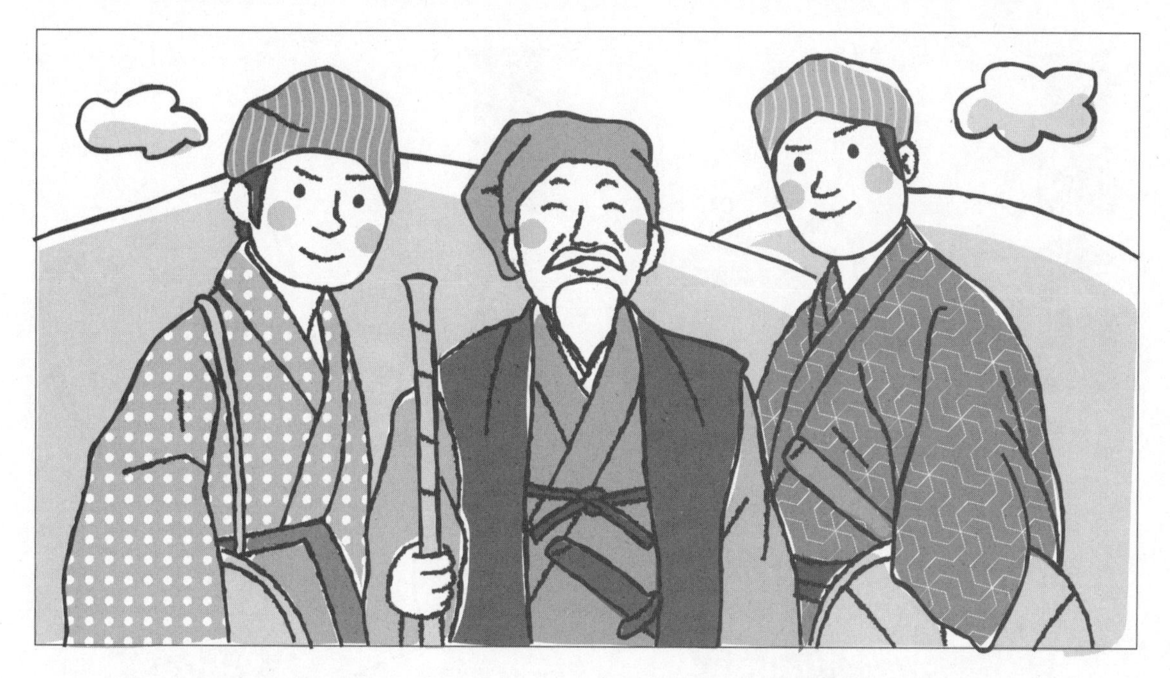

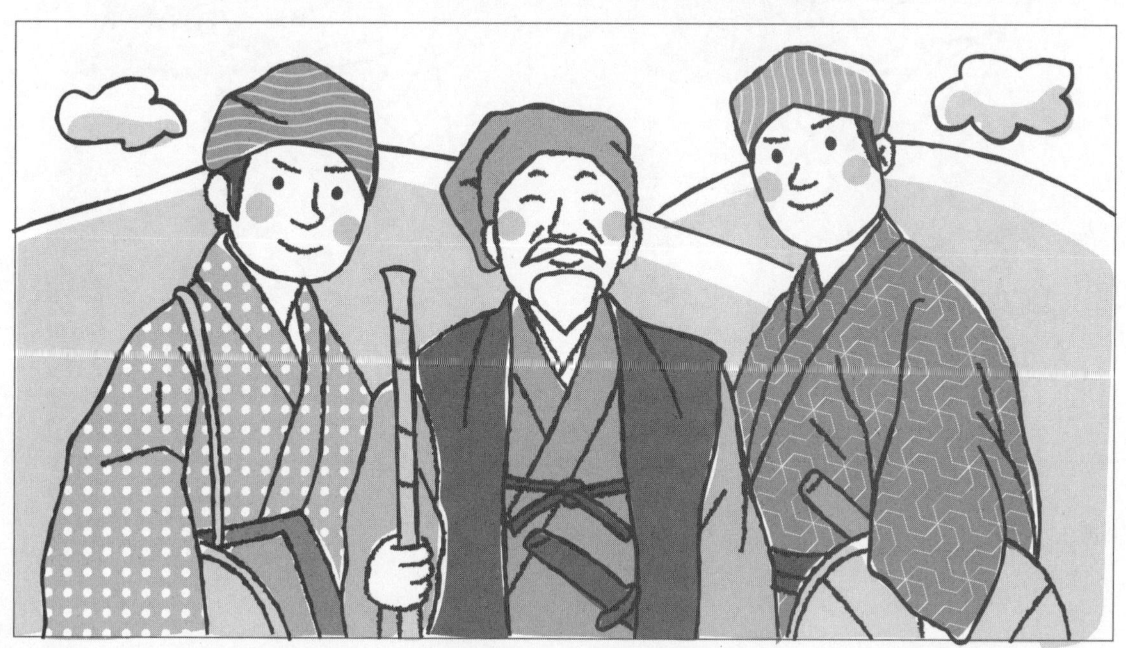

【解答は152ページ】

3 スポーツ

月　日

開始　時　分　秒
終了　時　分　秒
所要時間　分　秒

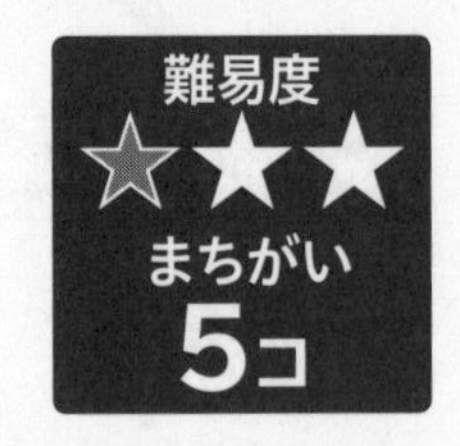

昭和38(1963)年、5月場所で横綱大鵬が当時史上初の6場所連続優勝を達成。「巨人・大鵬・卵焼き」という流行語があるほど人気だった大鵬を描いた問題です。左と右の絵を見くらべて、ちがっている部分をさがし、右の絵に丸をつけましょう。

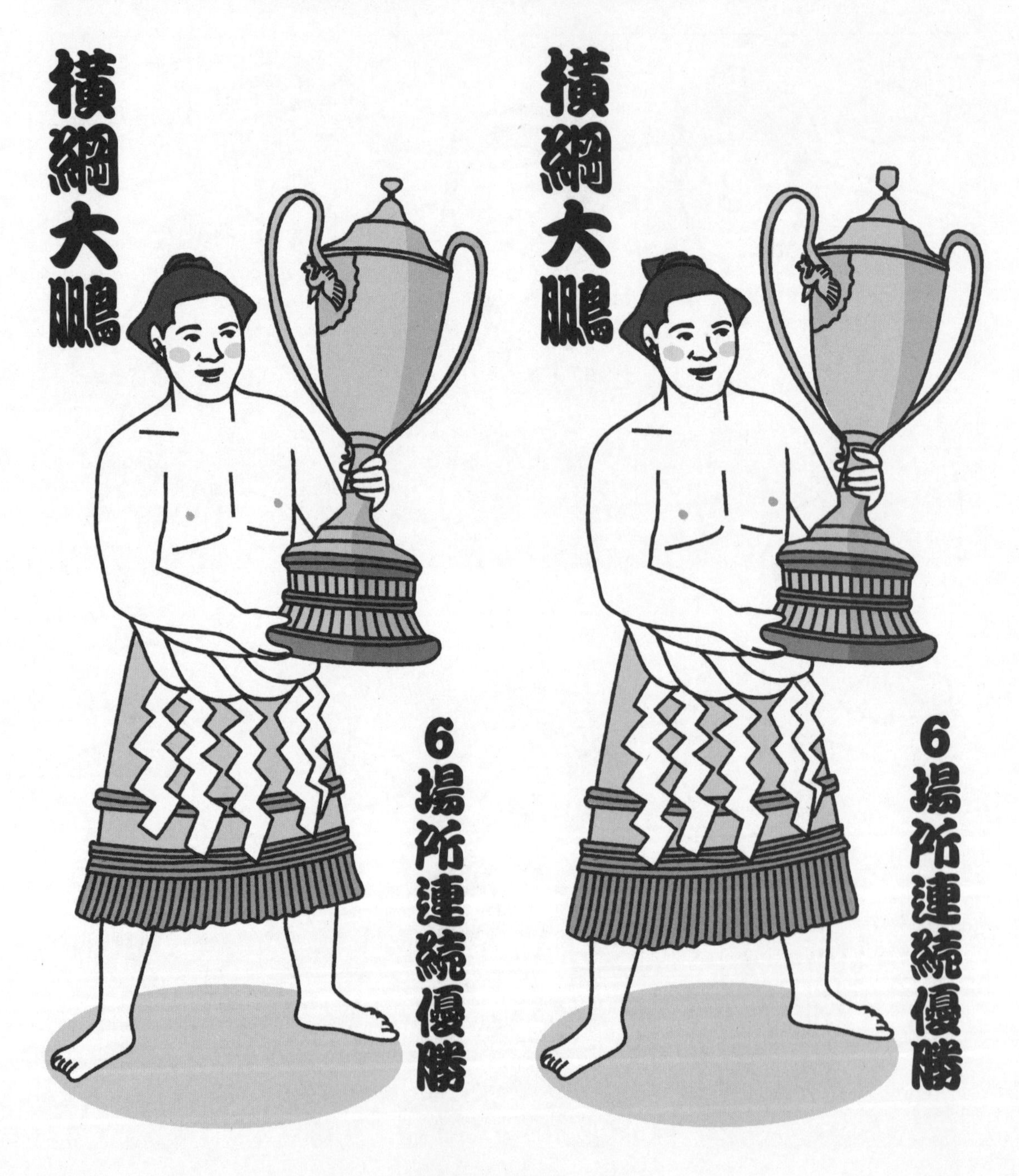

【解答は152ページ】

4 日本の昔話

月　日

開始　時　分　秒

終了　時　分　秒

所要時間　分　秒

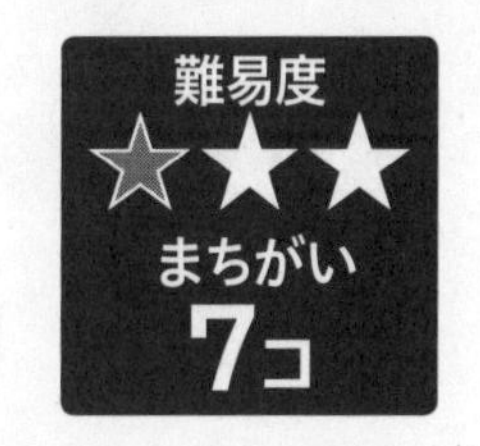

『桃太郎』をモチーフにした問題です。左と右の絵を見くらべて、ちがっている部分をさがし、右の絵に丸をつけましょう。

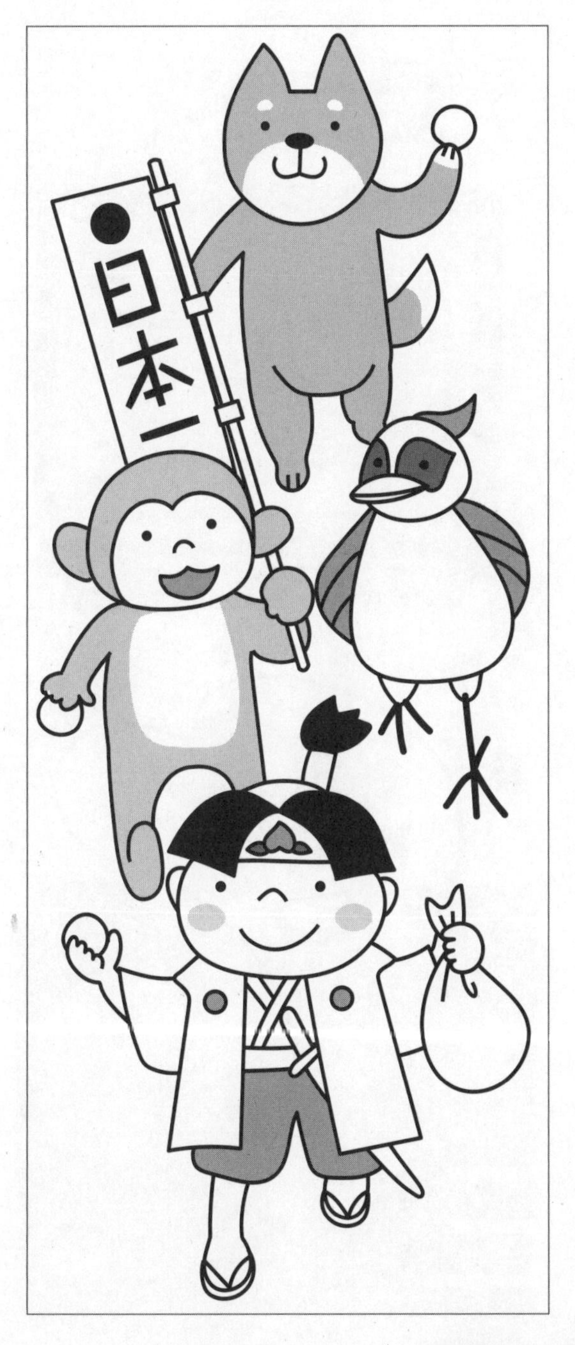

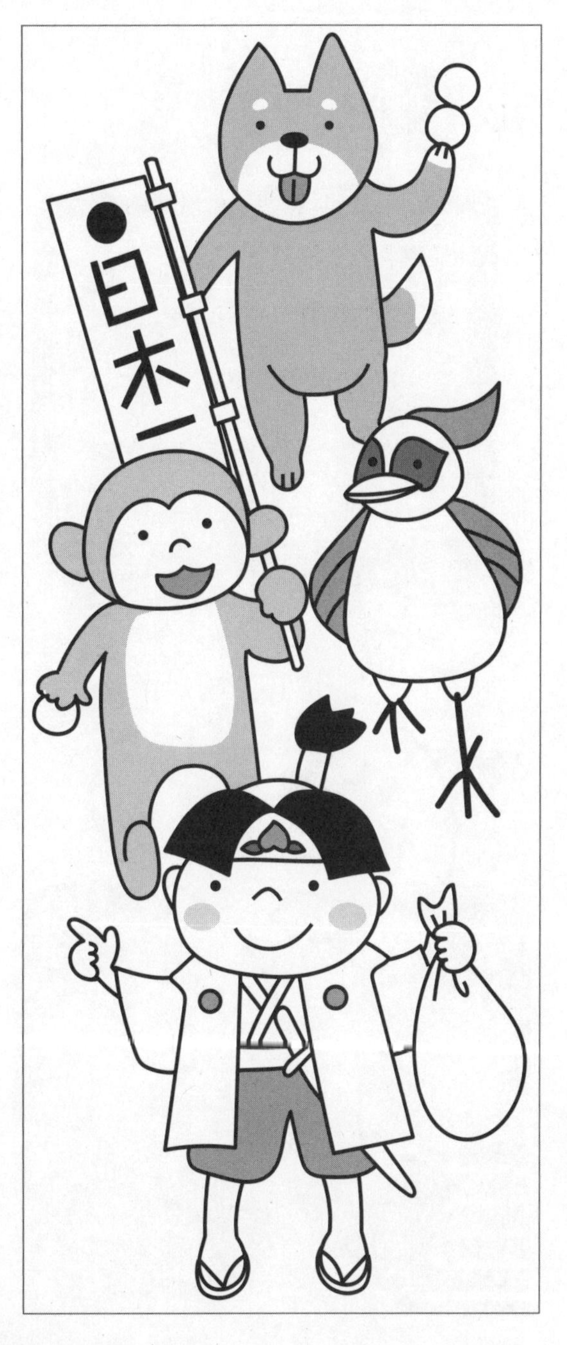

【解答は152ページ】

5
ゲーム機

月	日

開始　時　分　秒
終了　時　分　秒
所要時間　分　秒

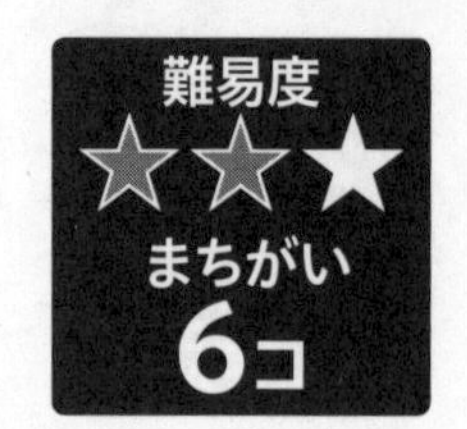

昭和58（1983）年7月、任天堂から家庭用ゲーム機「ファミリーコンピュータ」が発売され大ヒット。熱中する子どもが続出しました。ファミコンで遊ぶ子どもを描いた問題です。左と右の絵を見くらべて、ちがっている部分をさがし、右の絵に丸をつけましょう。

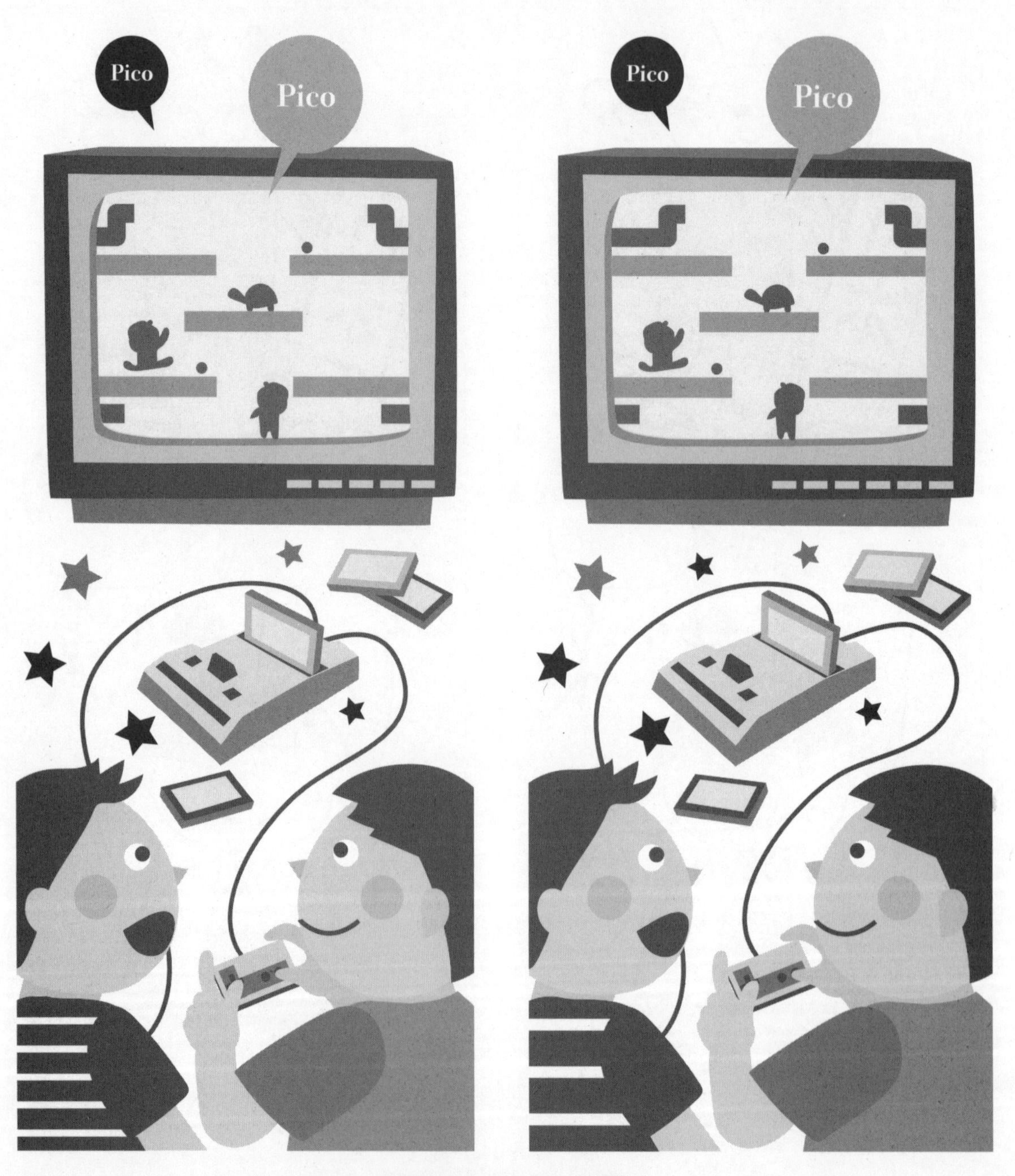

【解答は152ページ】

6
ニュース

月　日

開始　時　分　秒
終了　時　分　秒
所要時間　分　秒

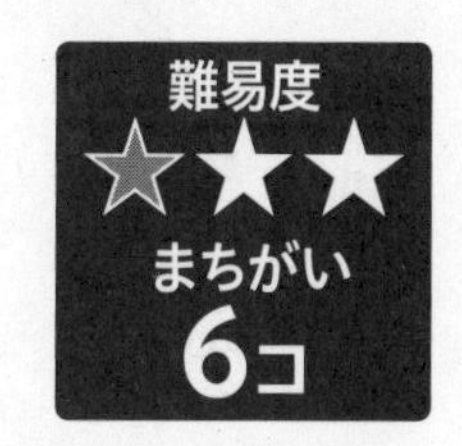

昭和32（1957）年1月、南極圏内の東オングル島に日本の観測基地「昭和基地」が開設。物資の運搬で活躍したのが樺太犬による犬ぞりでした。昭和基地をモチーフにした問題です。上と下の絵を見くらべて、ちがっている部分をさがし、下の絵に丸をつけましょう。

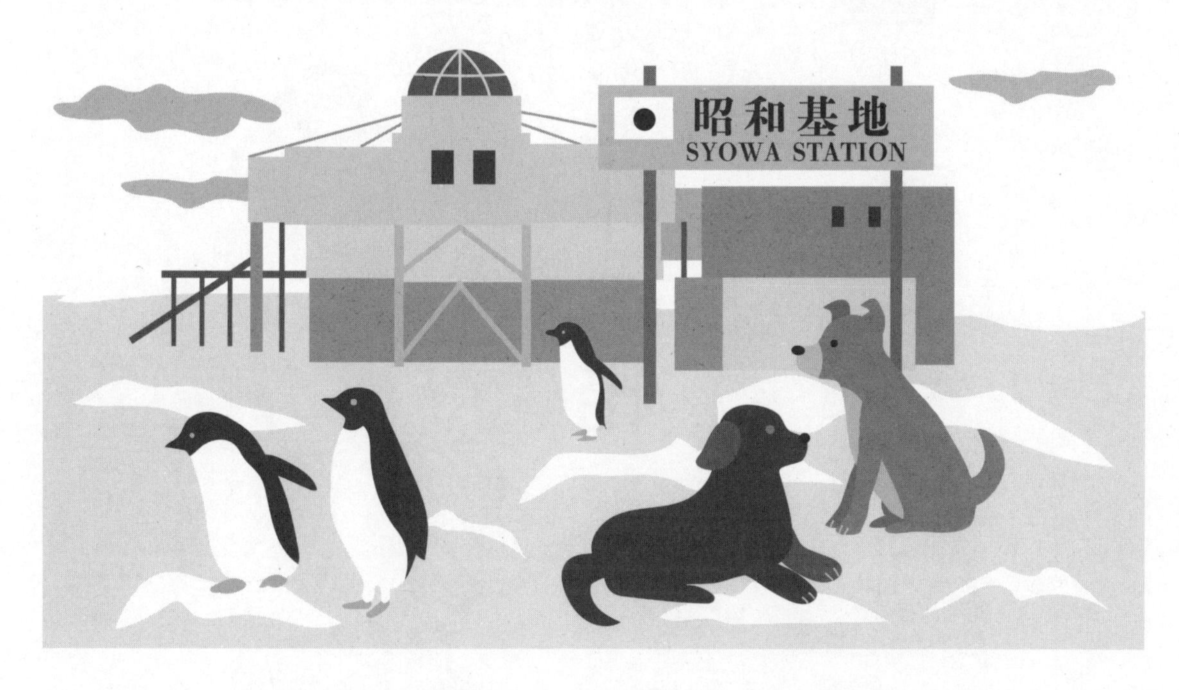

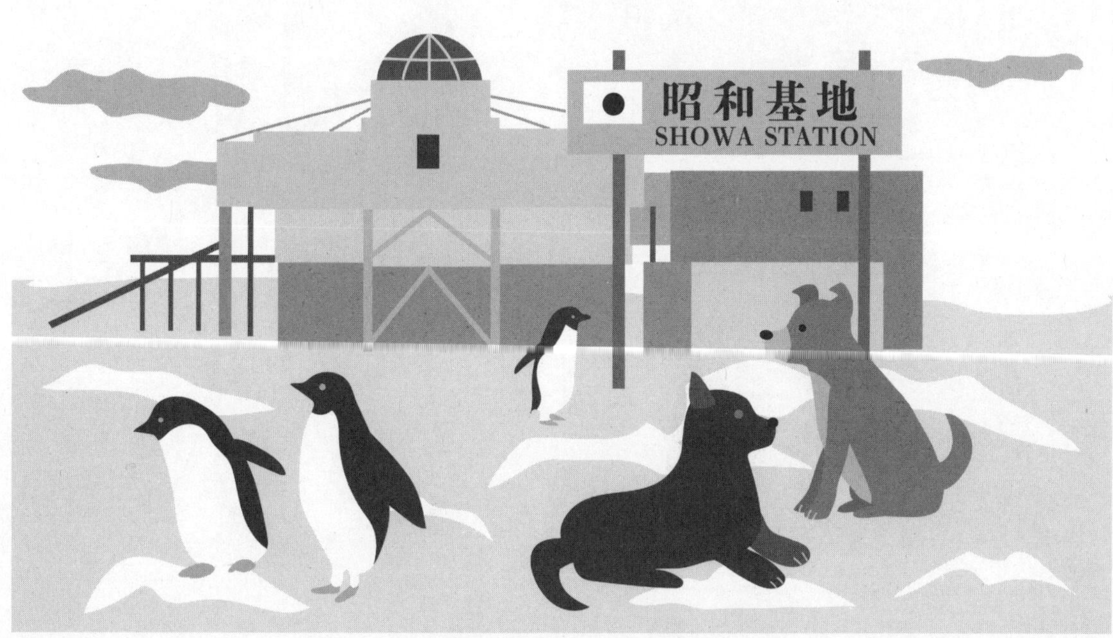

【解答は152ページ】

7
歴史

月　日

開始　時　分　秒
終了　時　分　秒
所要時間　分　秒

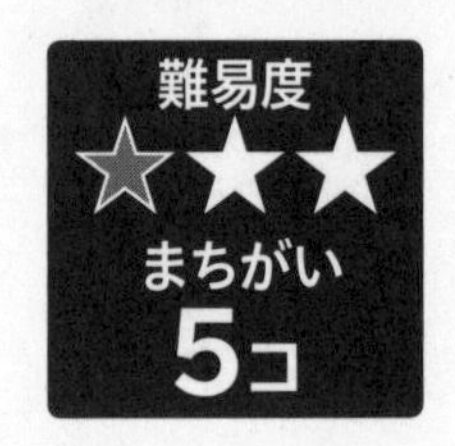

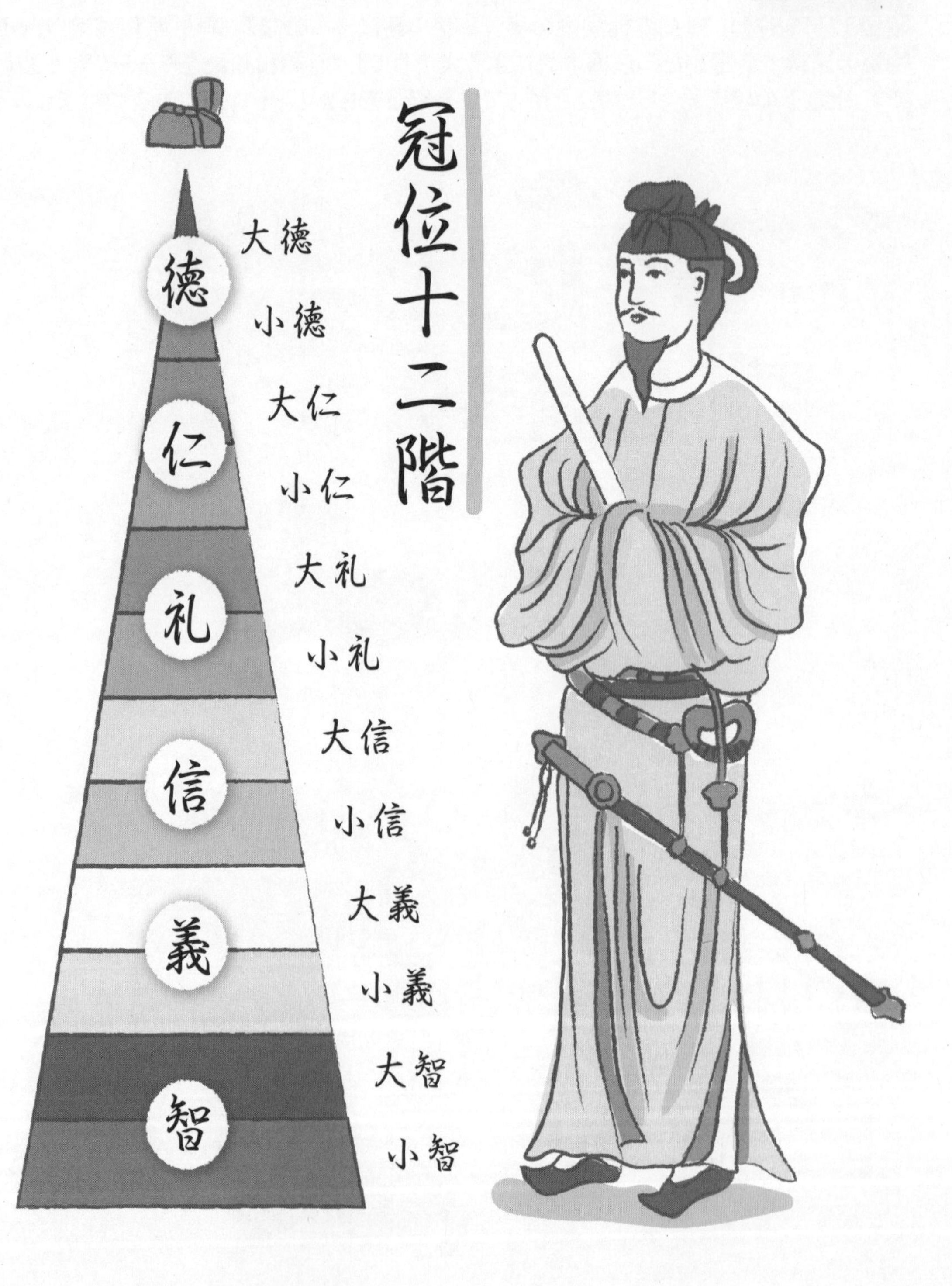

聖徳太子は、摂政として国のしくみを整えました。推古11（603）年に制定した、家柄に関係なく優秀な人を登用する「冠位十二階」を描いた問題です。左と右の絵を見くらべて、ちがっている部分をさがし、右の絵に丸をつけましょう。

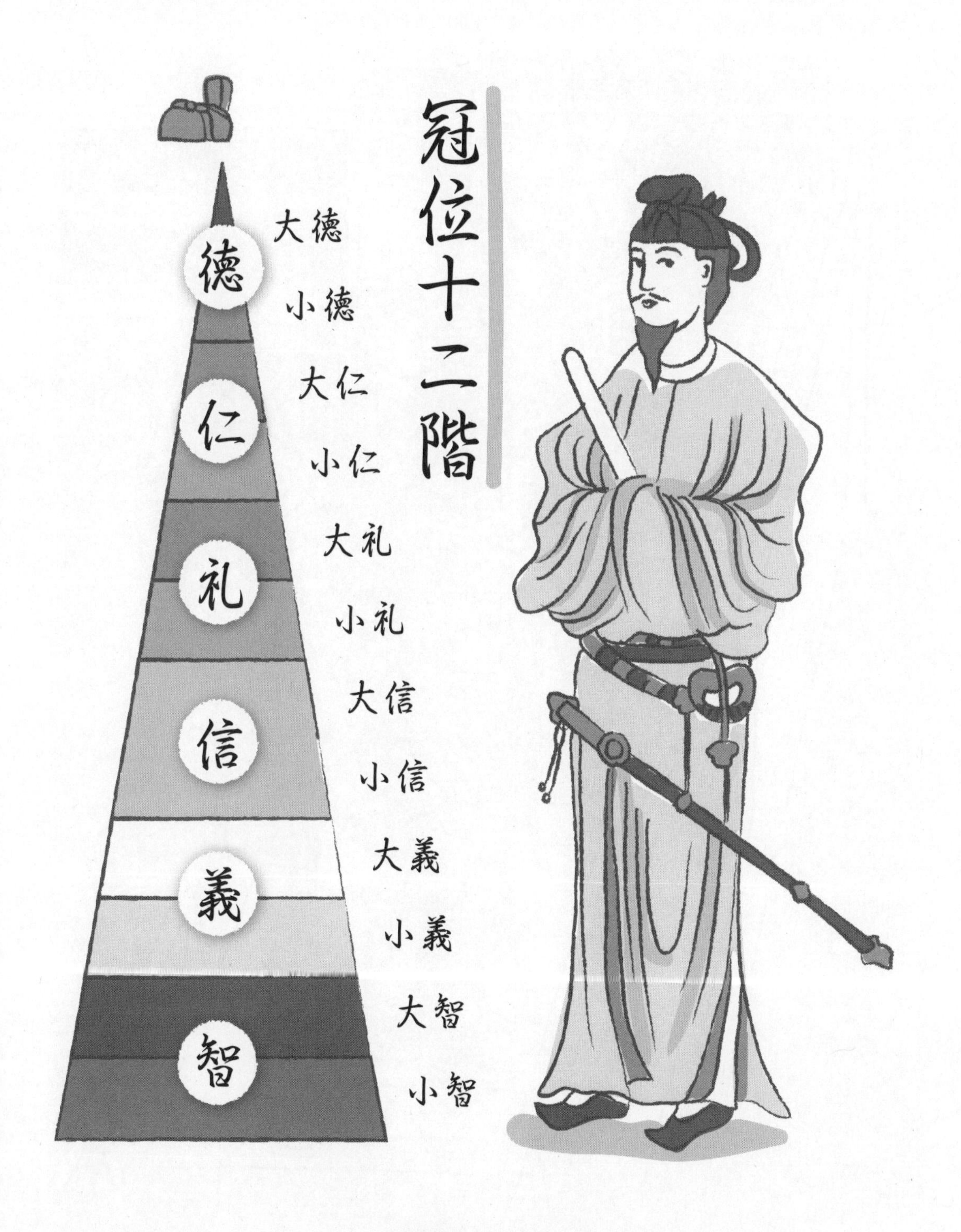

【解答は153ページ】

8
ニュース

月　日

開始
時　分　秒

終了
時　分　秒

所要時間
分　秒

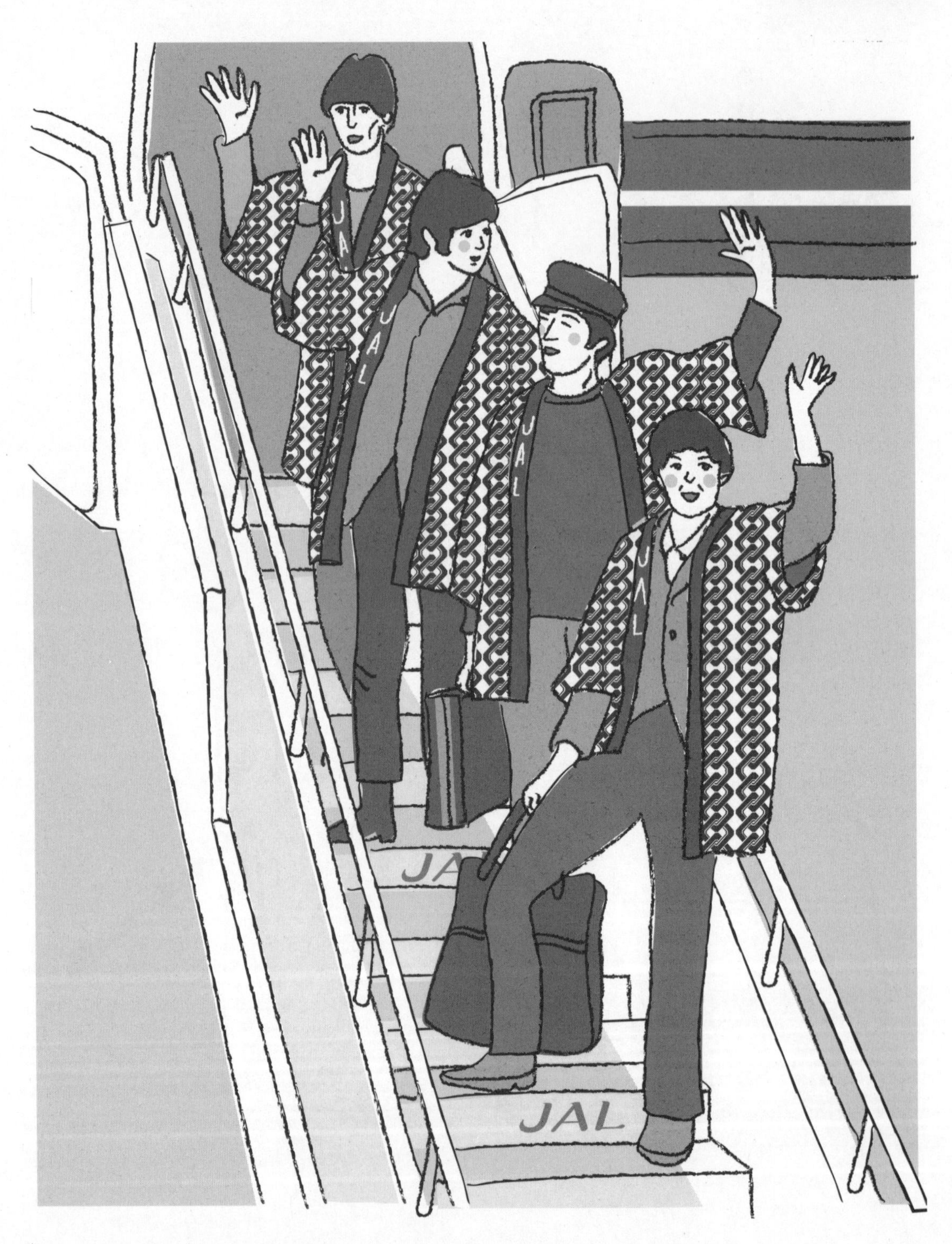

昭和41（1966）年6月29日、ザ・ビートルズが初来日。羽田空港に到着後、ハッピを着てタラップを降りる様子を描いた問題です。左と右の絵を見くらべて、ちがっている部分をさがし、右の絵に丸をつけましょう。

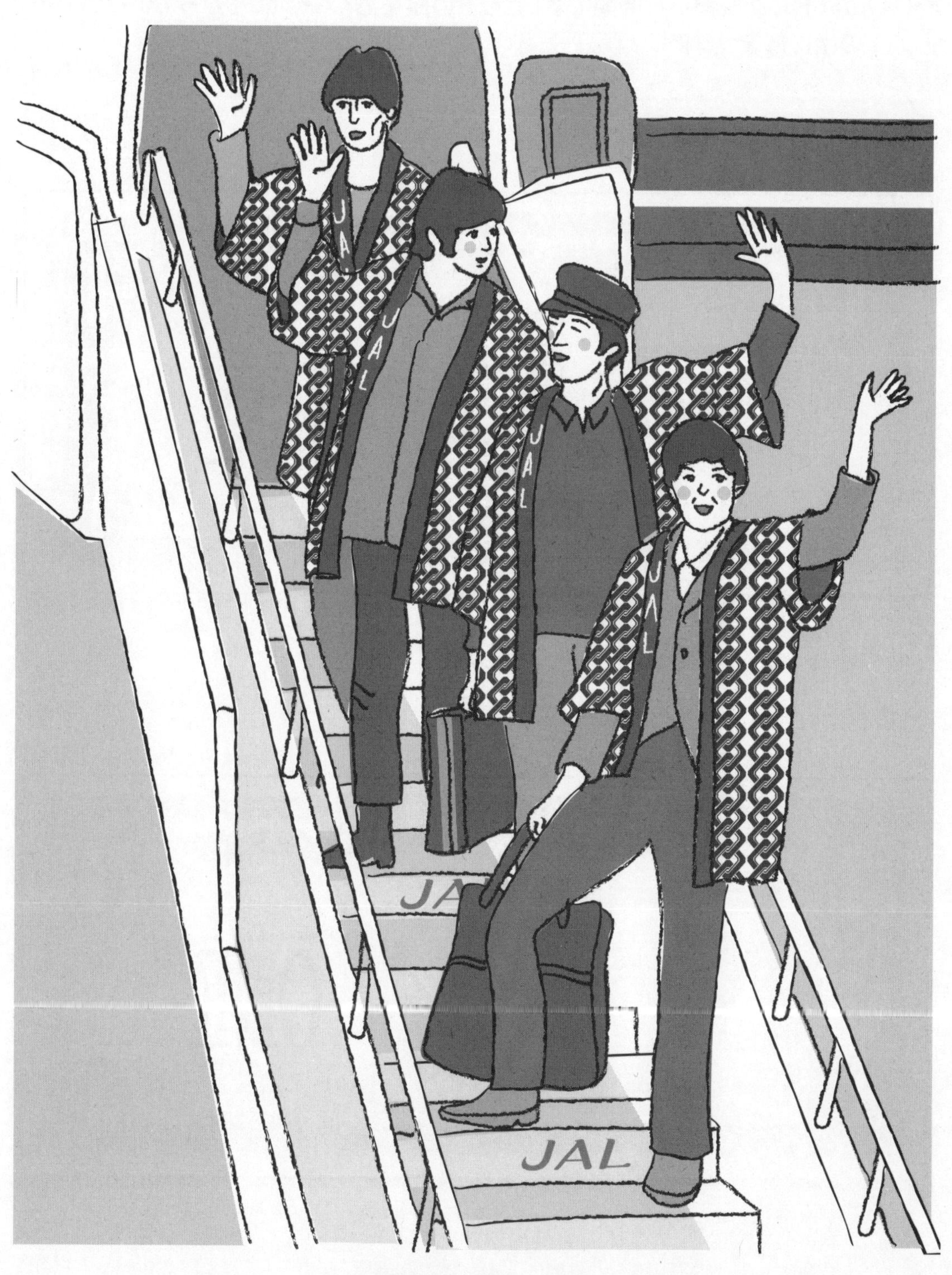

【解答は153ページ】

9
世界のお金

月　日

開始	時　分　秒
終了	時　分　秒
所要時間	分　秒

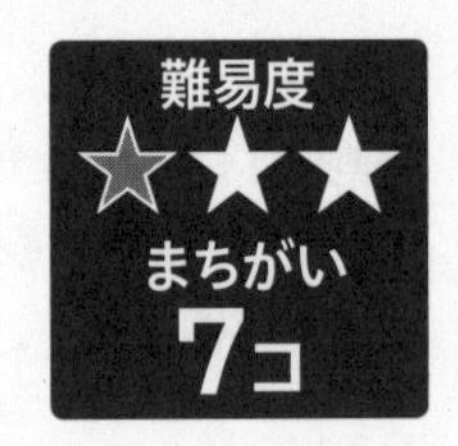

アメリカの1ドル札を描いた問題です。上と下の絵を見くらべて、ちがっている部分をさがし、下の絵に丸をつけましょう。

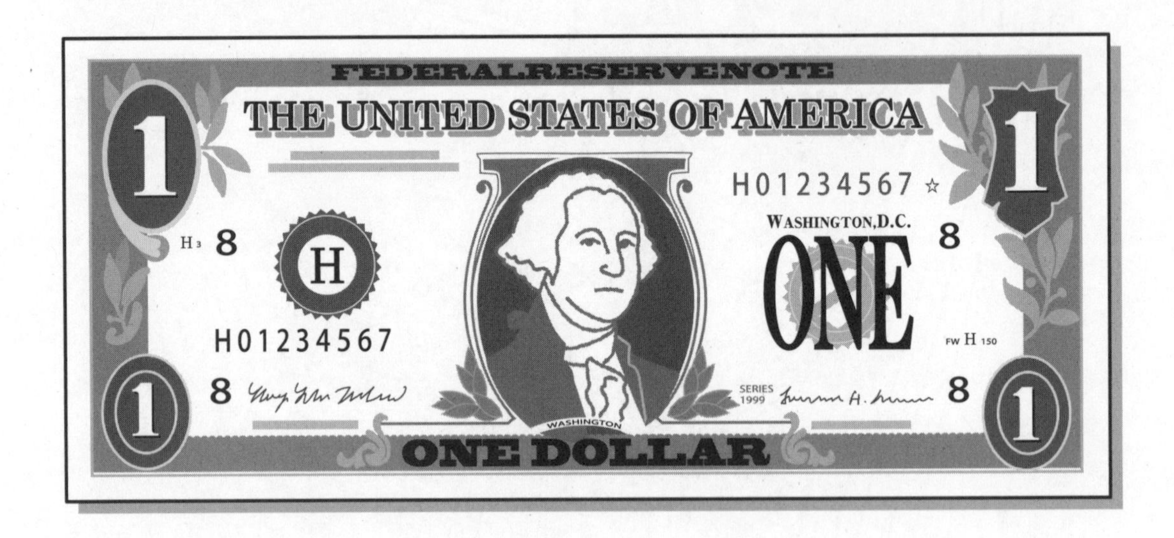

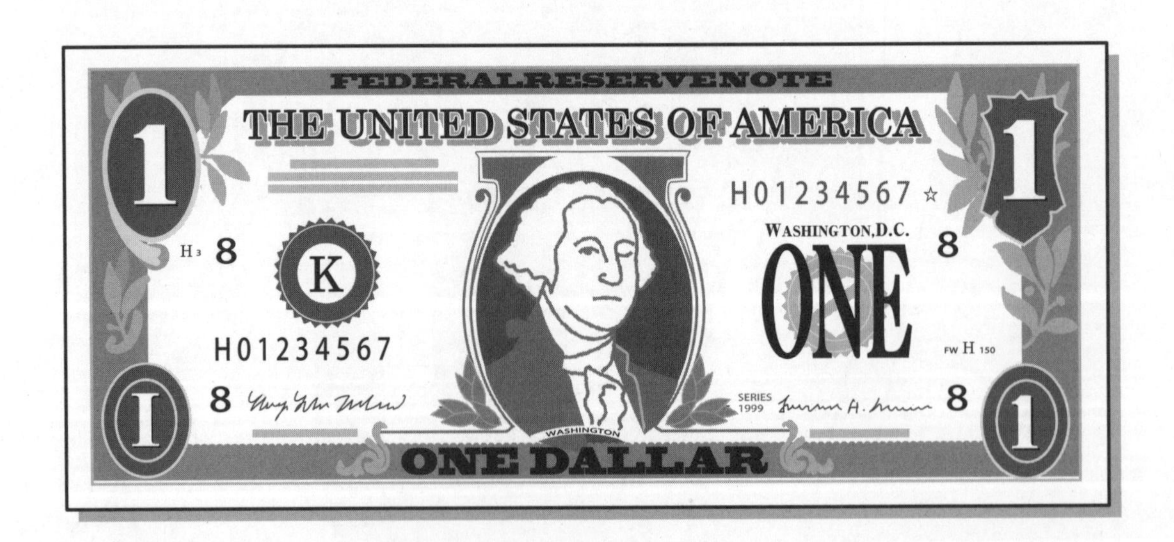

【解答は153ページ】

10 伝統文化

月　　日

開始　　時　　分　　秒

終了　　時　　分　　秒

所要時間　　分　　秒

日本のお正月をモチーフにした問題です。上と下の絵を見くらべて、ちがっている部分をさがし、下の絵に丸をつけましょう。

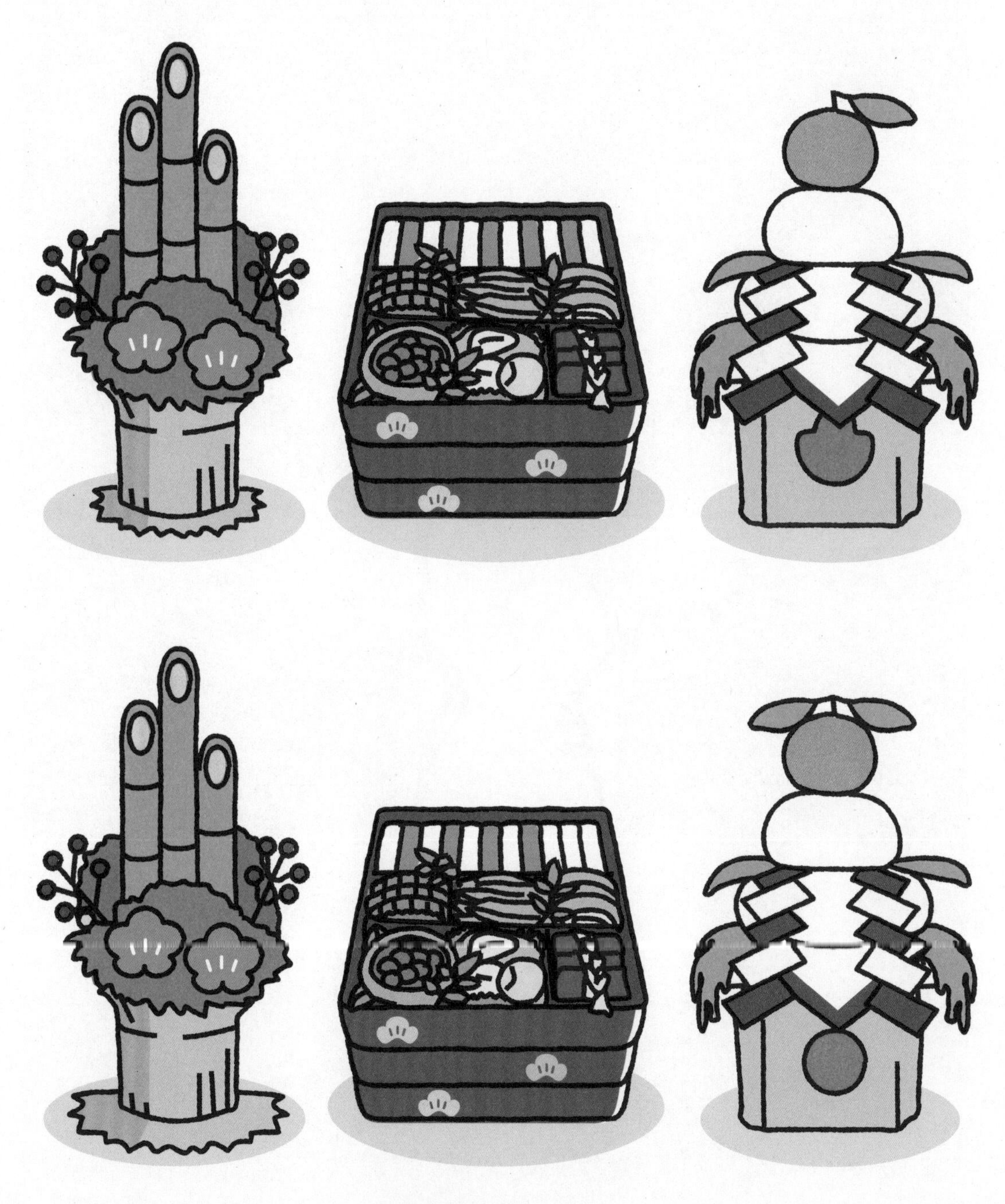

【解答は153ページ】

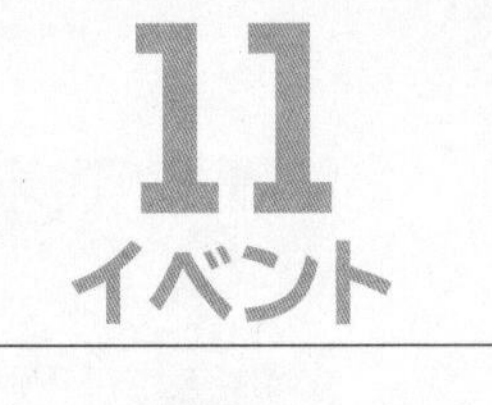

月　日

開始　時　分　秒

終了　時　分　秒

所要時間　分　秒

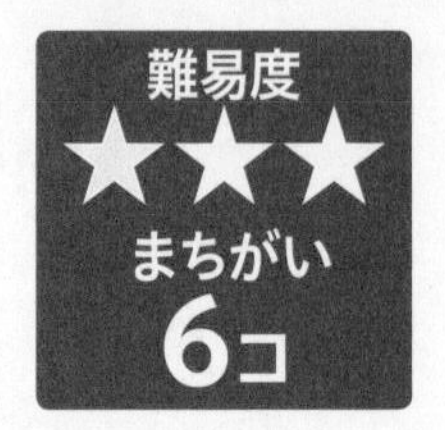

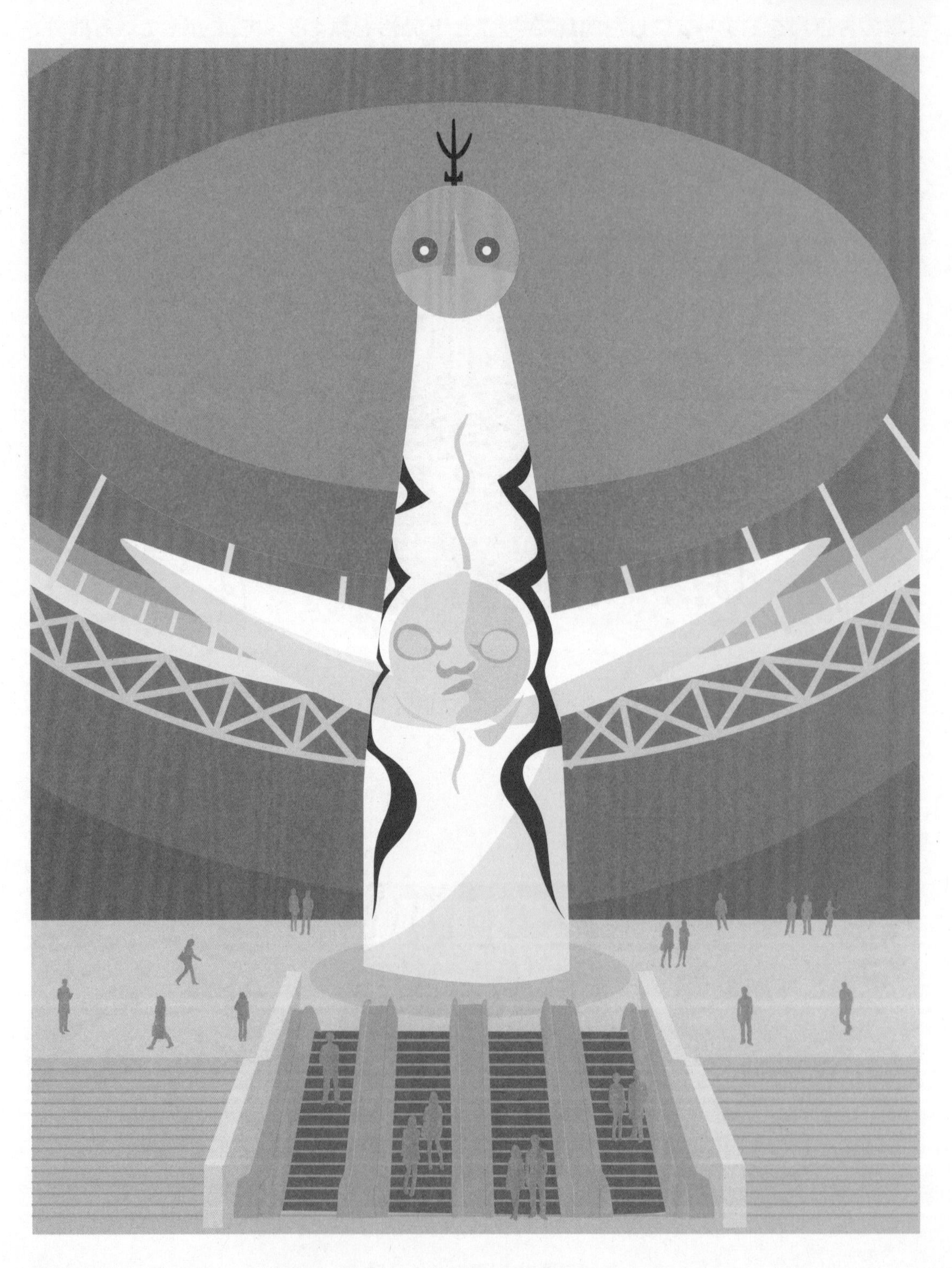

昭和45（1970）年の3月15日から9月13日まで、日本およびアジアで初となる日本万国博覧会が大阪で開催されました。この博覧会の象徴として知られる、芸術家の岡本太郎が制作した「太陽の塔」を描いた問題です。左と右の絵を見くらべて、ちがっている部分をさがし、右の絵に丸をつけましょう。

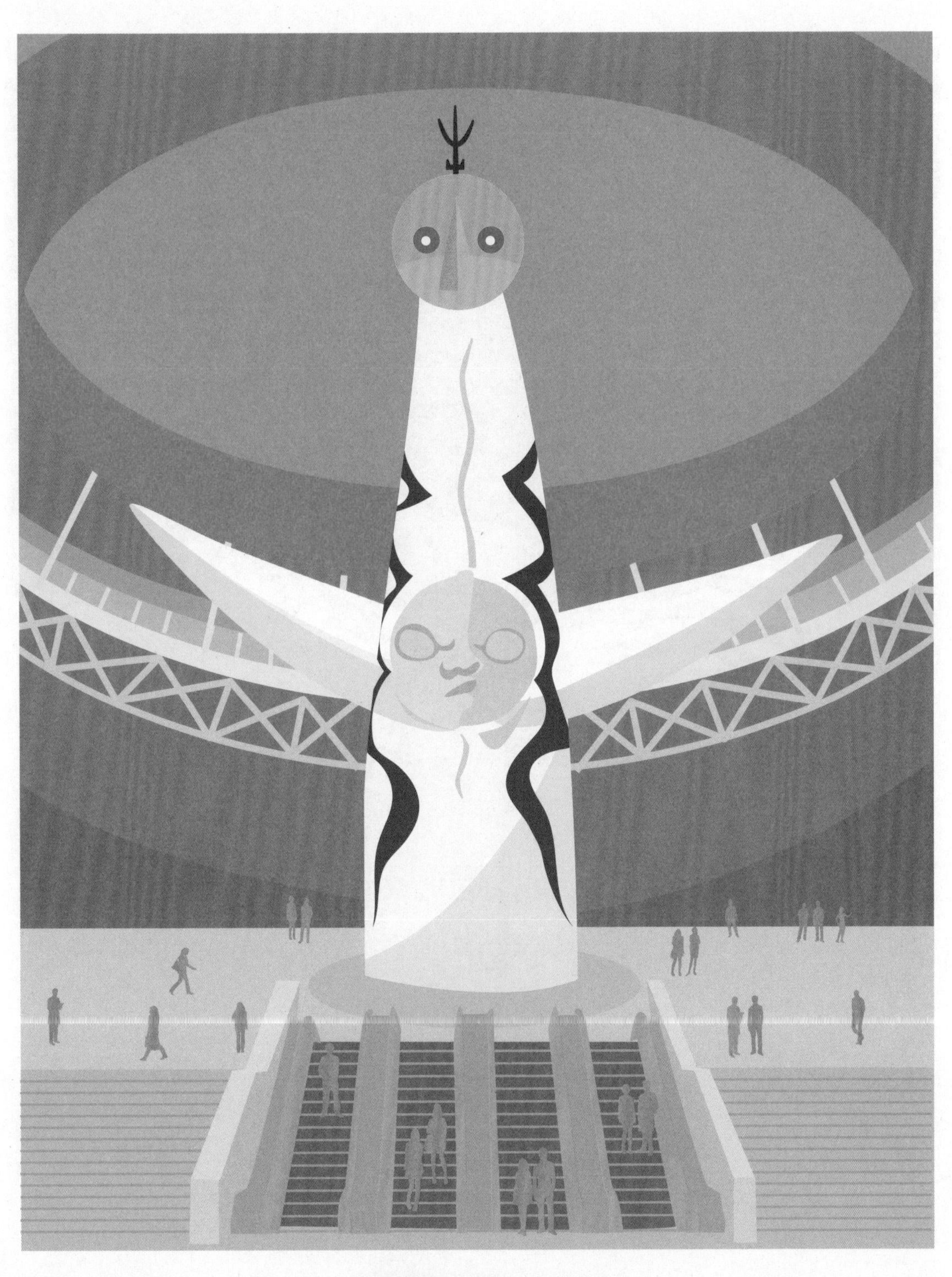

【解答は153ページ】

12
ニュース

月　日

開始　時　分　秒

終了　時　分　秒

所要時間　分　秒

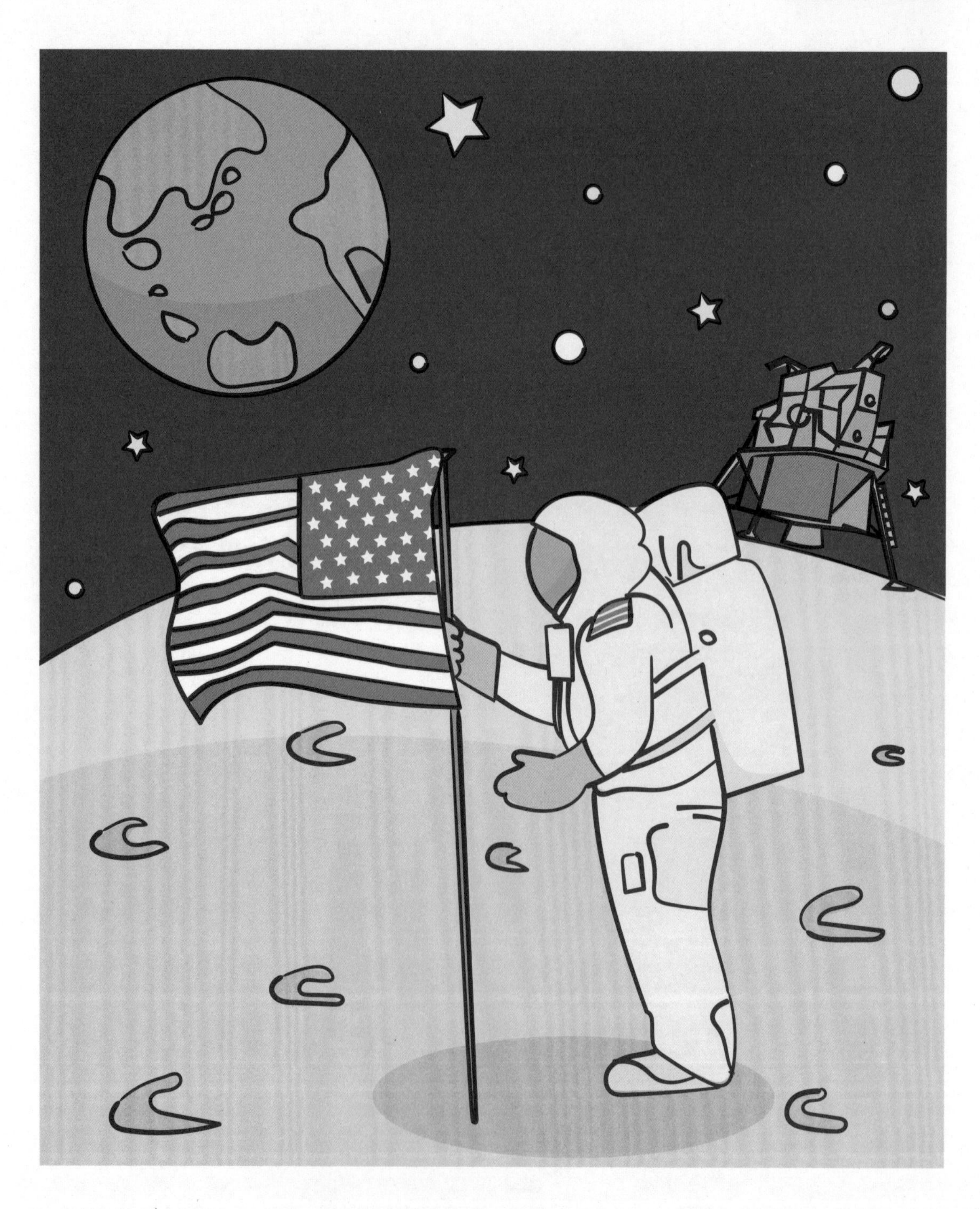

昭和44（1969）年7月、アメリカのアポロ11号が人類初となる月面有人着陸に成功。アームストロング船長が月面に最初の一歩を踏み下ろす場面は、テレビ放送を通じて全世界に生中継されました。月面着陸をモチーフにした問題です。左と右の絵を見くらべて、ちがっている部分をさがし、右の絵に丸をつけましょう。

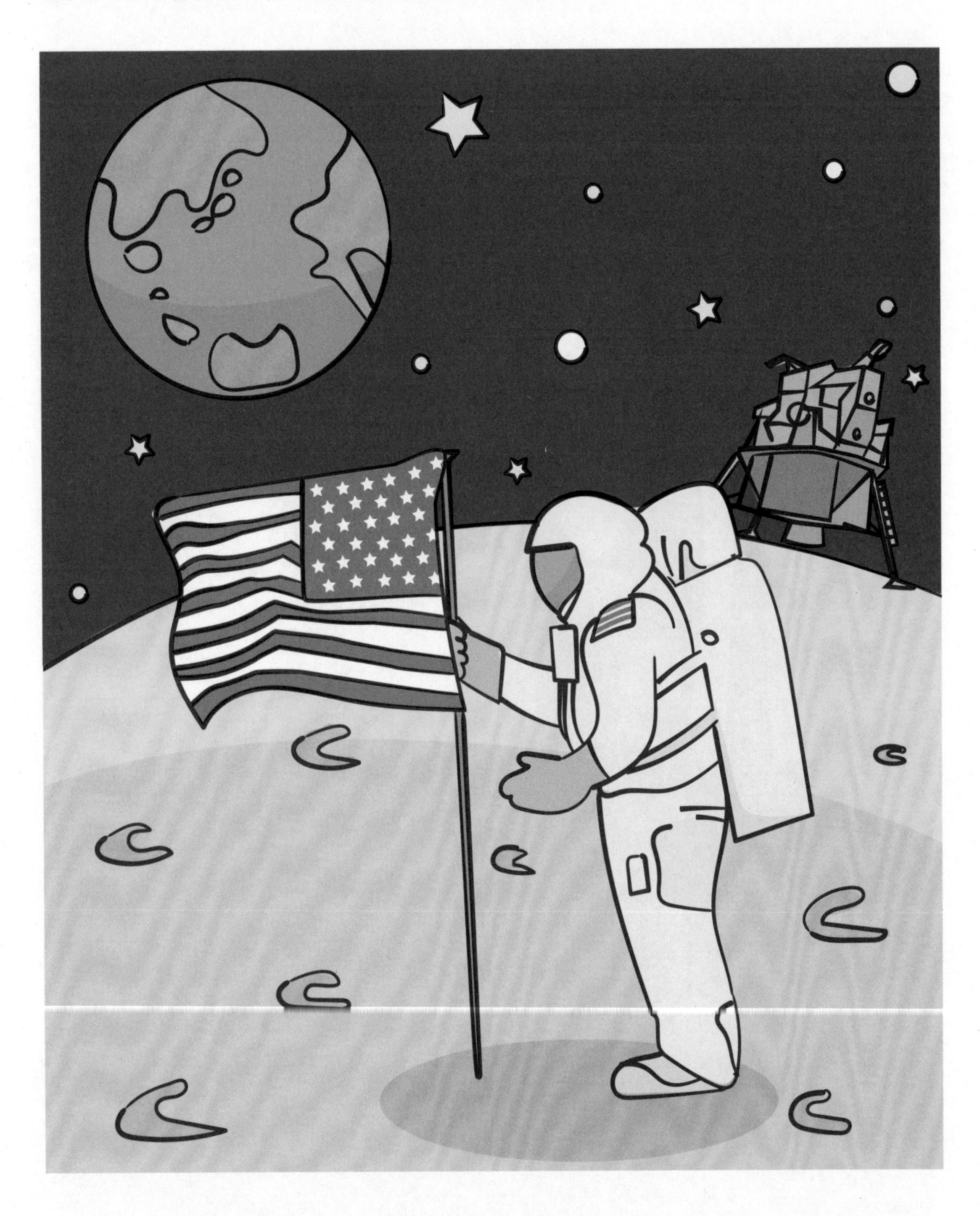

【解答は153ページ】

13 歴史

月　日

開始　時　分　秒

終了　時　分　秒

所要時間　分　秒

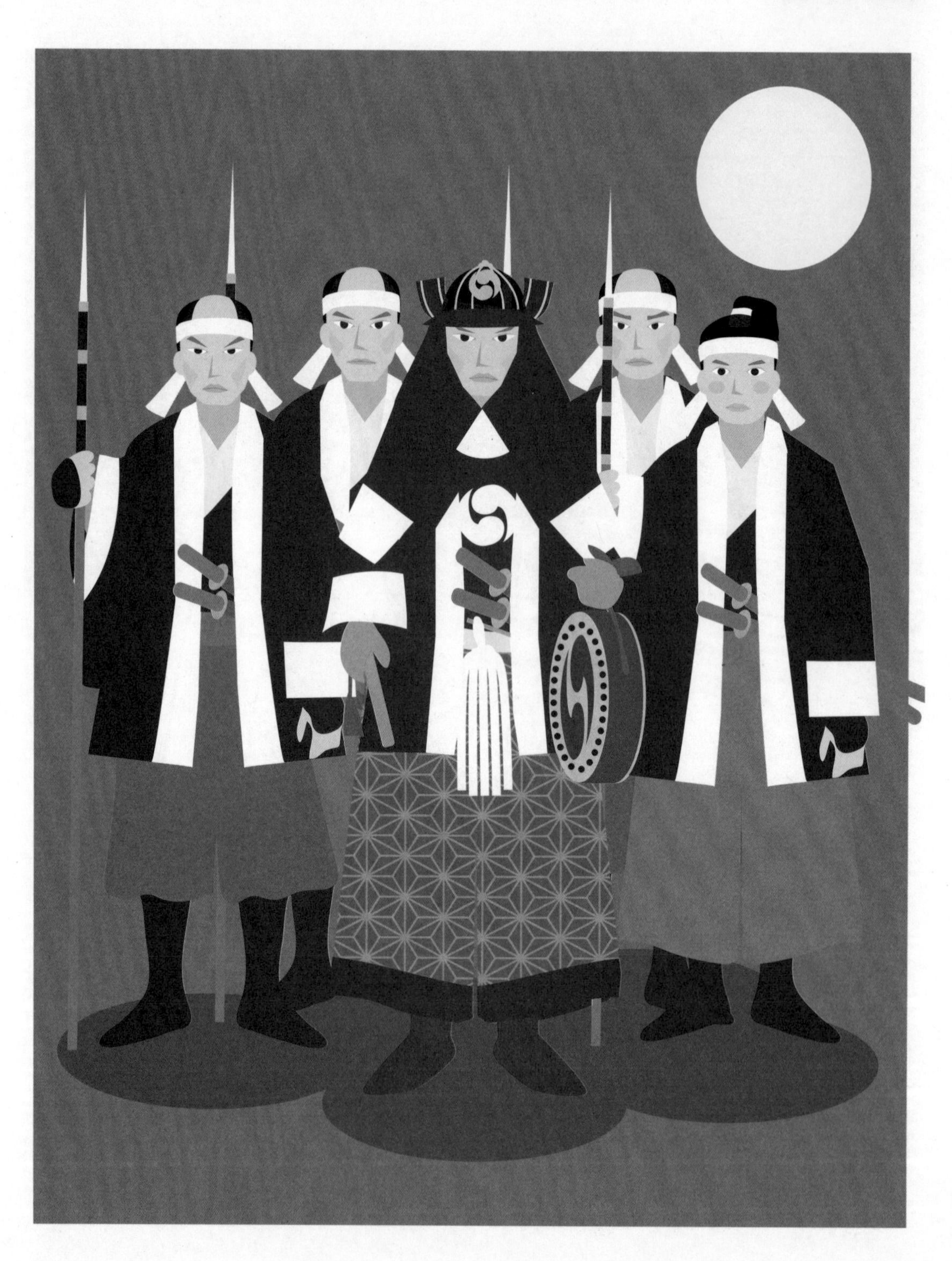

主君の無念を晴らすため、吉良を討ち取る大石内蔵助ら四十七士のエピソードは『忠臣蔵』として時代を超え語り継がれてきました。元禄15（1702）年に起きた赤穂浪士の討ち入りをモチーフにした問題です。左と右の絵を見くらべて、ちがっている部分をさがし、右の絵に丸をつけましょう。

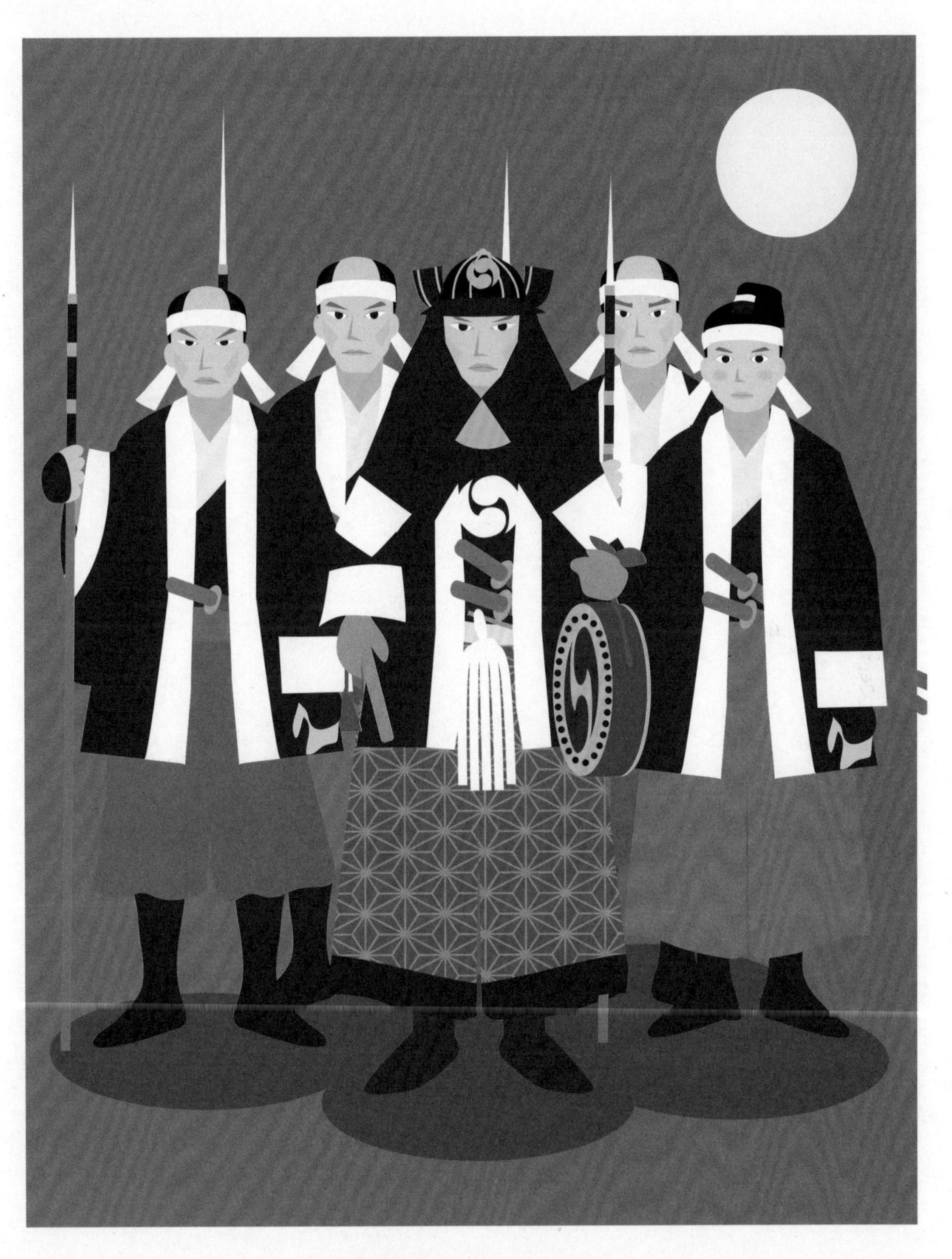

【解答は154ページ】

14 芸能人

月　日

開始
時　分　秒

終了
時　分　秒

所要時間
分　秒

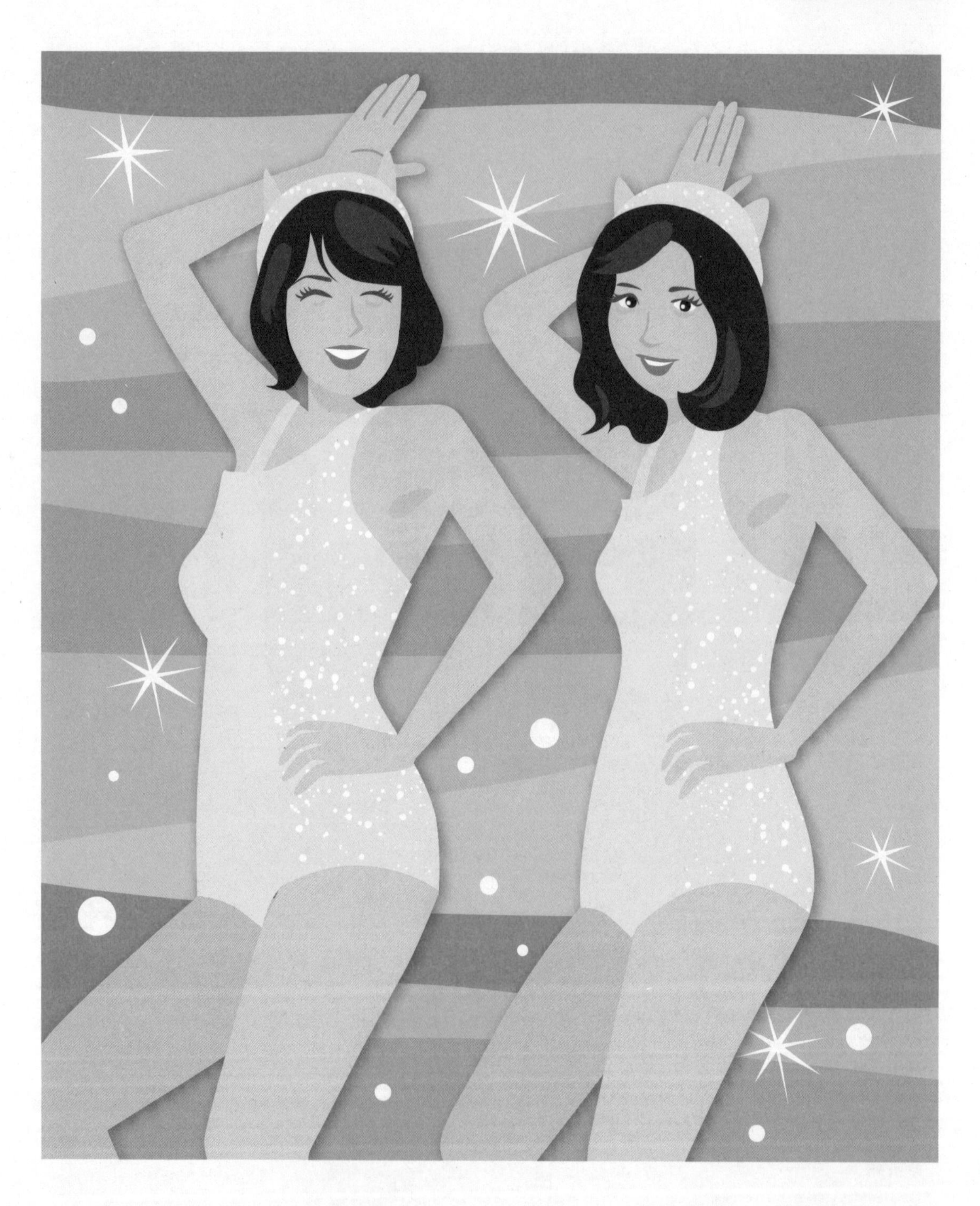

昭和50年代に大人気だったピンク・レディー。デビュー曲『ペッパー警部』をはじめ、『S・O・S』『渚のシンドバッド』『UFO』など、振り付けの真似が大流行。2人をモチーフにした問題です。左と右の絵を見くらべて、ちがっている部分をさがし、右の絵に丸をつけましょう。

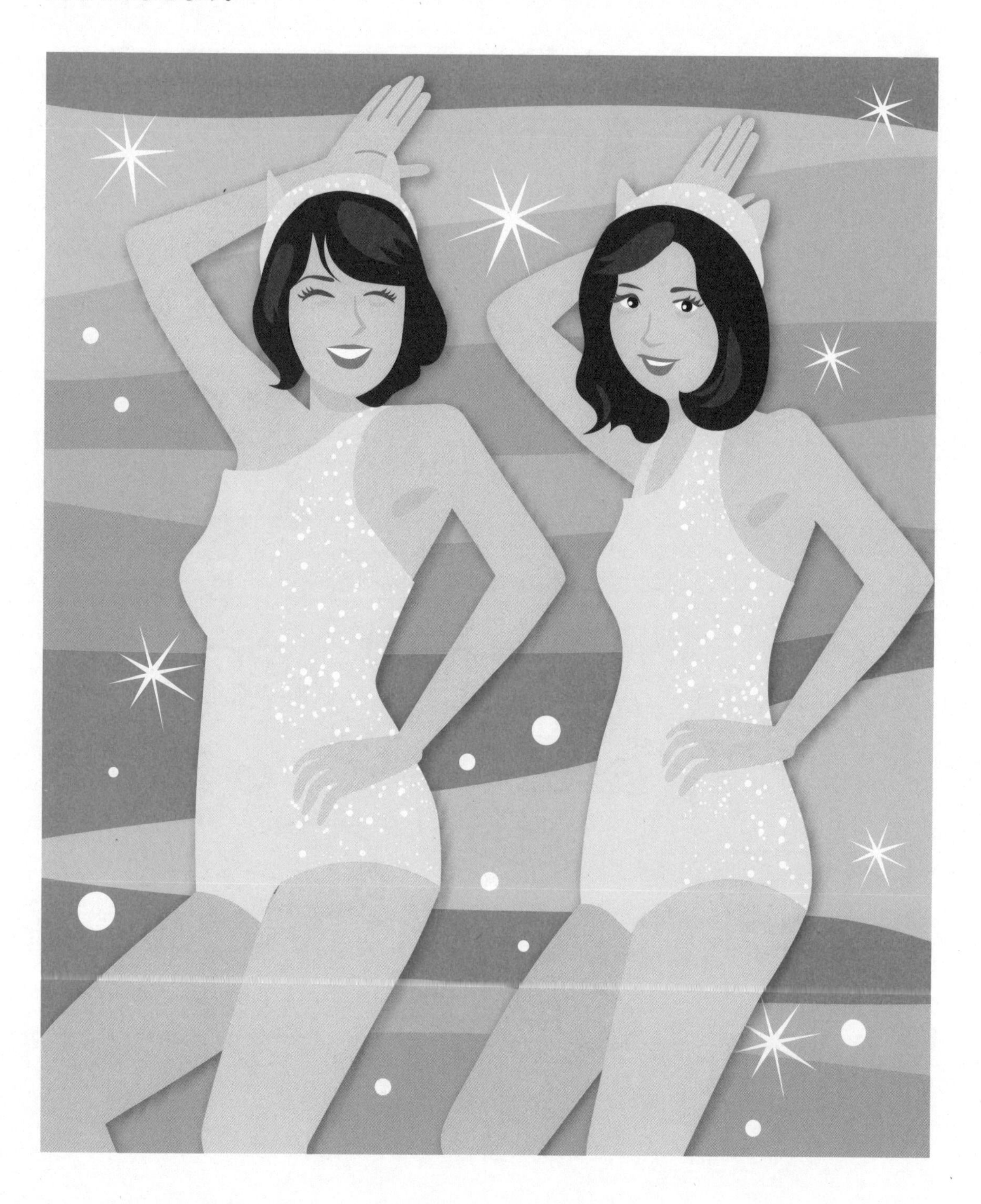

【解答は154ページ】

15
日本地図

月　　日

開始　　時　　分　　秒

終了　　時　　分　　秒

所要時間　　分　　秒

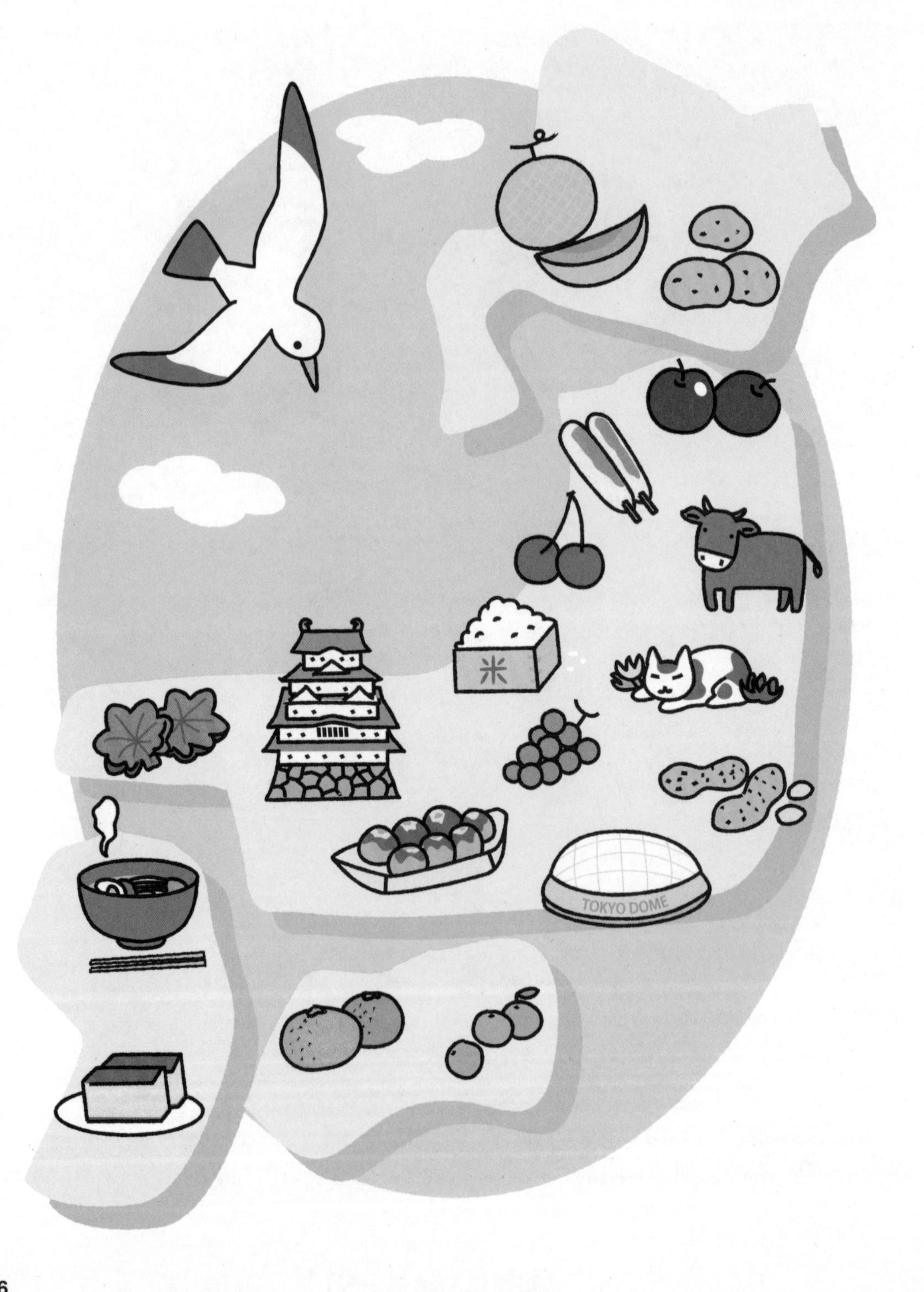

日本各地の名物などを描いた問題です。左と右の絵を見くらべて、ちがっている部分をさがし、右の絵に丸をつけましょう。

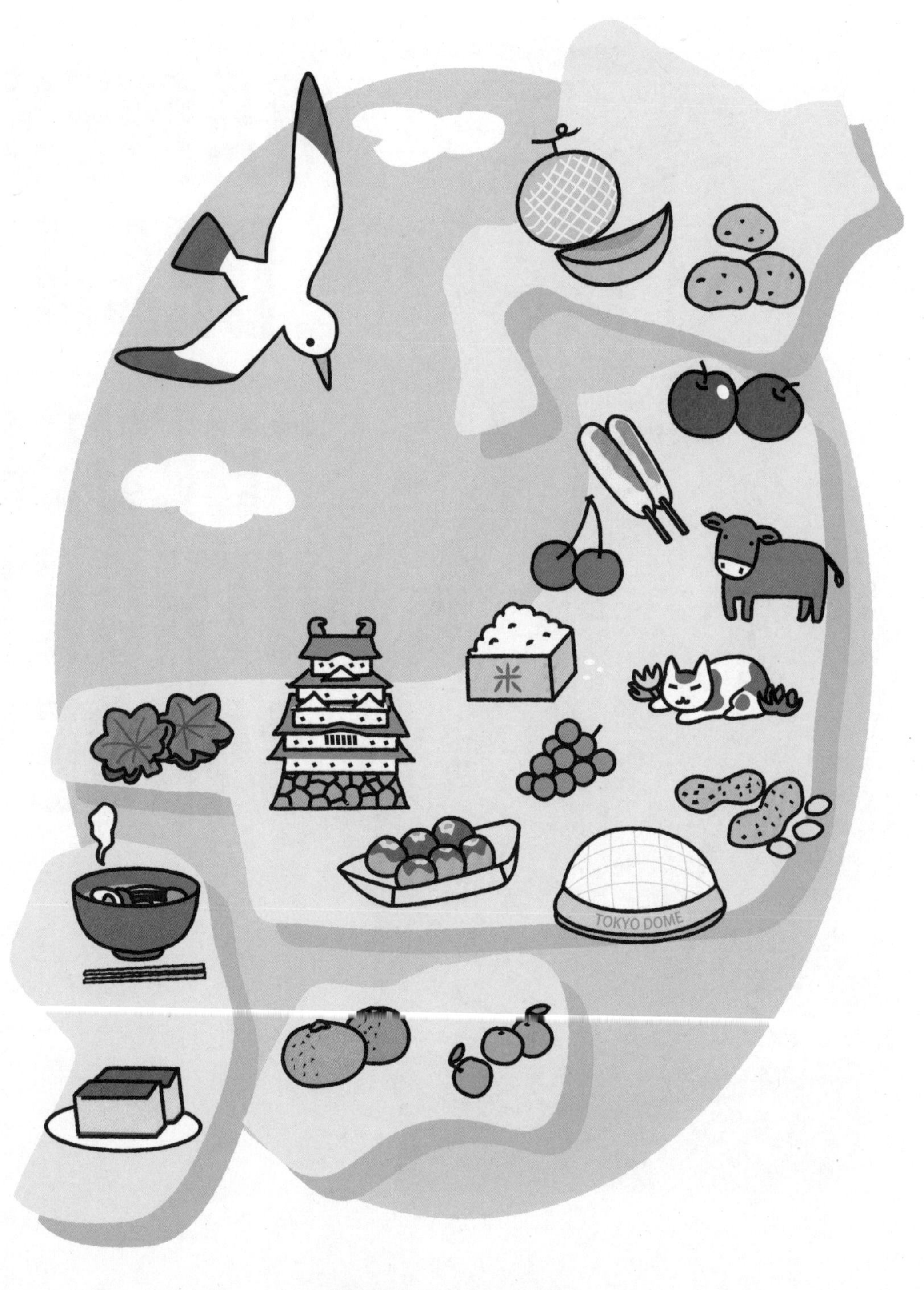

【解答は154ページ】

16
芸能人

月	日

開始
時　分　秒

終了
時　分　秒

所要時間
分　秒

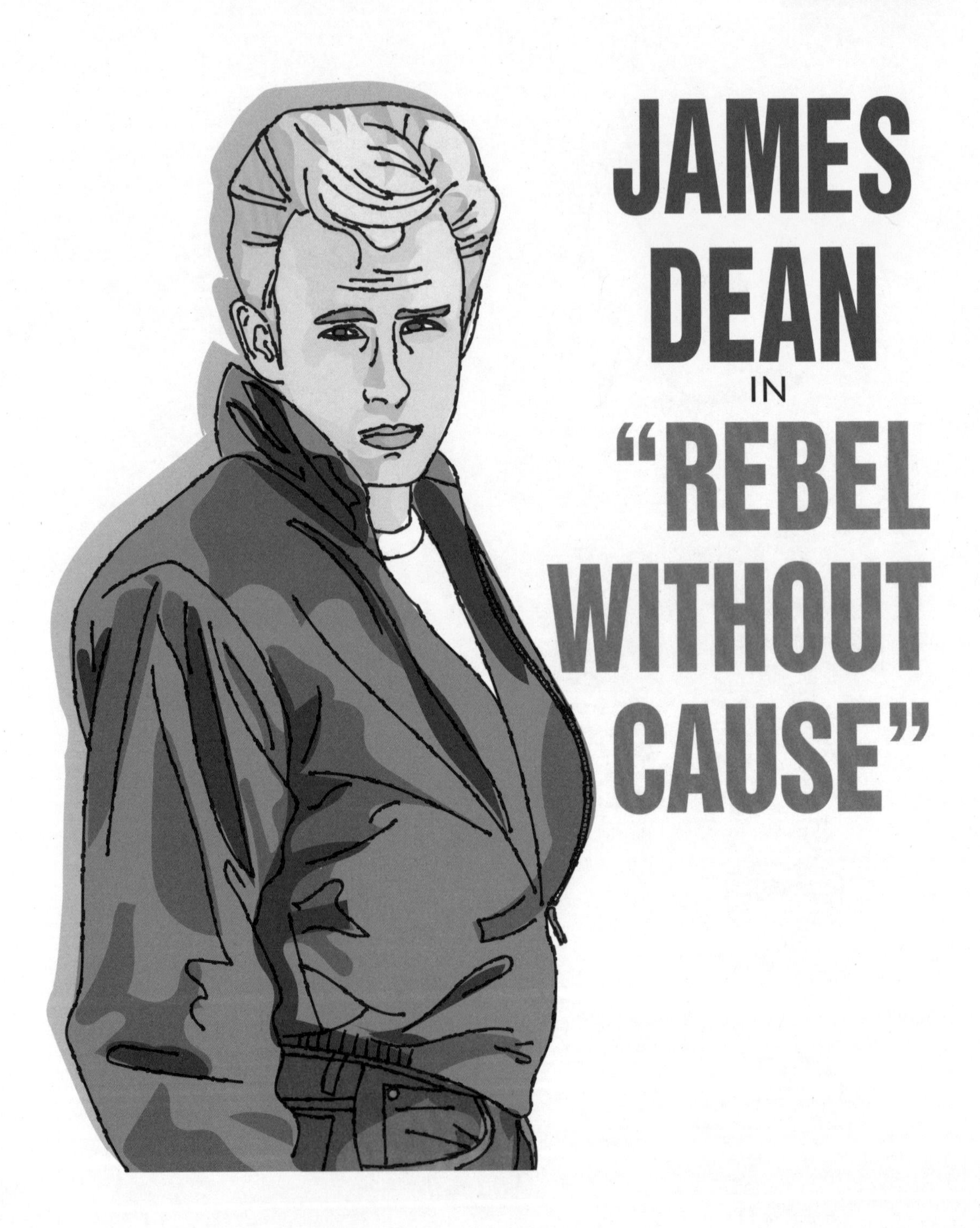

映画『理由なき反抗』で主人公を演じたジェームズ・ディーンは、この映画が公開される約1カ月前に自動車事故で亡くなりました。ジェームズ・ディーンをモチーフにした問題です。左と右の絵を見くらべて、ちがっている部分をさがし、右の絵に丸をつけましょう。

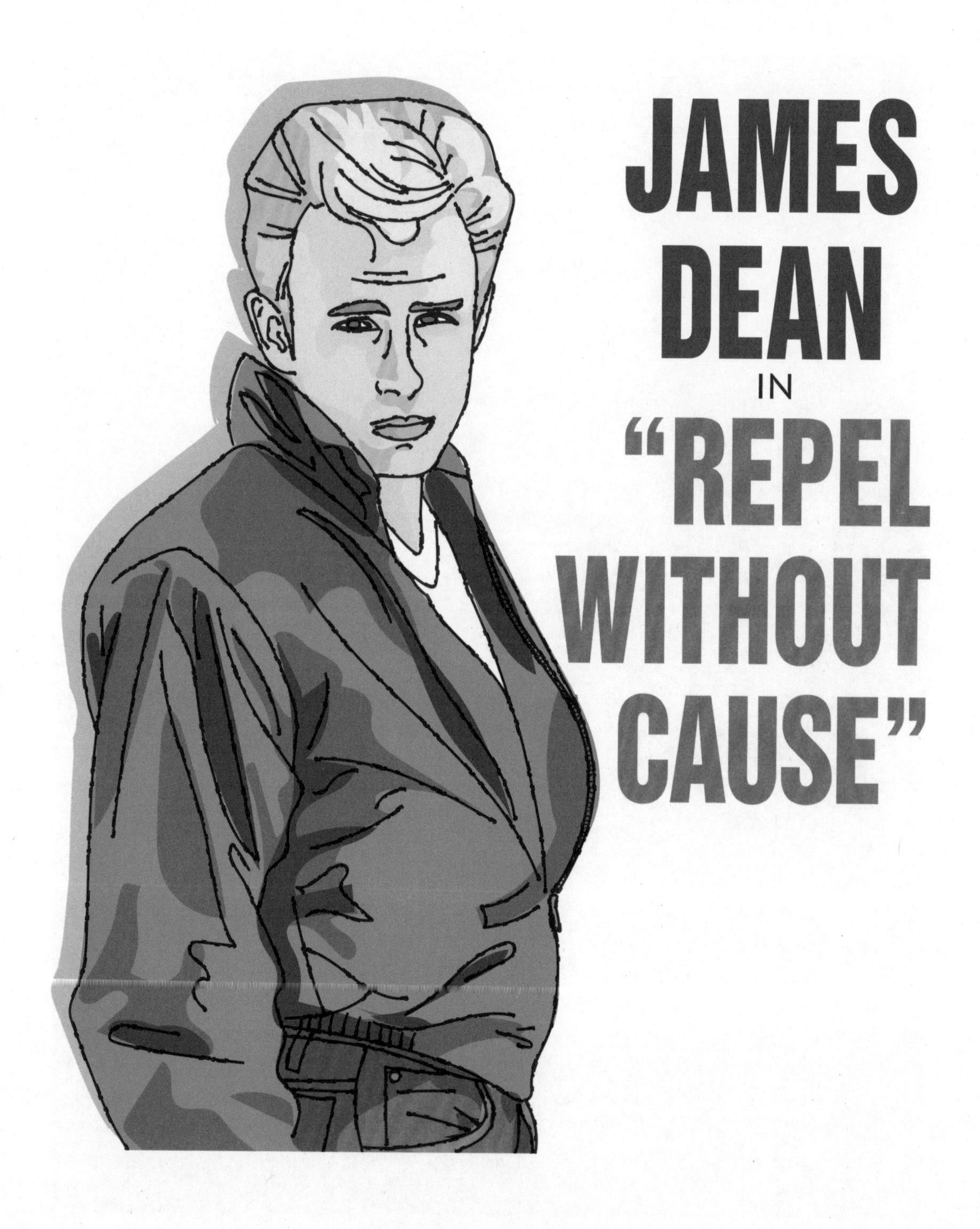

【解答は154ページ】

17 歴史

月　日

開始　時　分　秒

終了　時　分　秒

所要時間　分　秒

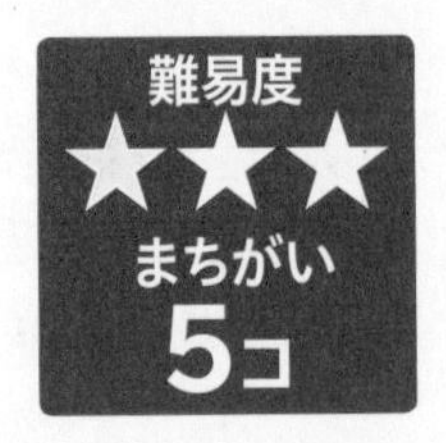

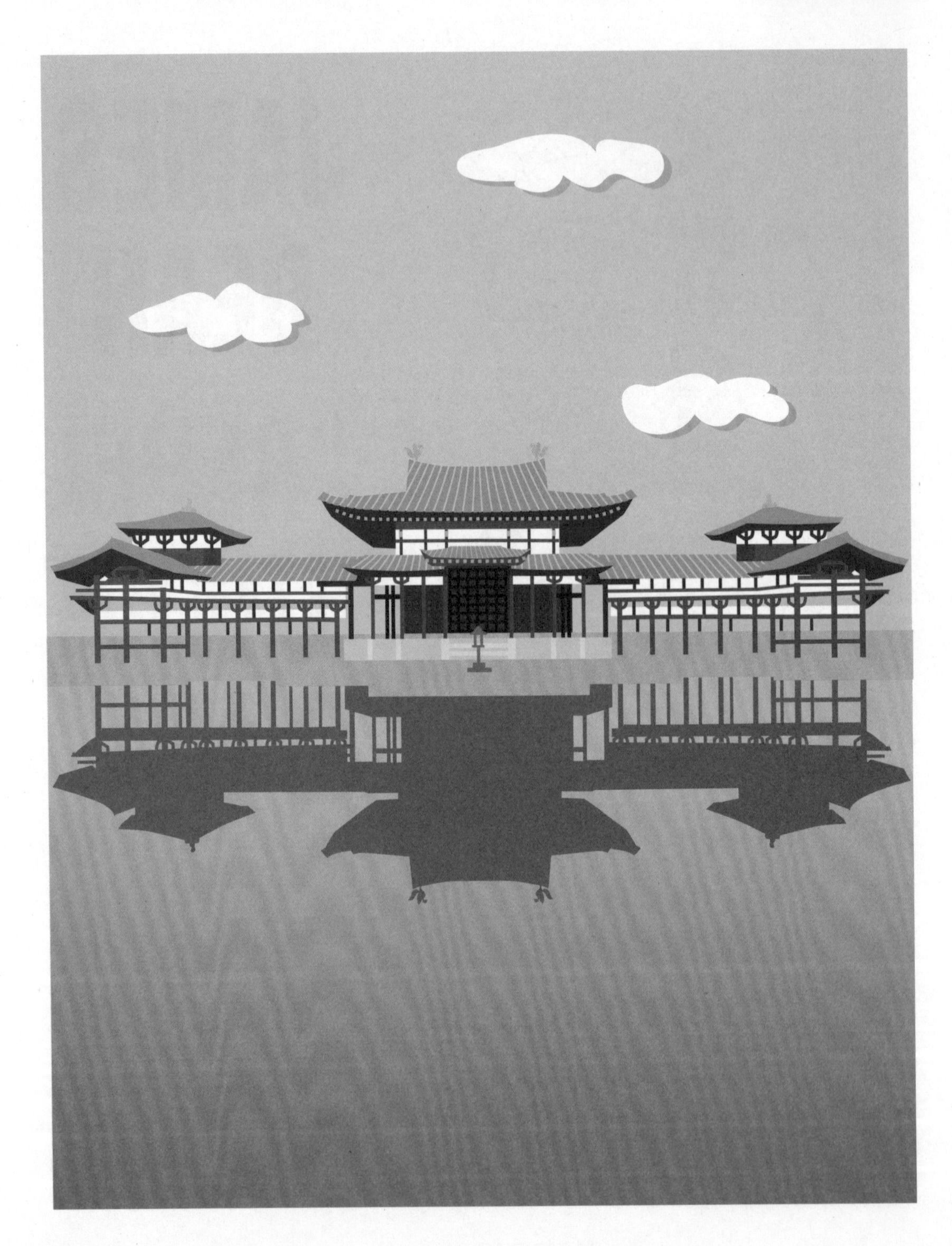

藤原氏の繁栄を今に伝える美しい寺院、平等院鳳凰堂は天喜元（1053）年に藤原道長の息子、頼通によって建立されました。10円硬貨にも刻まれているこの寺院を描いた問題です。左と右の絵を見くらべて、ちがっている部分をさがし、右の絵に丸をつけましょう。

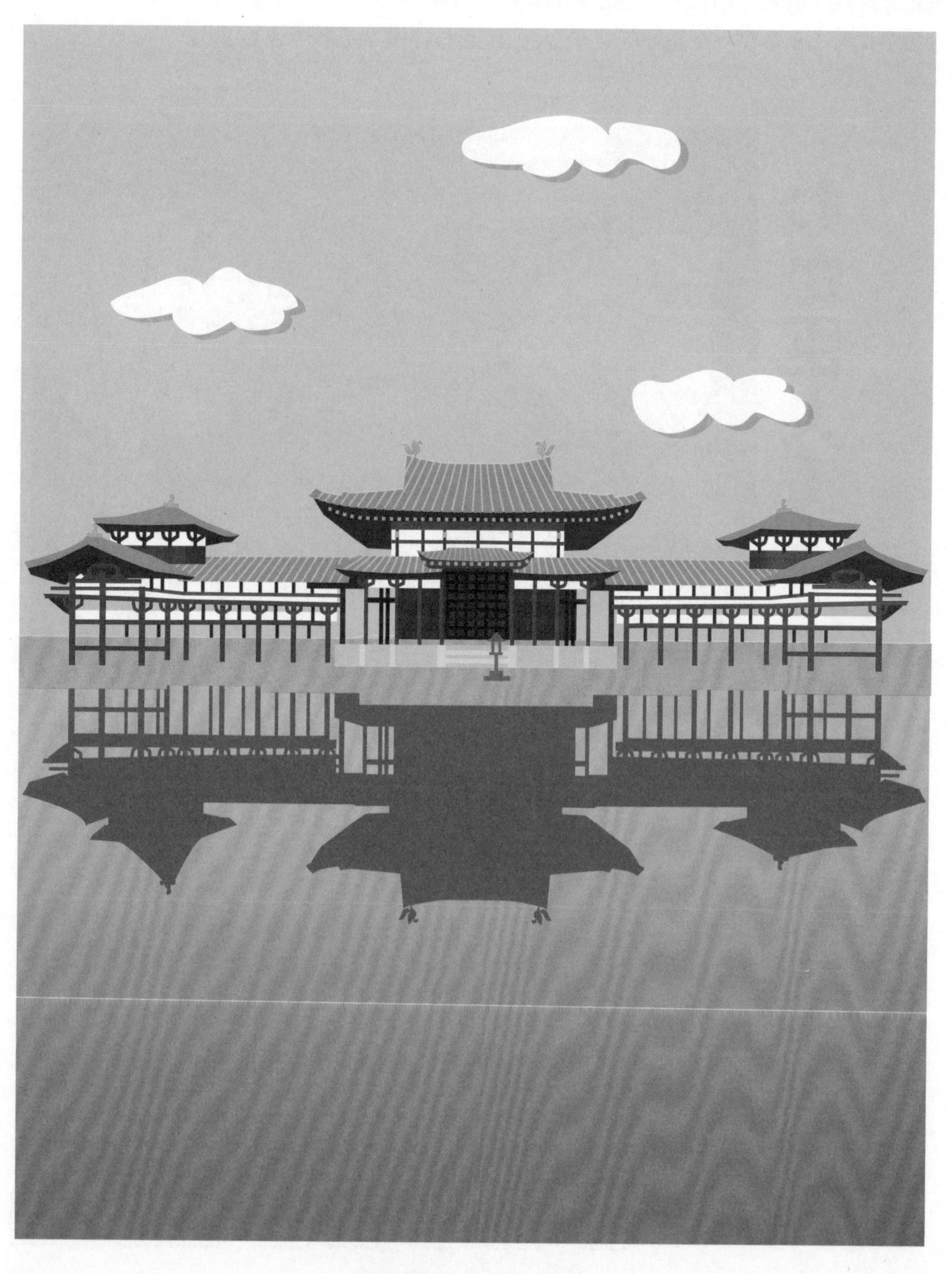

【解答は155ページ】

18 スポーツ

月　日

開始　時　分　秒

終了　時　分　秒

所要時間　分　秒

昭和49（1974）年に引退したプロ野球選手をモチーフにした問題です。
絵の中にあるまちがった漢字をさがし、□に正しい漢字を書きましょう。

「わが臣人軍は栄久に普滅です」
長嶋茂男

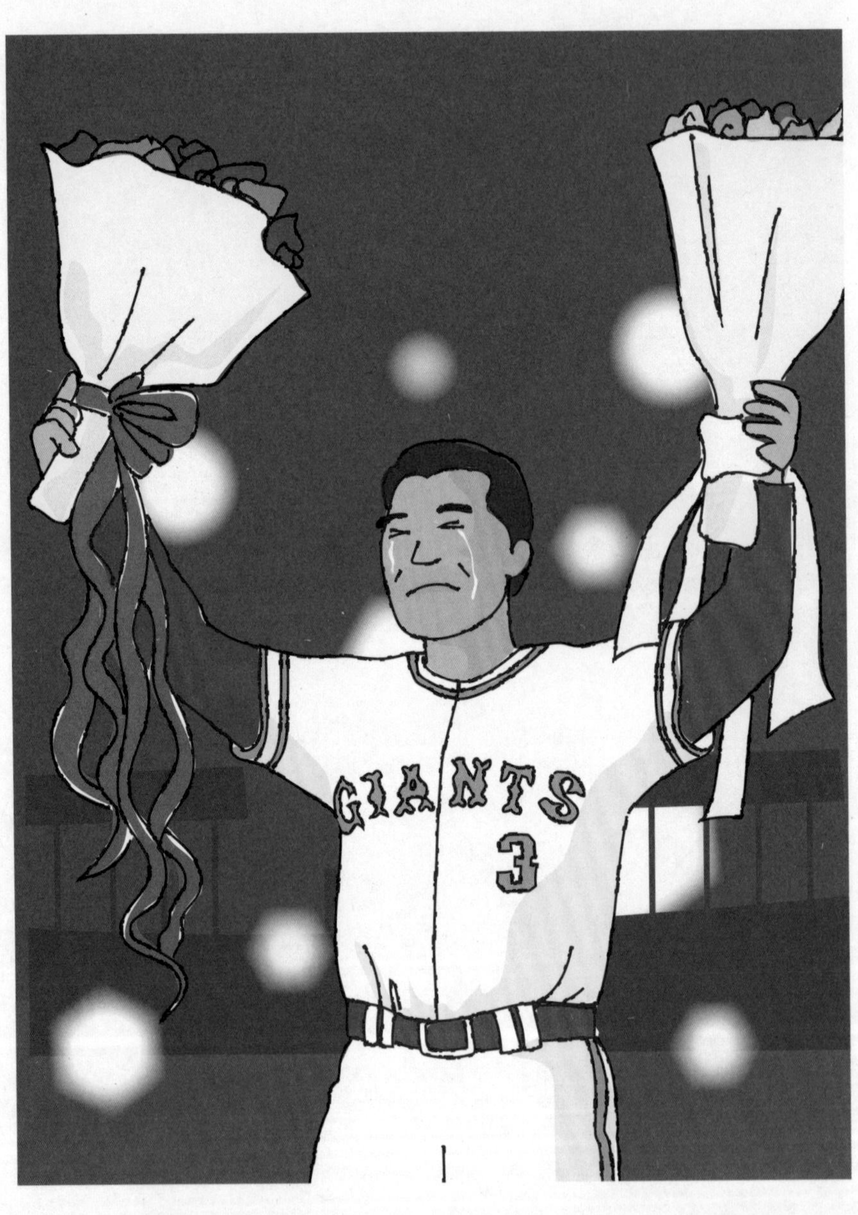

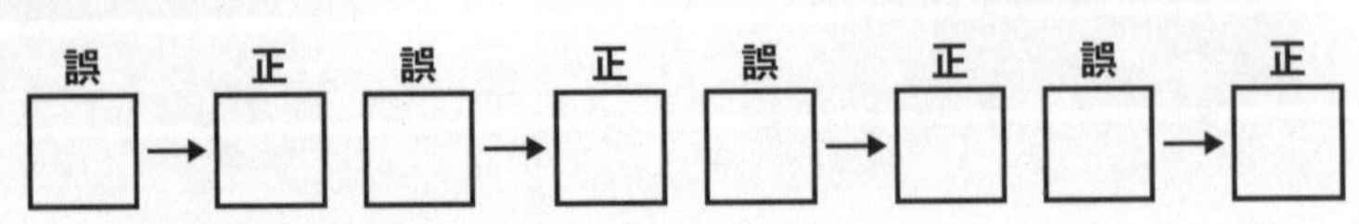

【解答は155ページ】

19 テレビ番組

月　日

開始	時	分	秒
終了	時	分	秒
所要時間		分	秒

昭和41（1966）年5月15日、日本テレビ系列で『笑点』の放送開始。長く続いている番組としてギネス世界記録をもつ長寿番組はこの年に始まりました。『笑点』をモチーフにした問題です。上と下の絵を見くらべて、ちがっている部分をさがし、下の絵に丸をつけましょう。

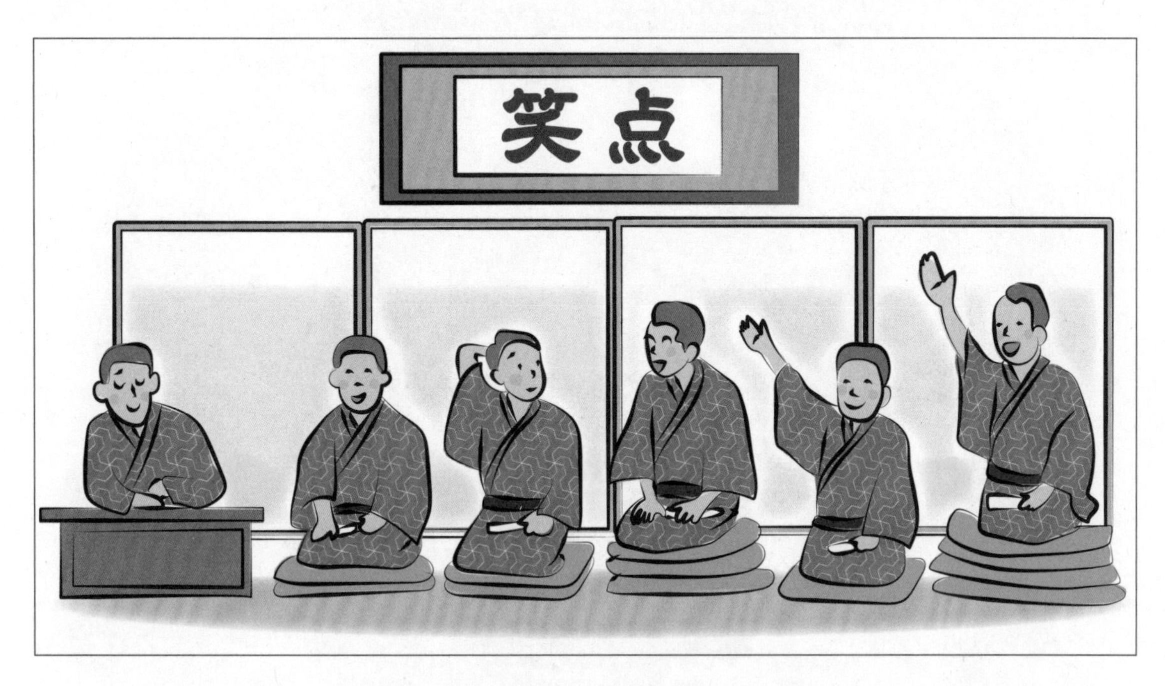

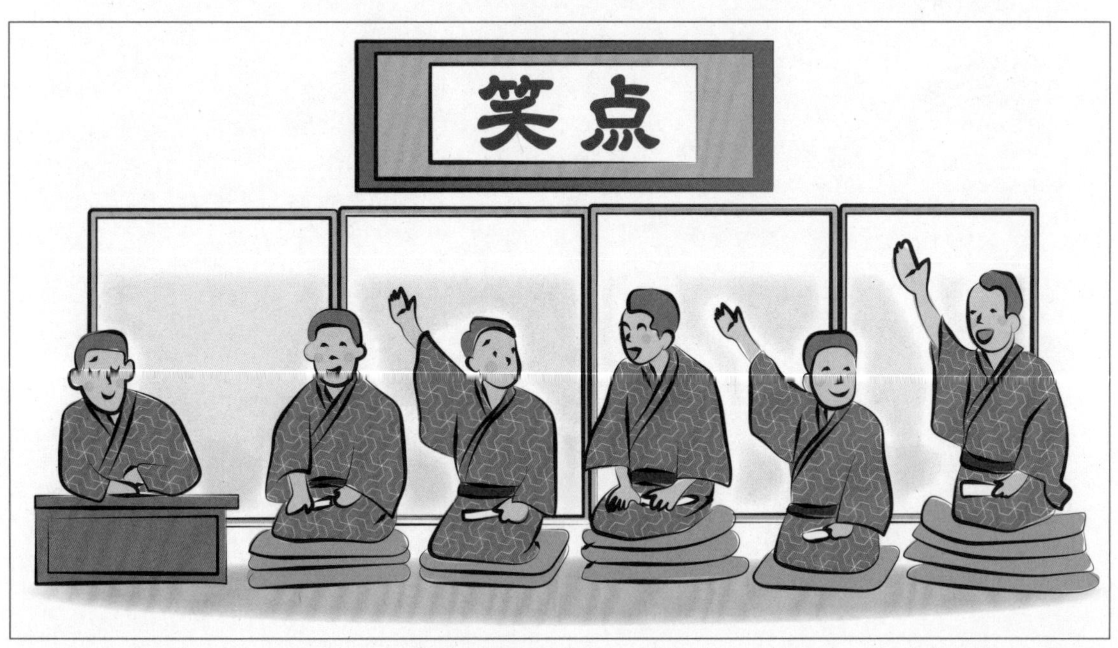

【解答は155ページ】

20 乗り物

月　日

開始	時	分	秒
終了	時	分	秒
所要時間		分	秒

難易度 ★★★
まちがい 12コ

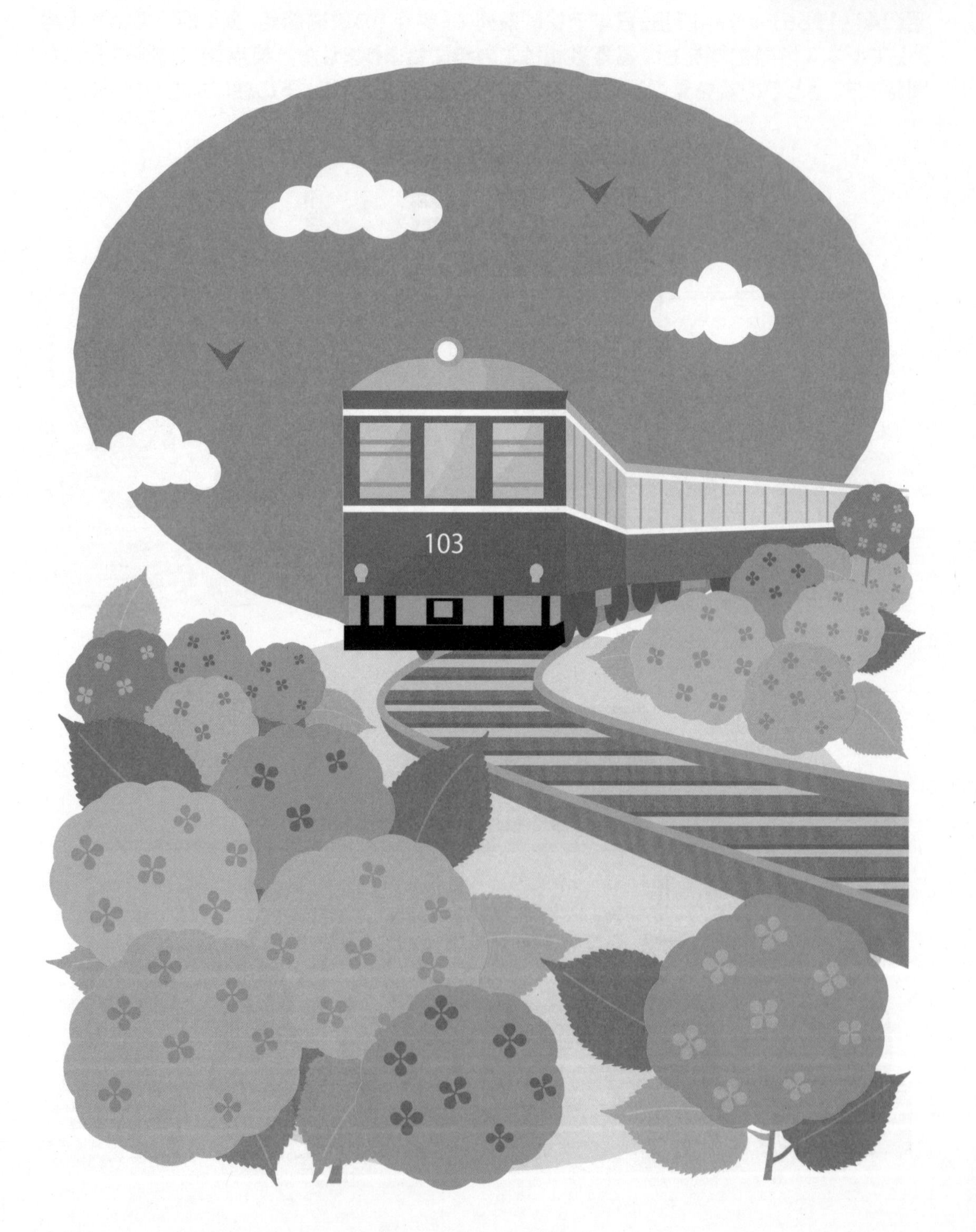

箱根の「あじさい電車」とあじさいを描いた問題です。左と右の絵を見くらべて、ちがっている部分をさがし、右の絵に丸をつけましょう。

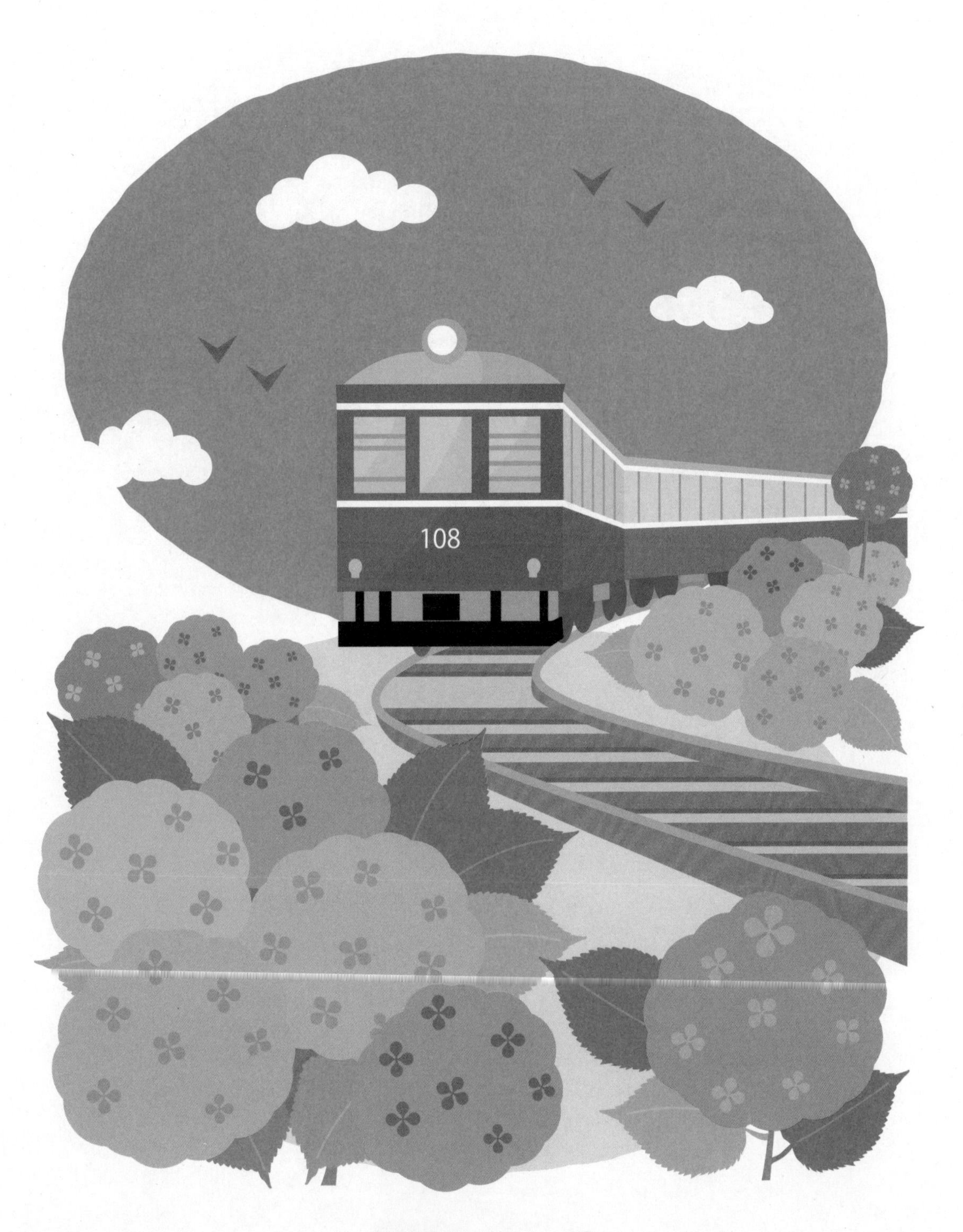

【解答は155ページ】

21 世界地図

月　日

開始　時　分　秒

終了　時　分　秒

所要時間　分　秒

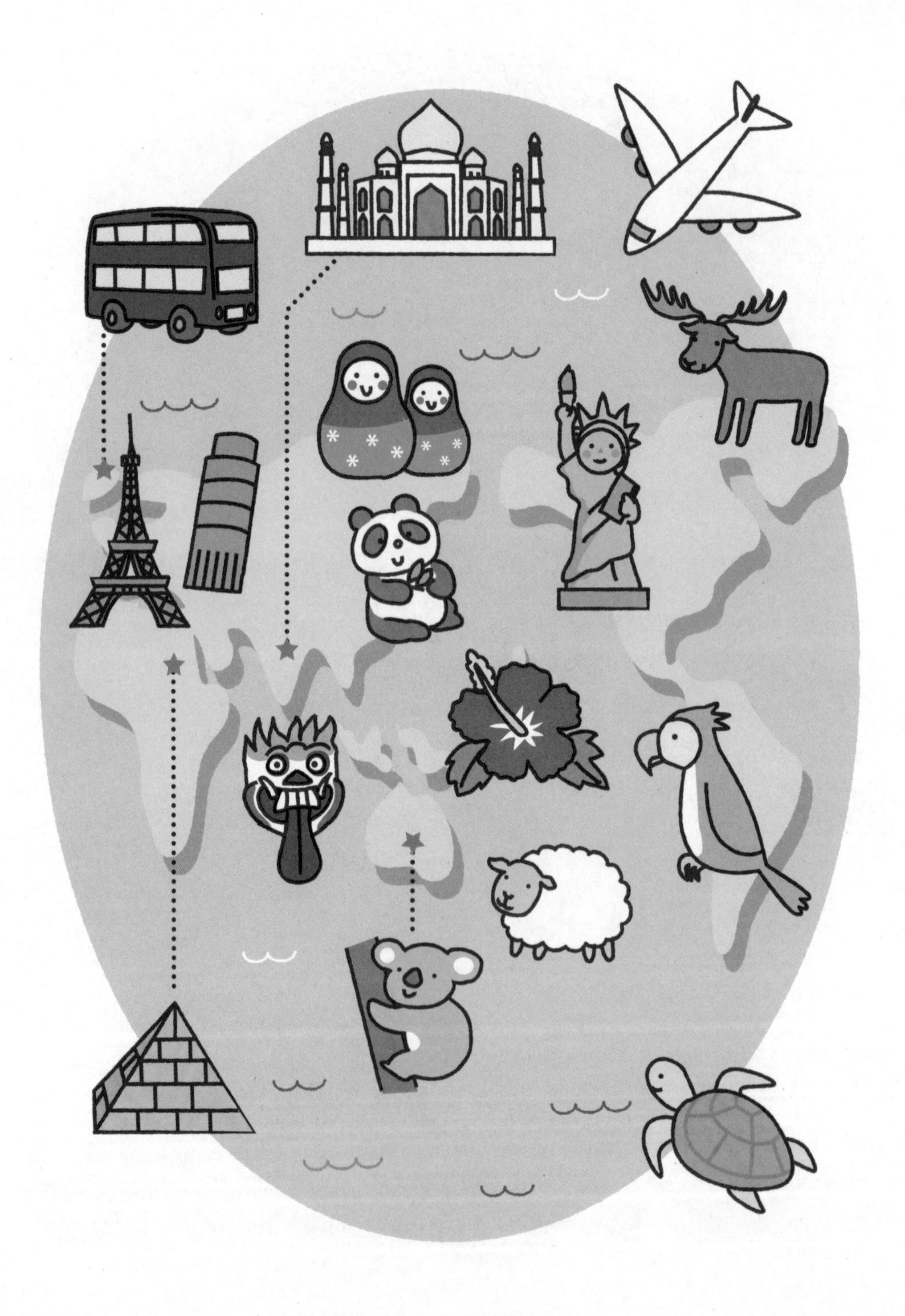

世界各地の名物などを描いた問題です。左と右の絵を見くらべて、ちがっている部分をさがし、右の絵に丸をつけましょう。

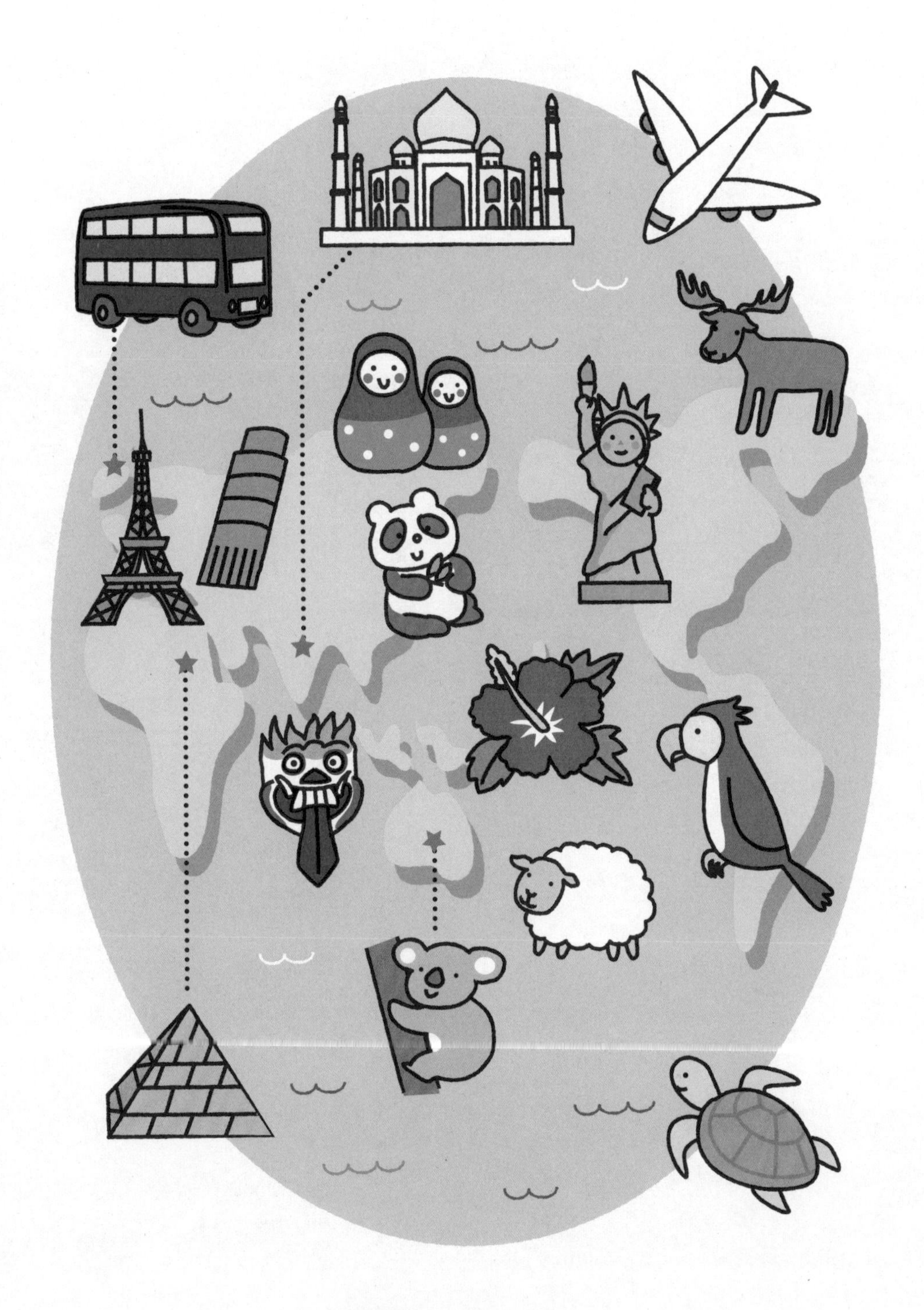

【解答は155ページ】

22
歴史

月　日

開始　時　分　秒
終了　時　分　秒
所要時間　分　秒

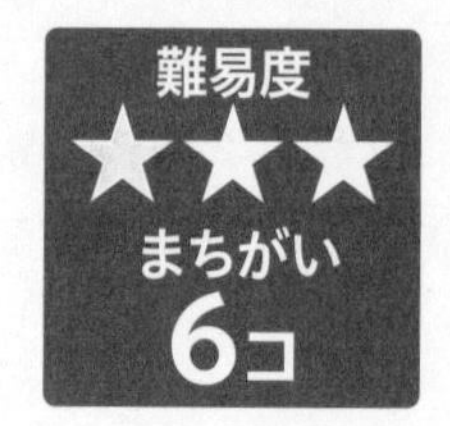

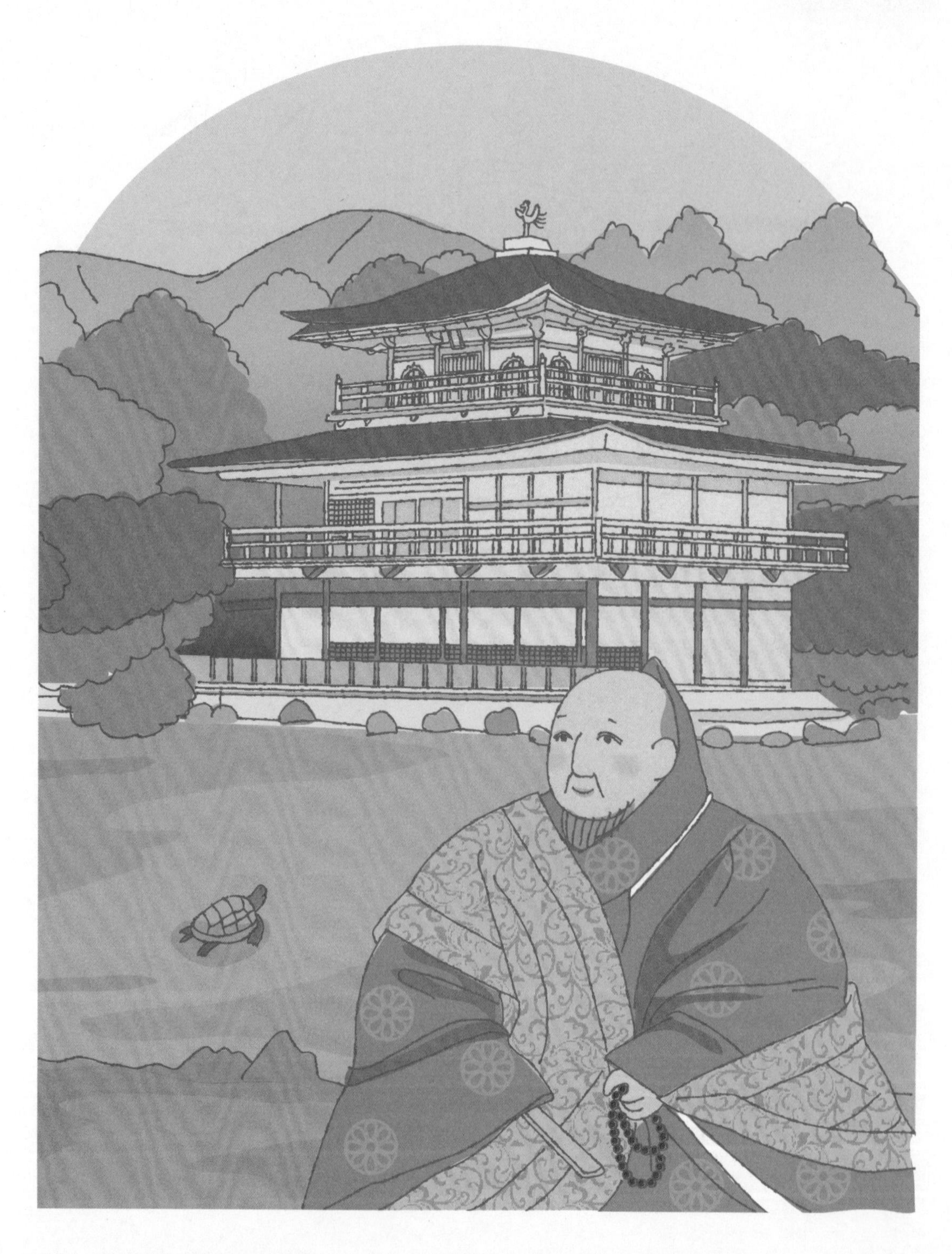

※1398年とする説もあります

応永4（1397）年、室町幕府3代将軍の足利義満は、莫大（ばくだい）な費用をかけ京都の北山に金閣寺と庭園をつくりました。きらびやかな金閣寺と義満をモチーフにした問題です。左と右の絵を見くらべて、ちがっている部分をさがし、右の絵に丸をつけましょう。

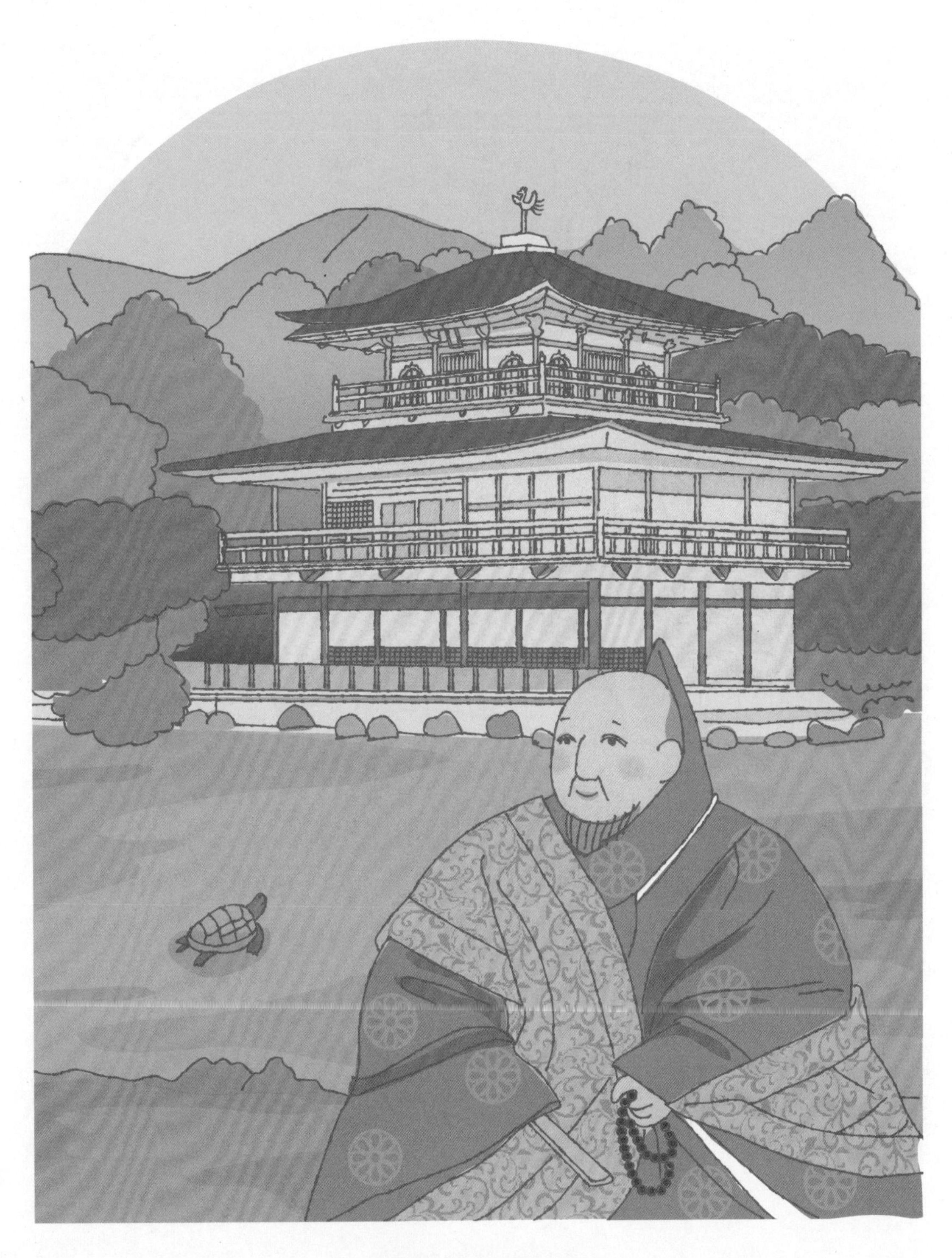

【解答は156ページ】

23 スポーツ

月　日

開始
時　分　秒

終了
時　分　秒

所要時間
分　秒

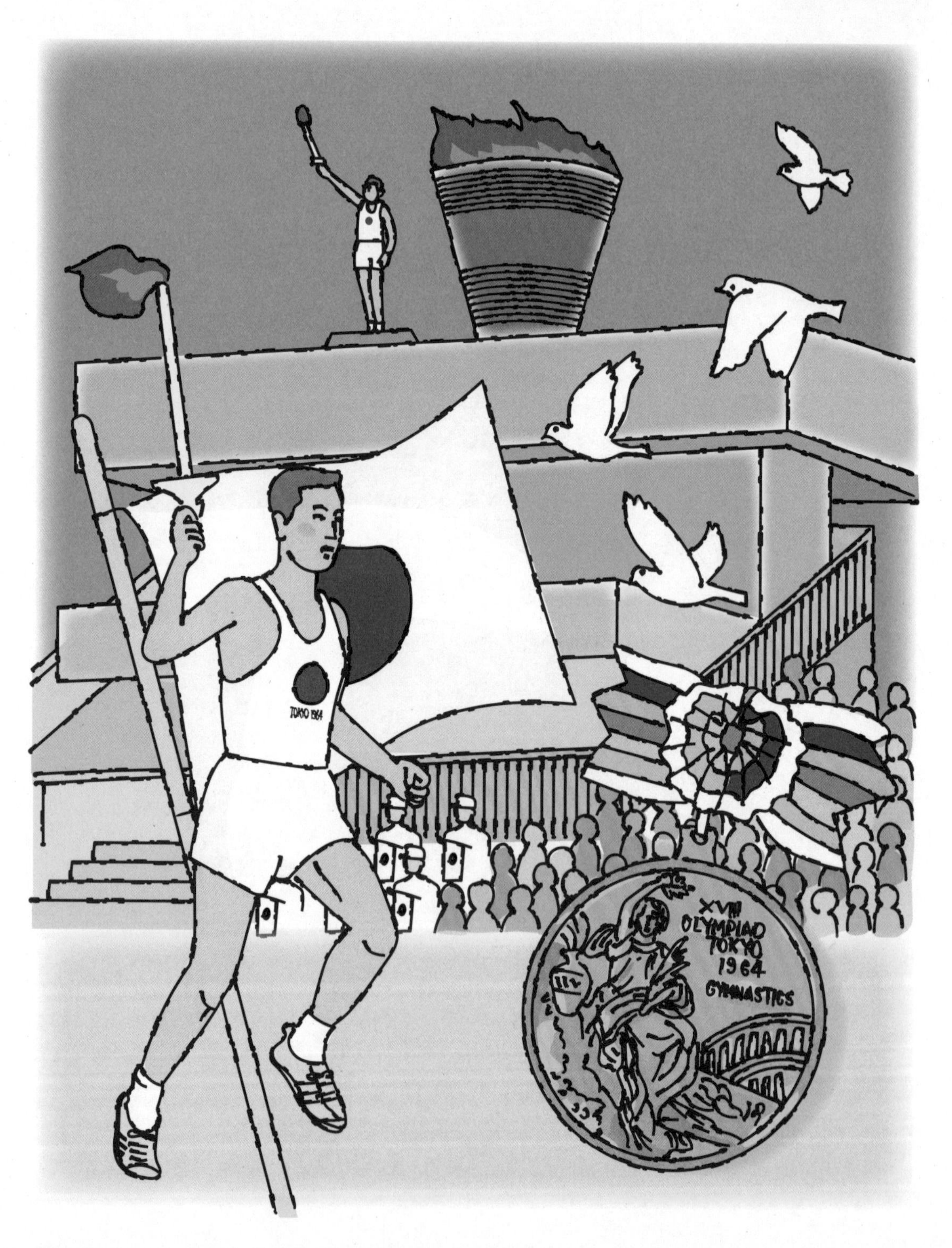

昭和39（1964）年10月10日～24日、アジア初となる第18回オリンピック競技大会が東京で開催されました。日本勢はボクシングや柔道、体操男子、バレーボール女子などで金16個、銀5個、銅8個のメダルを獲得しました。聖火ランナーと聖火台をモチーフにした問題です。左と右の絵を見くらべて、ちがっている部分をさがし、右の絵に丸をつけましょう。

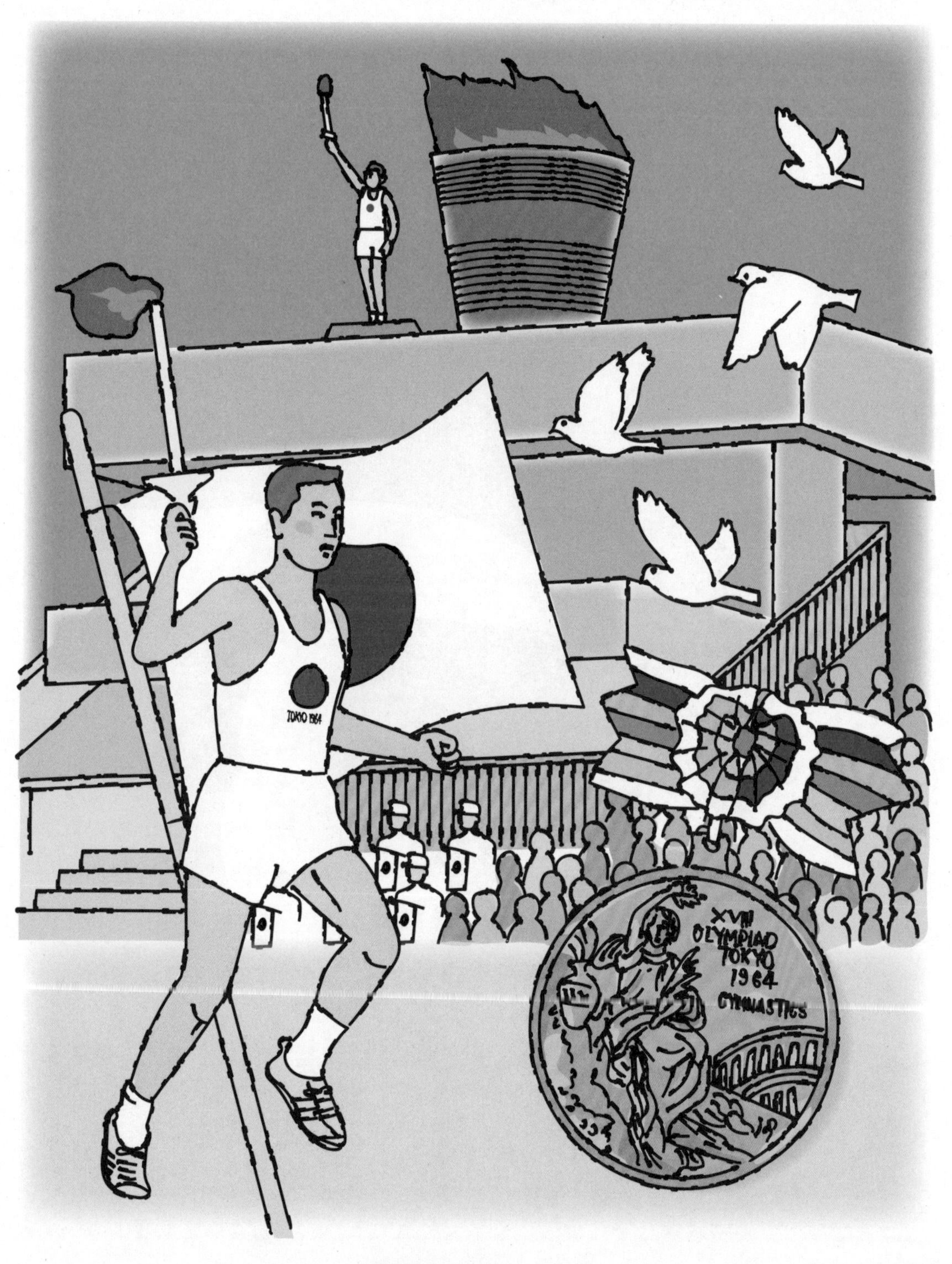

【解答は156ページ】

24 季節

月　日

開始　時　分　秒

終了　時　分　秒

所要時間　分　秒

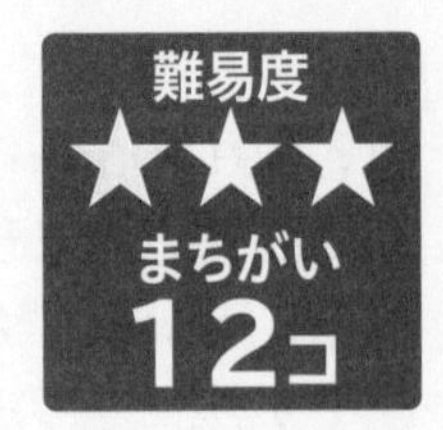

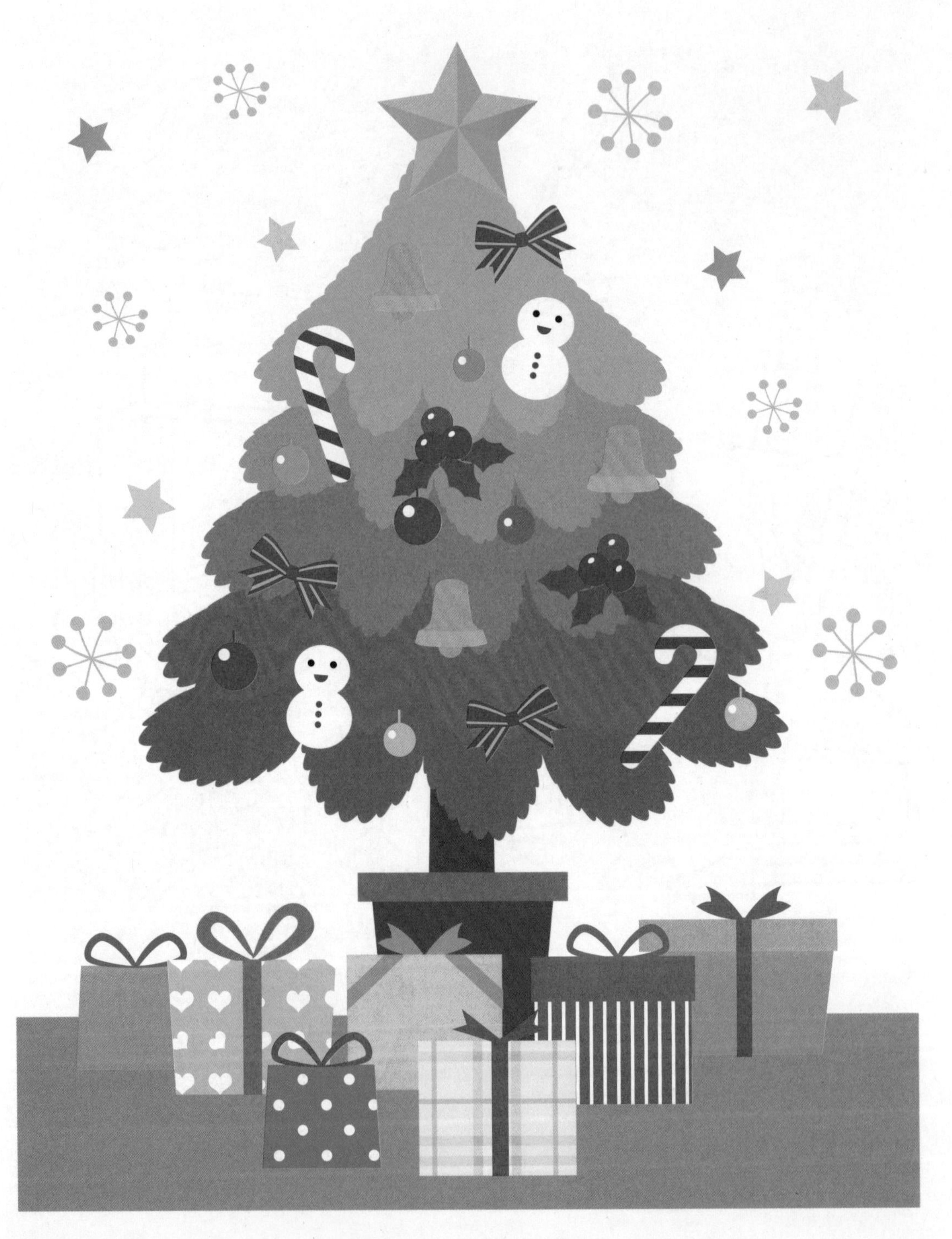

クリスマスツリーを描いた問題です。左と右の絵を見くらべて、ちがっている部分をさがし、右の絵に丸をつけましょう。

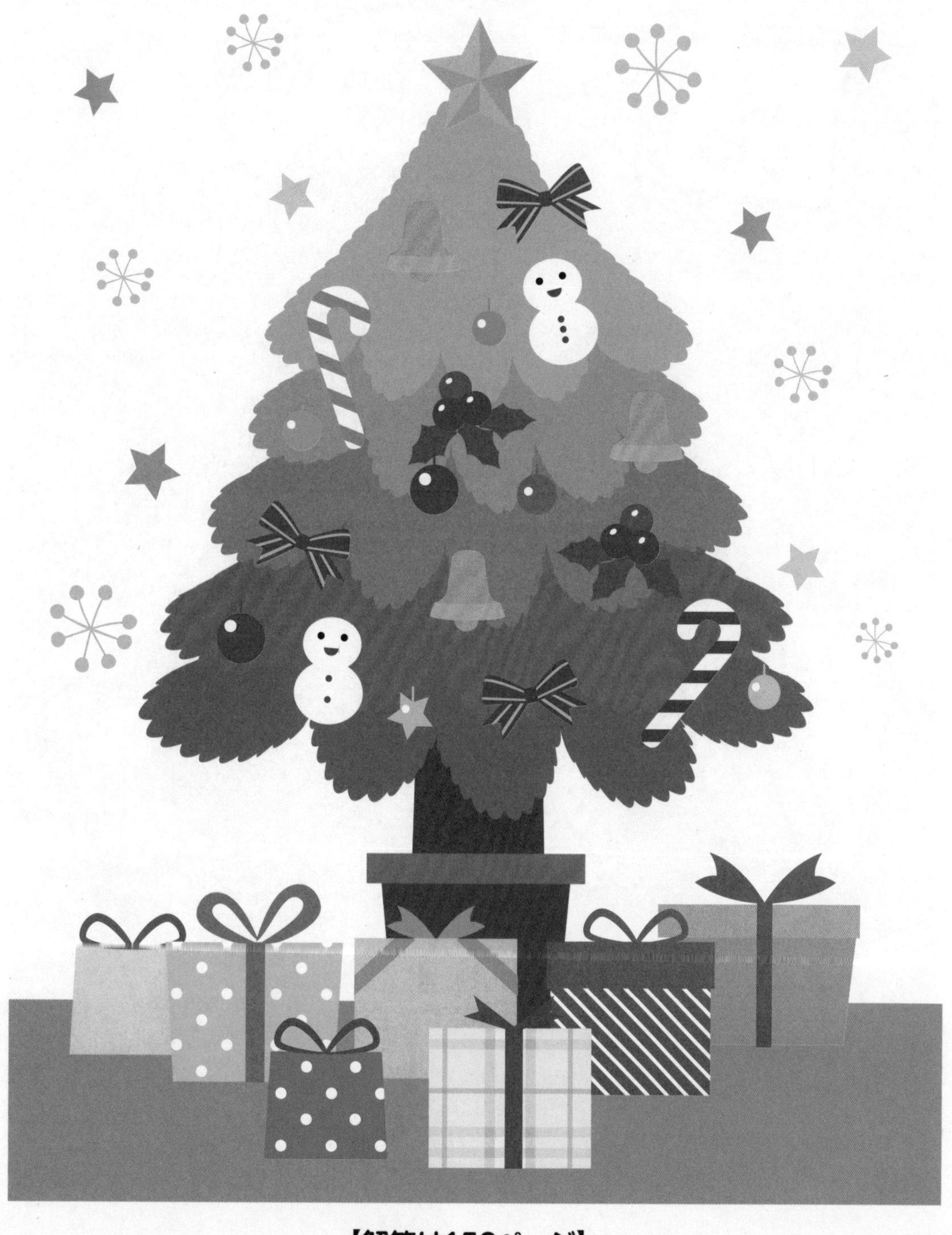

【解答は156ページ】

25
歴史

月　日

開始	時	分	秒
終了	時	分	秒
所要時間		分	秒

難易度 ★★★
まちがい 6コ

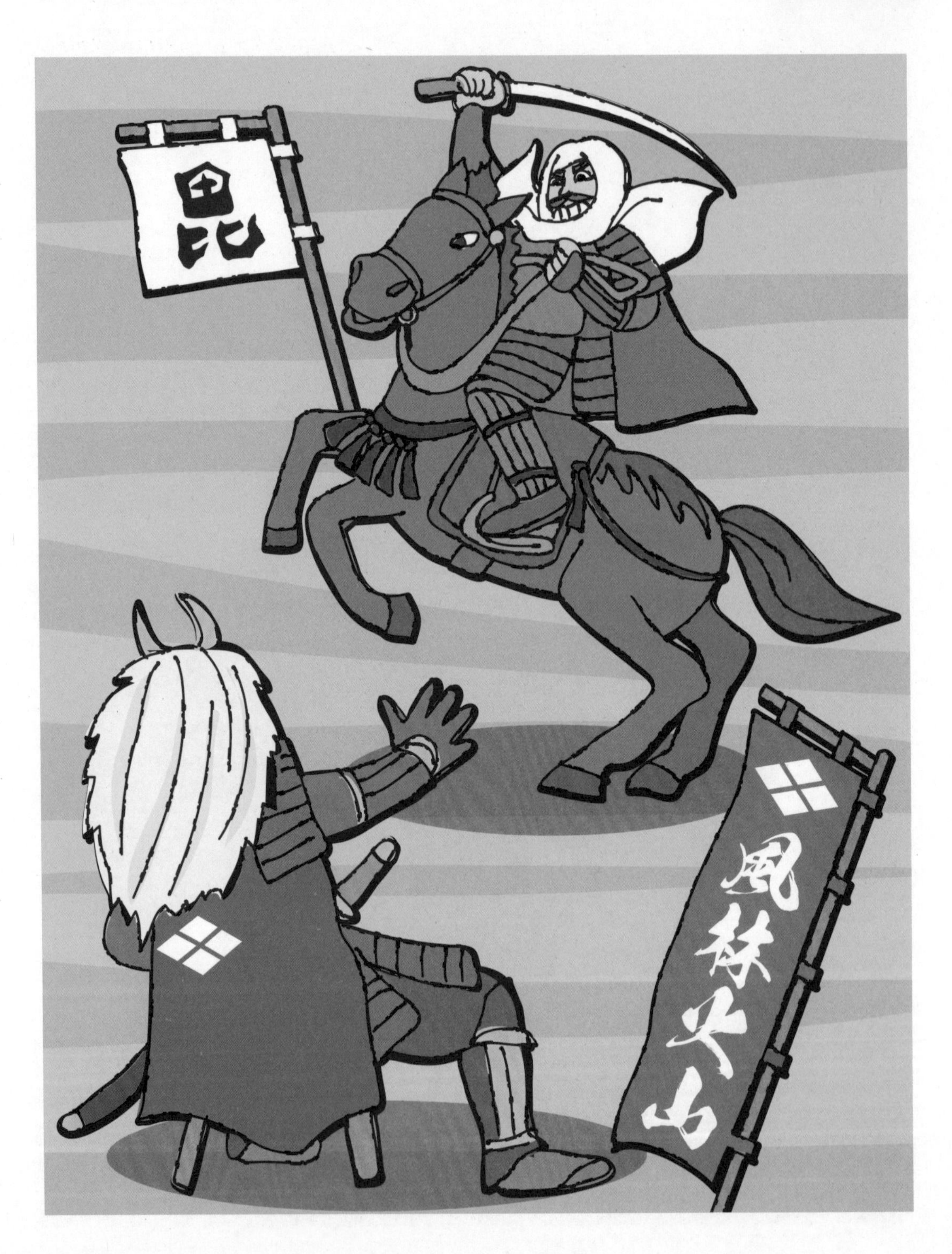

甲斐の武田信玄と越後の上杉謙信は計5回、対決したと言われています。なかでも最大の激戦となった永禄4（1561）年（4回目の対決）の川中島での一騎打ちをモチーフにした問題です。左と右の絵を見くらべて、ちがっている部分をさがし、右の絵に丸をつけましょう。

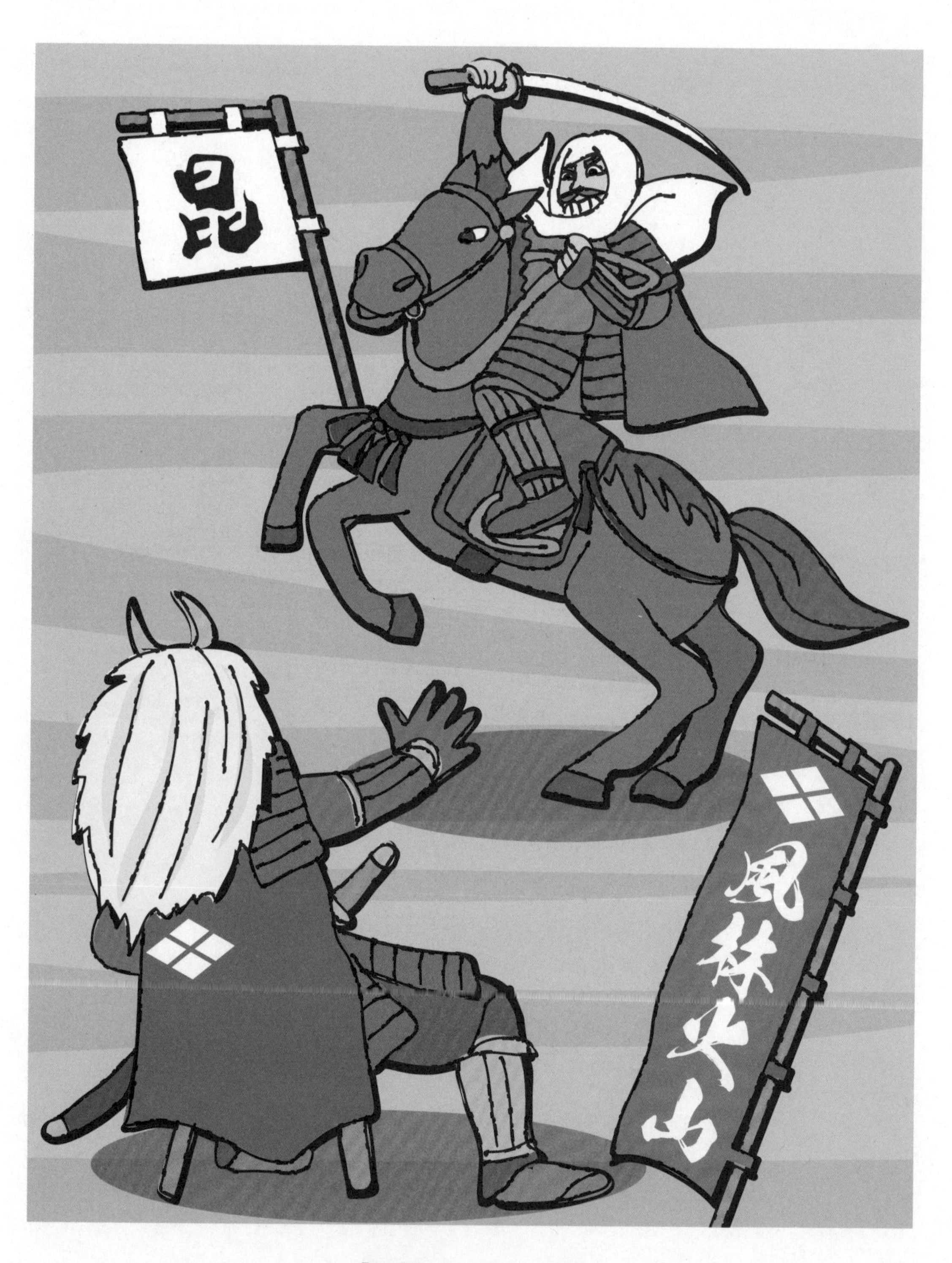

【解答は156ページ】

26 乗り物

月　日

開始　時　分　秒

終了　時　分　秒

所要時間　分　秒

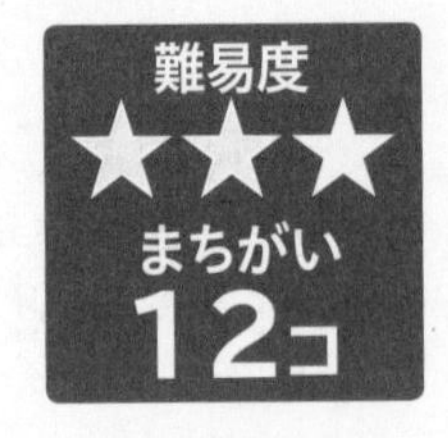

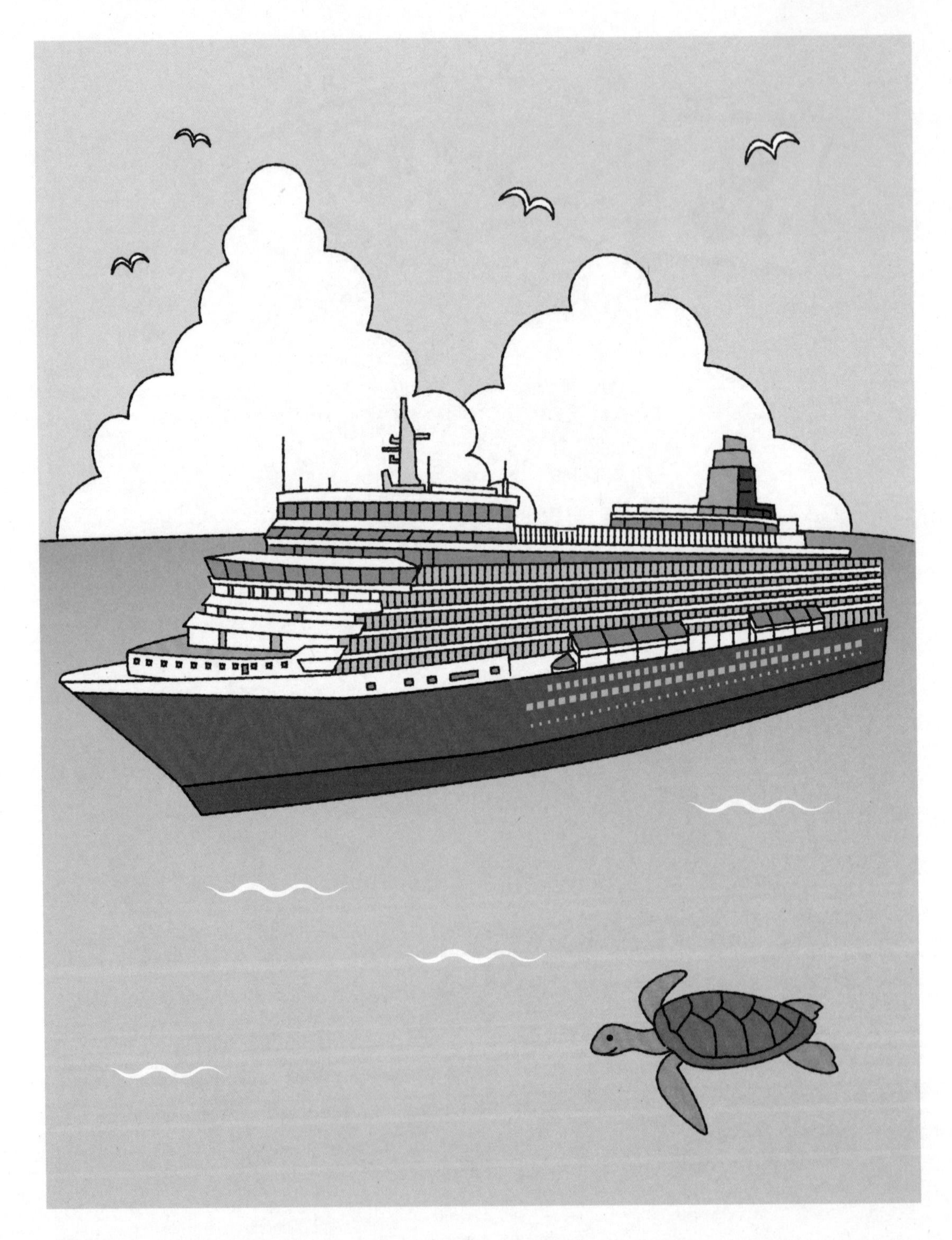

豪華客船を描いた問題です。左と右の絵を見くらべて、ちがっている部分をさがし、右の絵に丸をつけましょう。

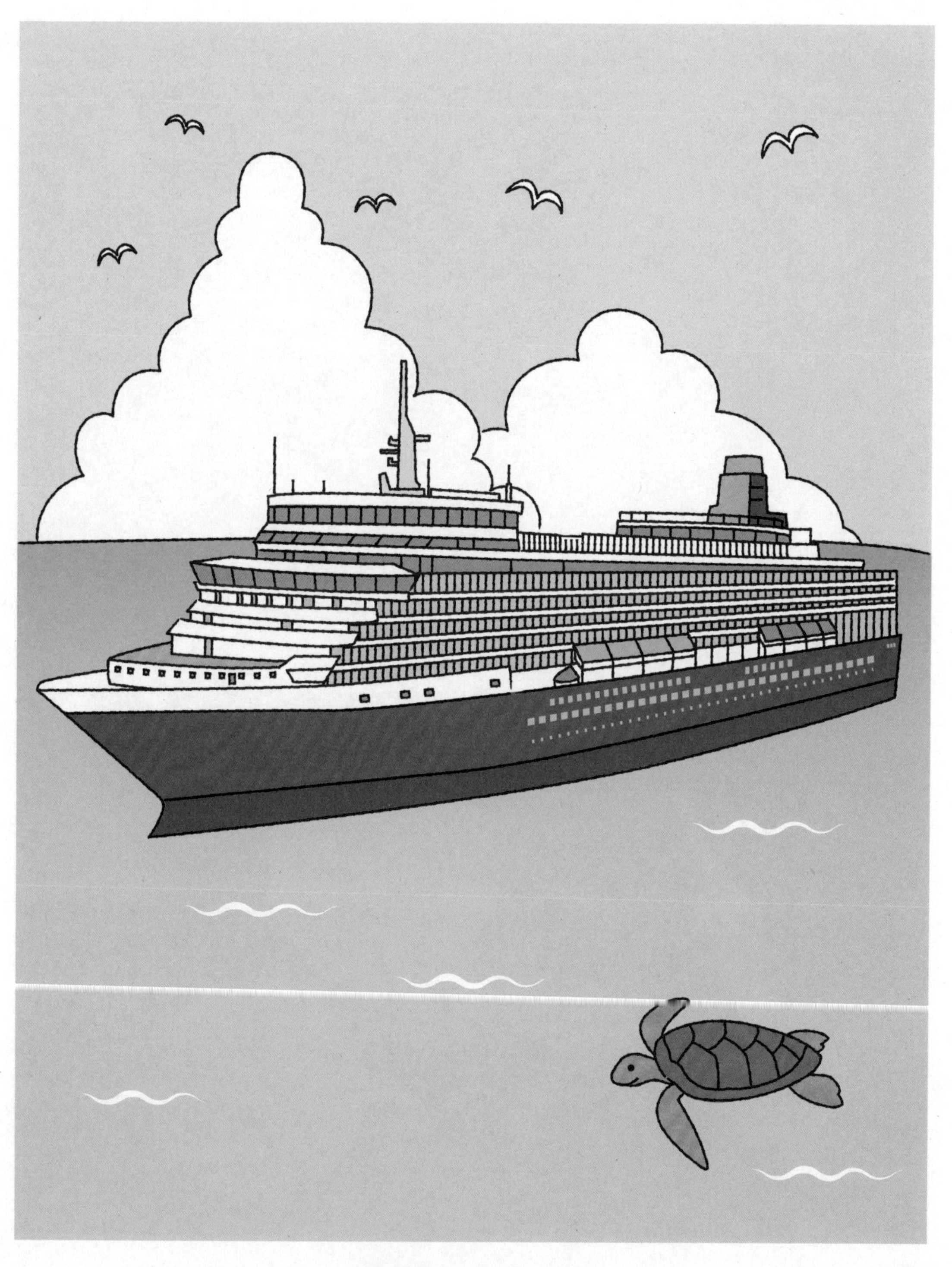

【解答は157ページ】

27 宇宙

月　日

開始　時　分　秒

終了　時　分　秒

所要時間　分　秒

難易度 ★★★
まちがい 10コ

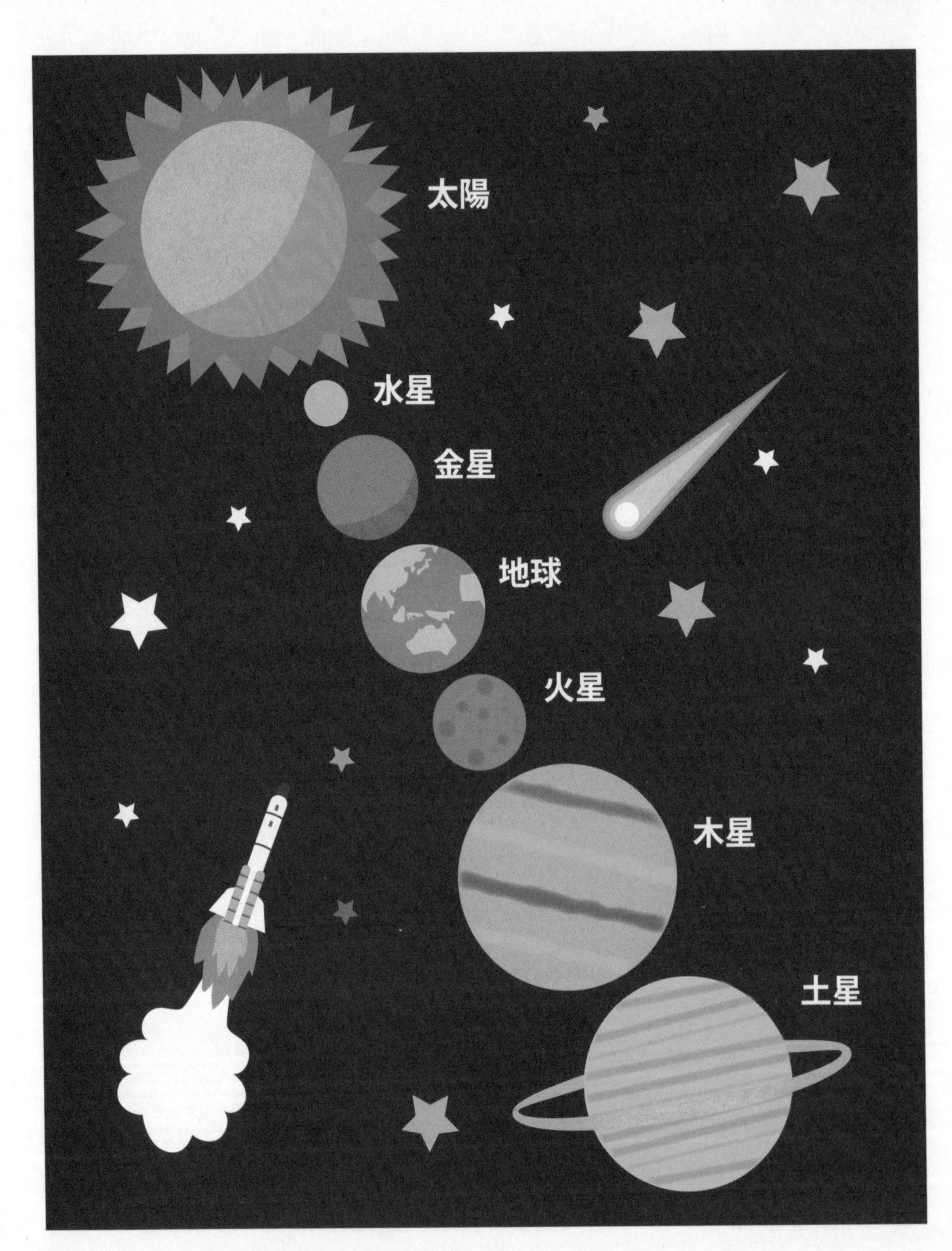

「太陽系」のおもな惑星を描いた問題です。左と右の絵を見くらべて、ちがっている部分をさがし、右の絵に丸をつけましょう。

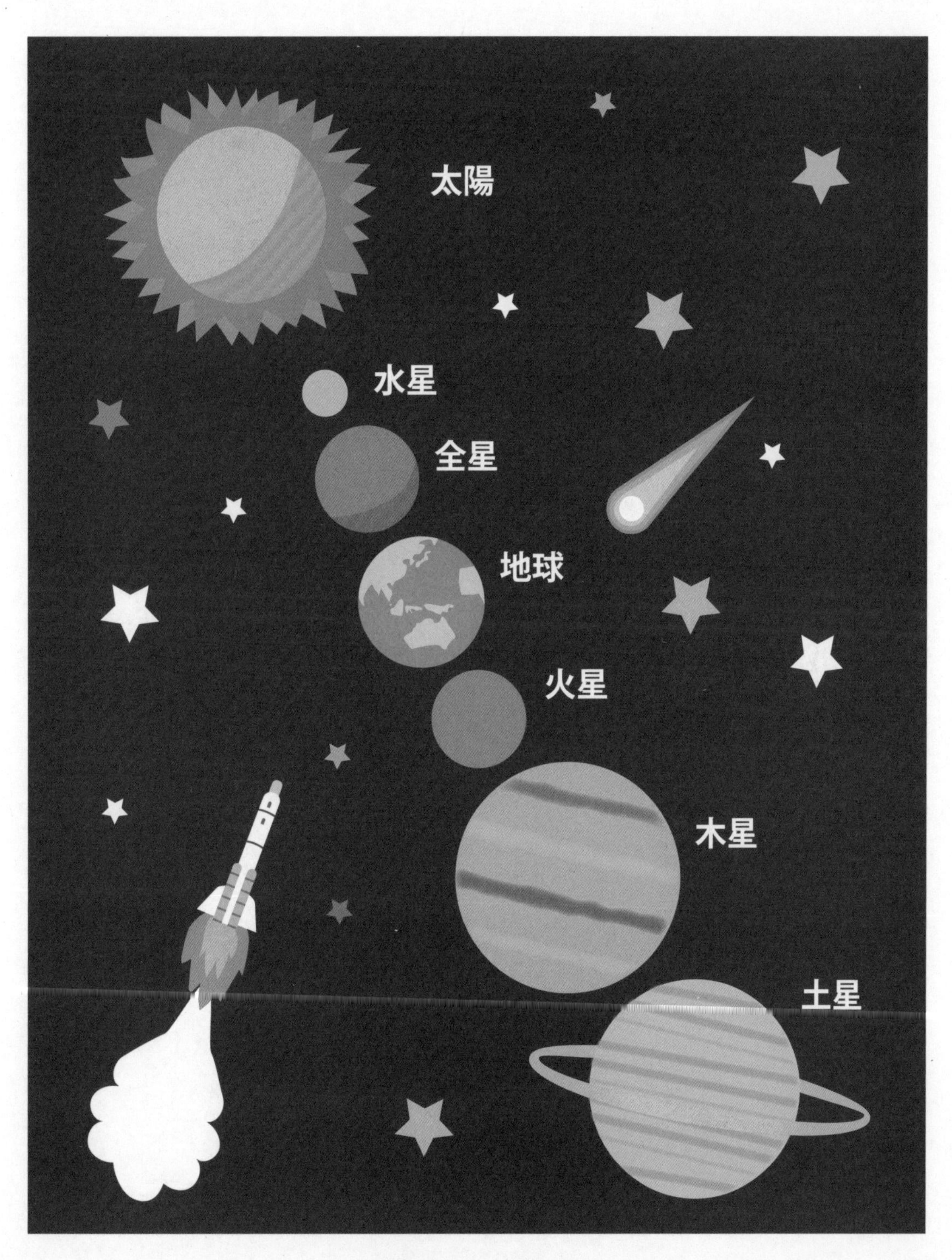

【解答は157ページ】

28 伝統文化

月　日

開始
時　分　秒

終了
時　分　秒

所要時間
分　秒

難易度 ★★★
まちがい 11コ

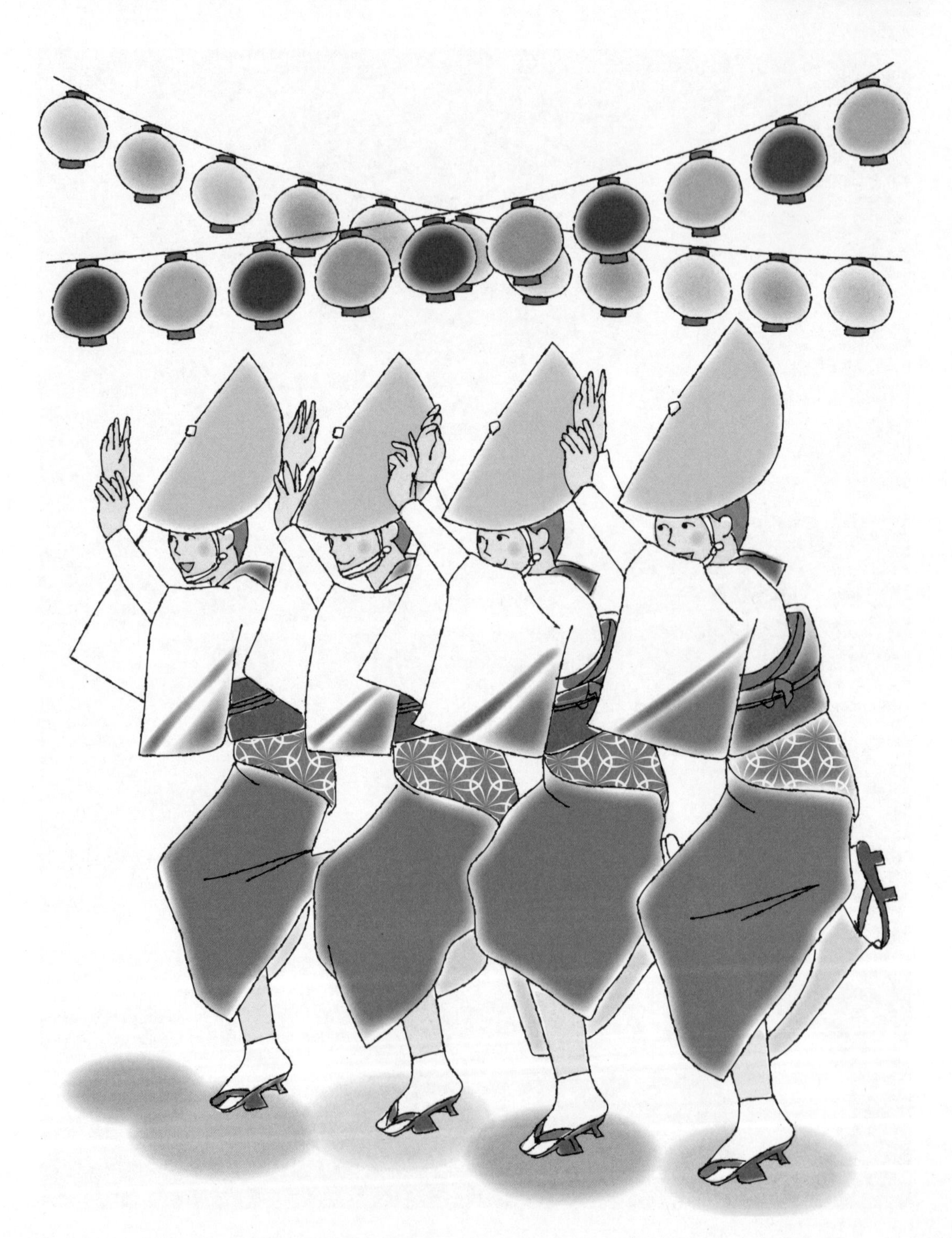

阿波踊りをしている様子を描いた問題です。左と右の絵を見くらべて、ちがっている部分をさがし、右の絵に丸をつけましょう。

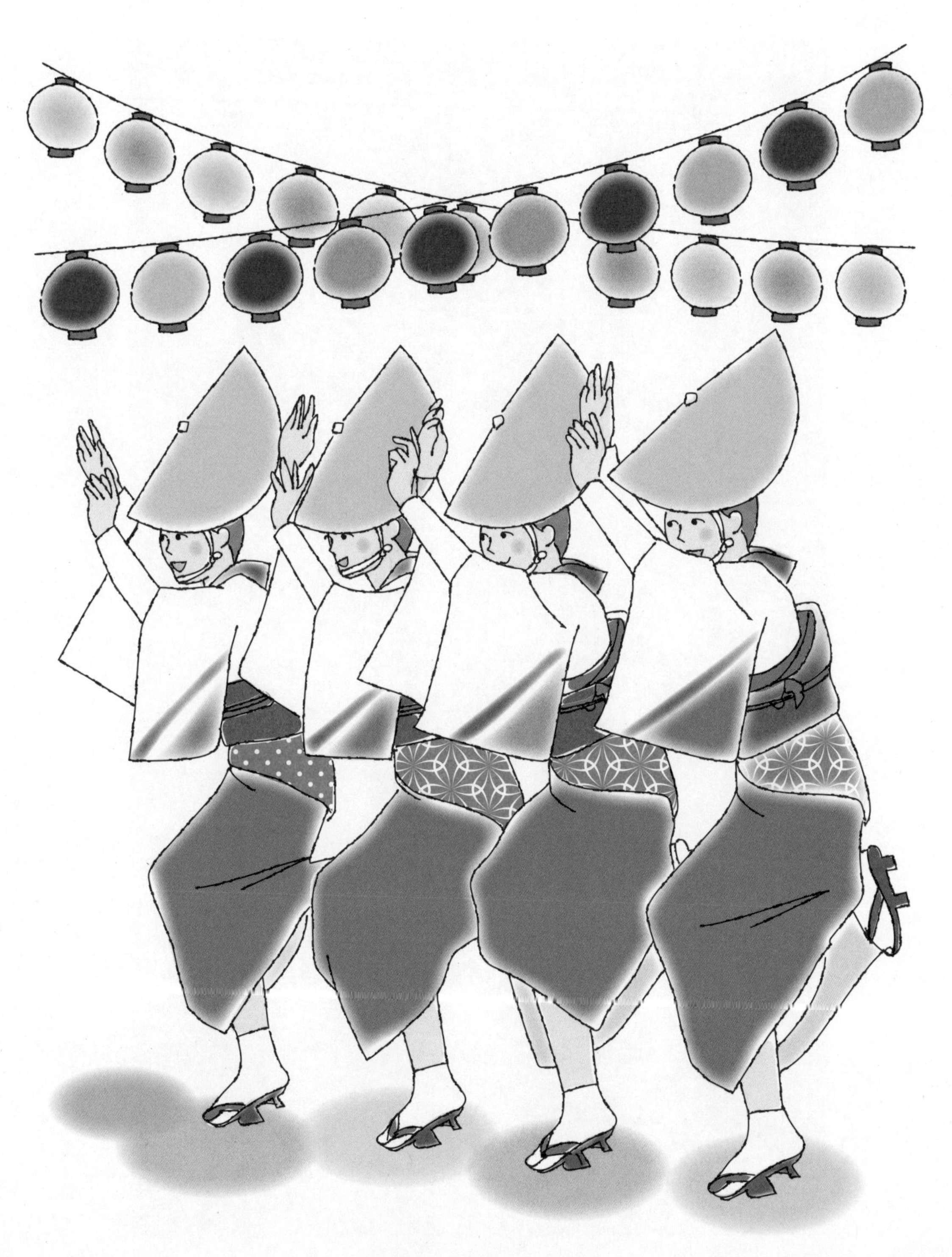

【解答は157ページ】

29
日本の名画

月　日

開始　時　分　秒
終了　時　分　秒
所要時間　分　秒

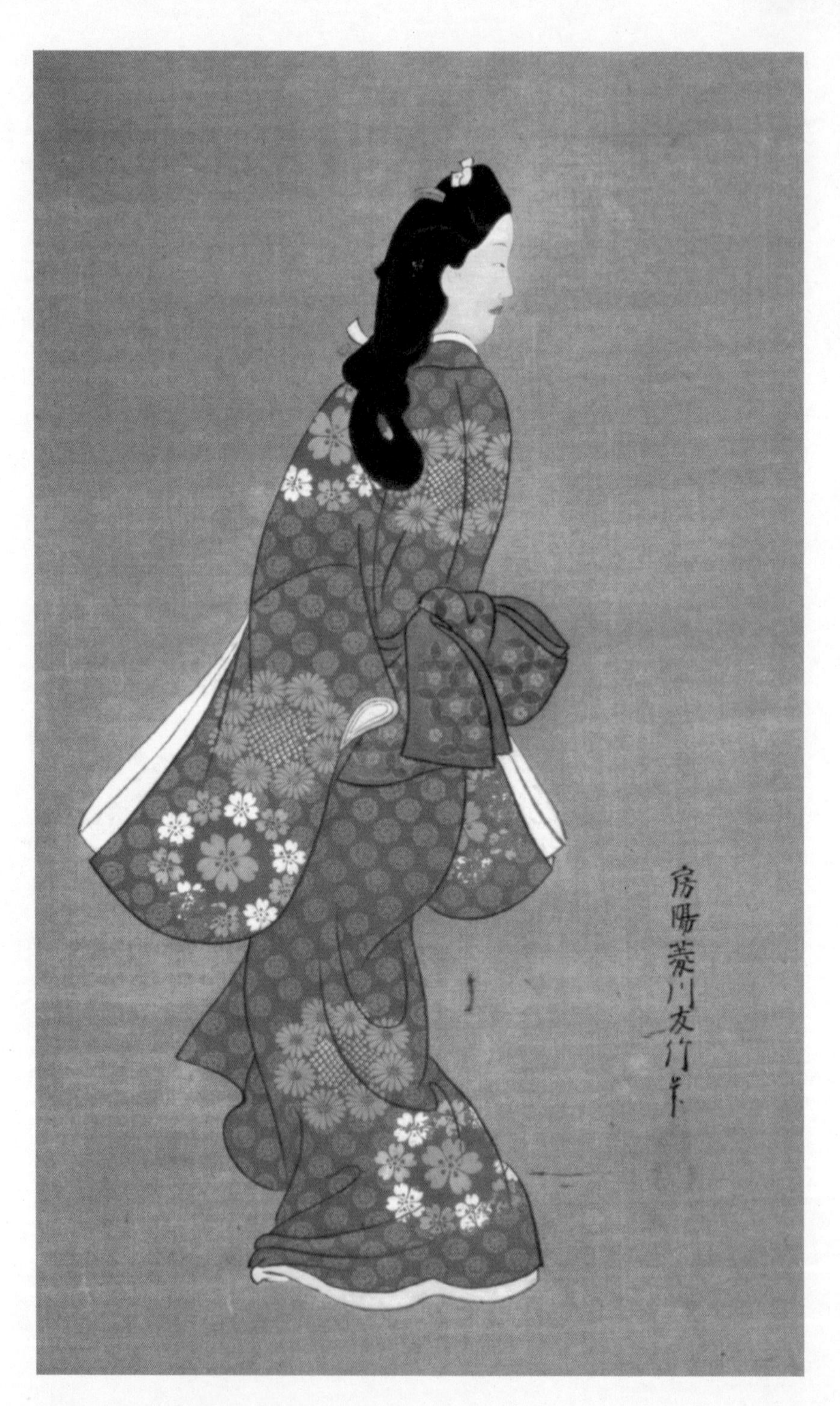

菱川師宣の『見返り美人図』をモチーフにした問題です。左と右の絵を見くらべて、ちがっている部分をさがし、右の絵に丸をつけましょう。

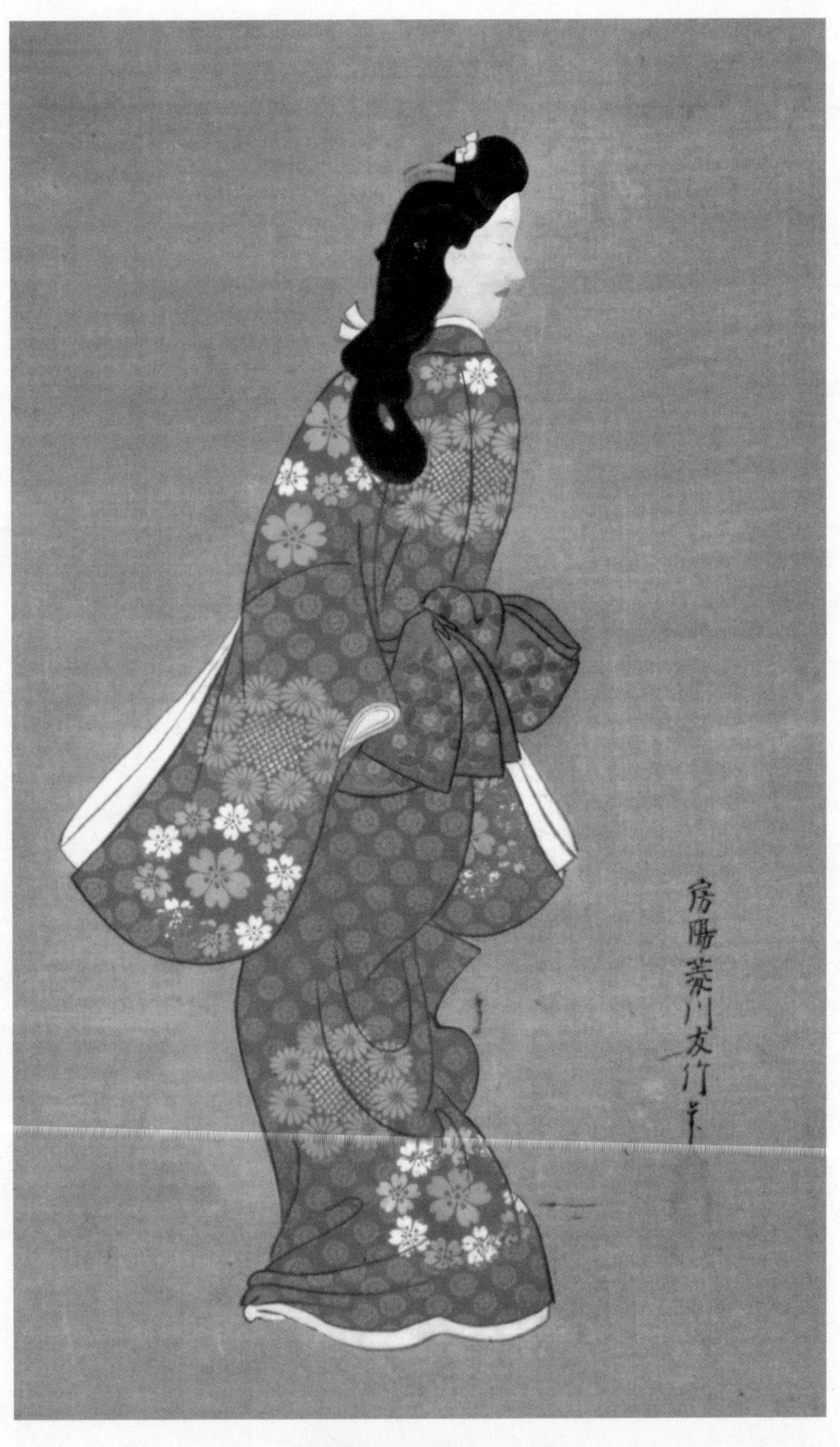

【解答は157ページ】

30
伝統文化

月　日

開始　時　分　秒

終了　時　分　秒

所要時間　分　秒

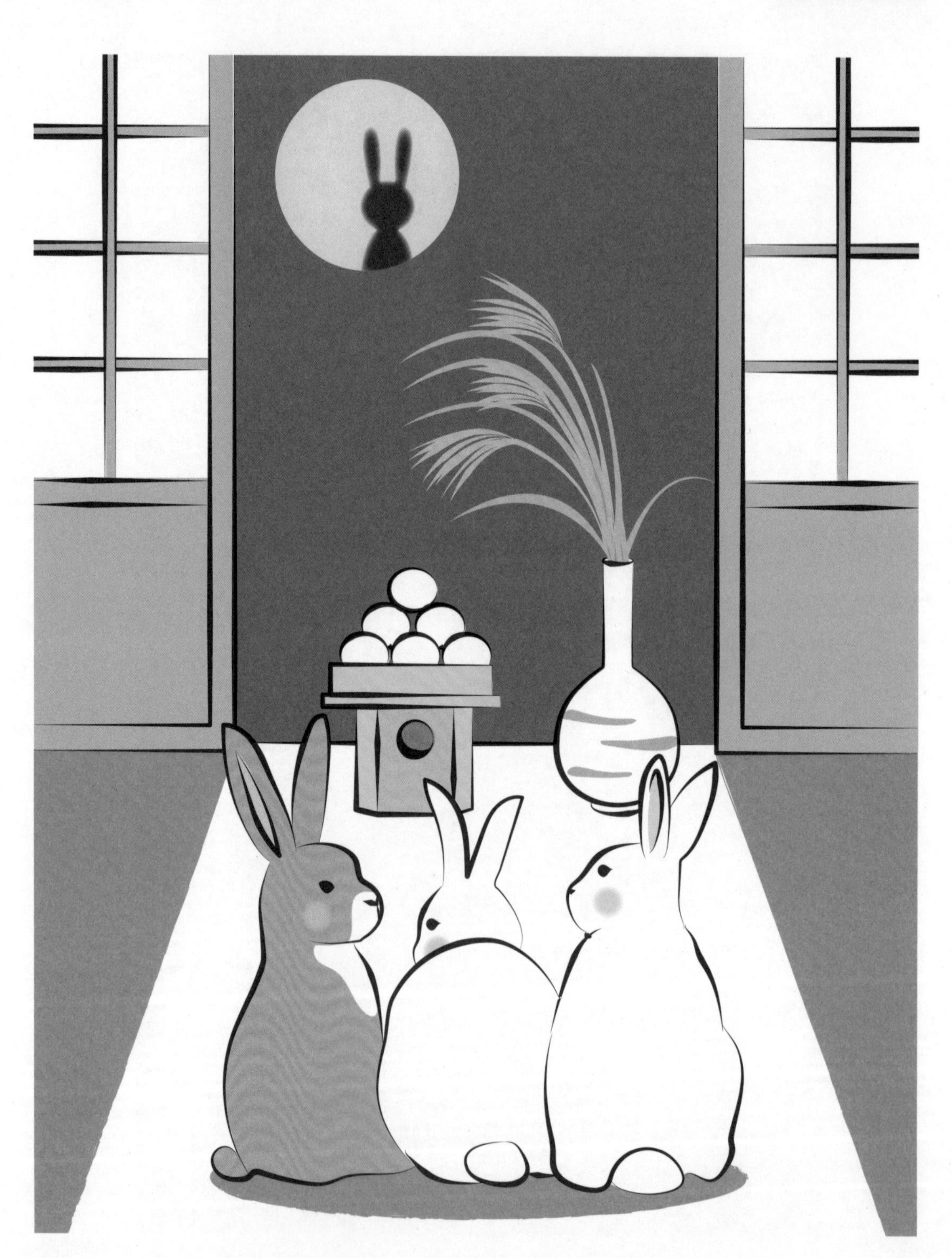

お月見の様子を描いた問題です。左と右の絵を見くらべて、ちがっている部分をさがし、右の絵に丸をつけましょう。

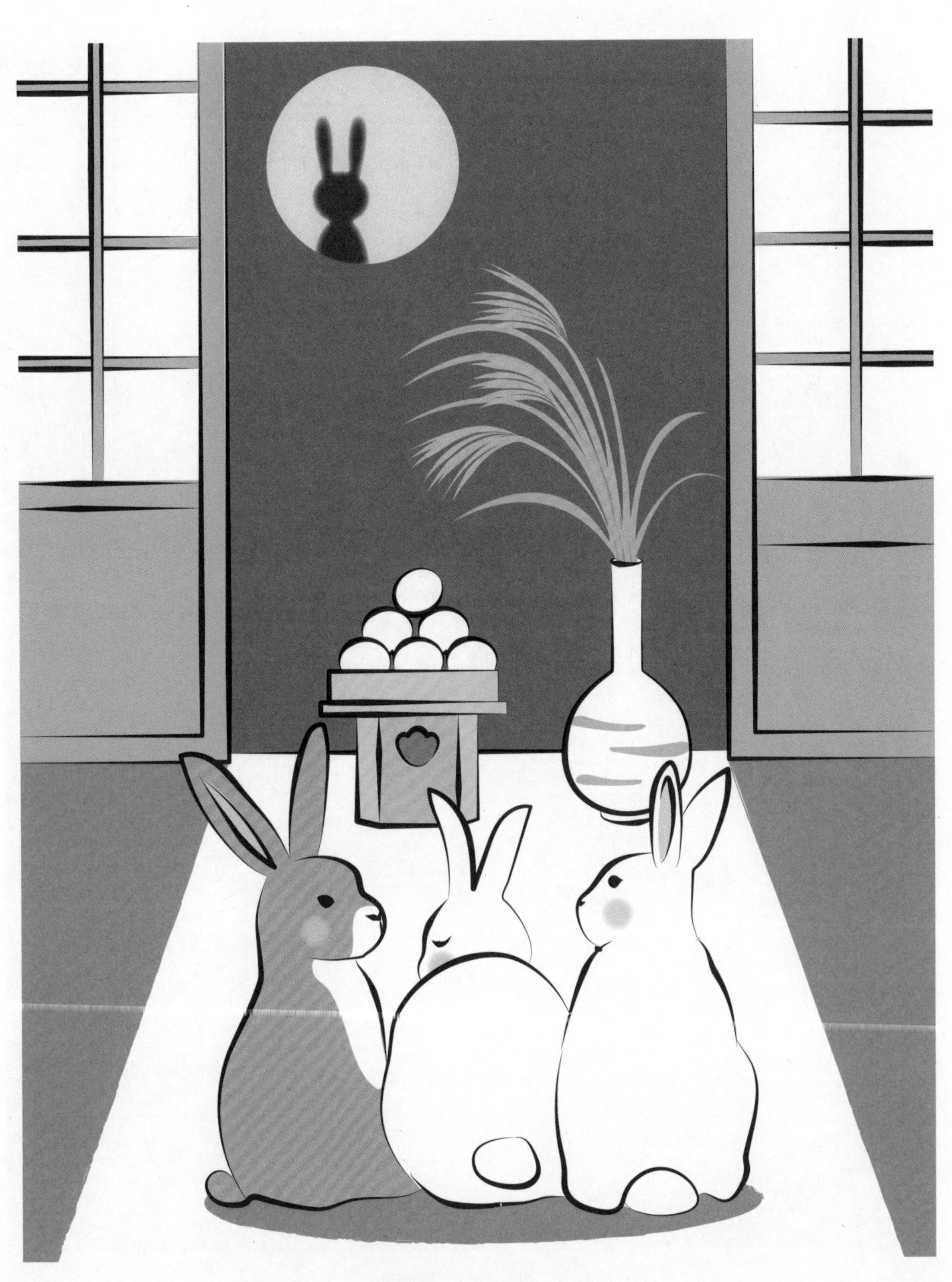

【解答は158ページ】

31 歴史

月　日

開始　時　分　秒

終了　時　分　秒

所要時間　分　秒

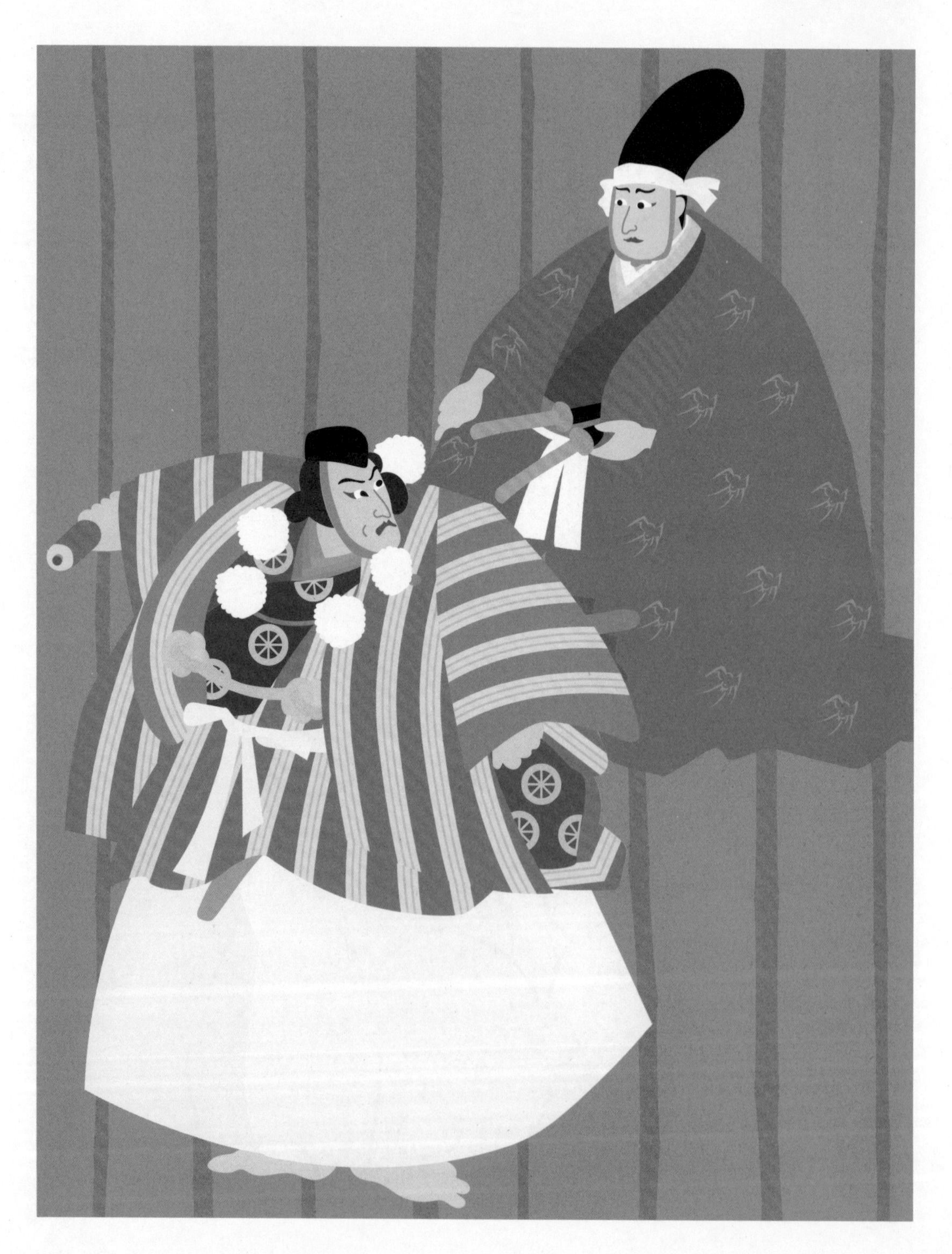

1600年頃に生まれ、時代の流れとともに変化してきた歌舞伎。現在の歌舞伎十八番の原型を確立した五代目市川海老蔵が天保11(1840)年に上演した『勧進帳』をモチーフにした問題です。左と右の絵を見くらべて、ちがっている部分をさがし、右の絵に丸をつけましょう。

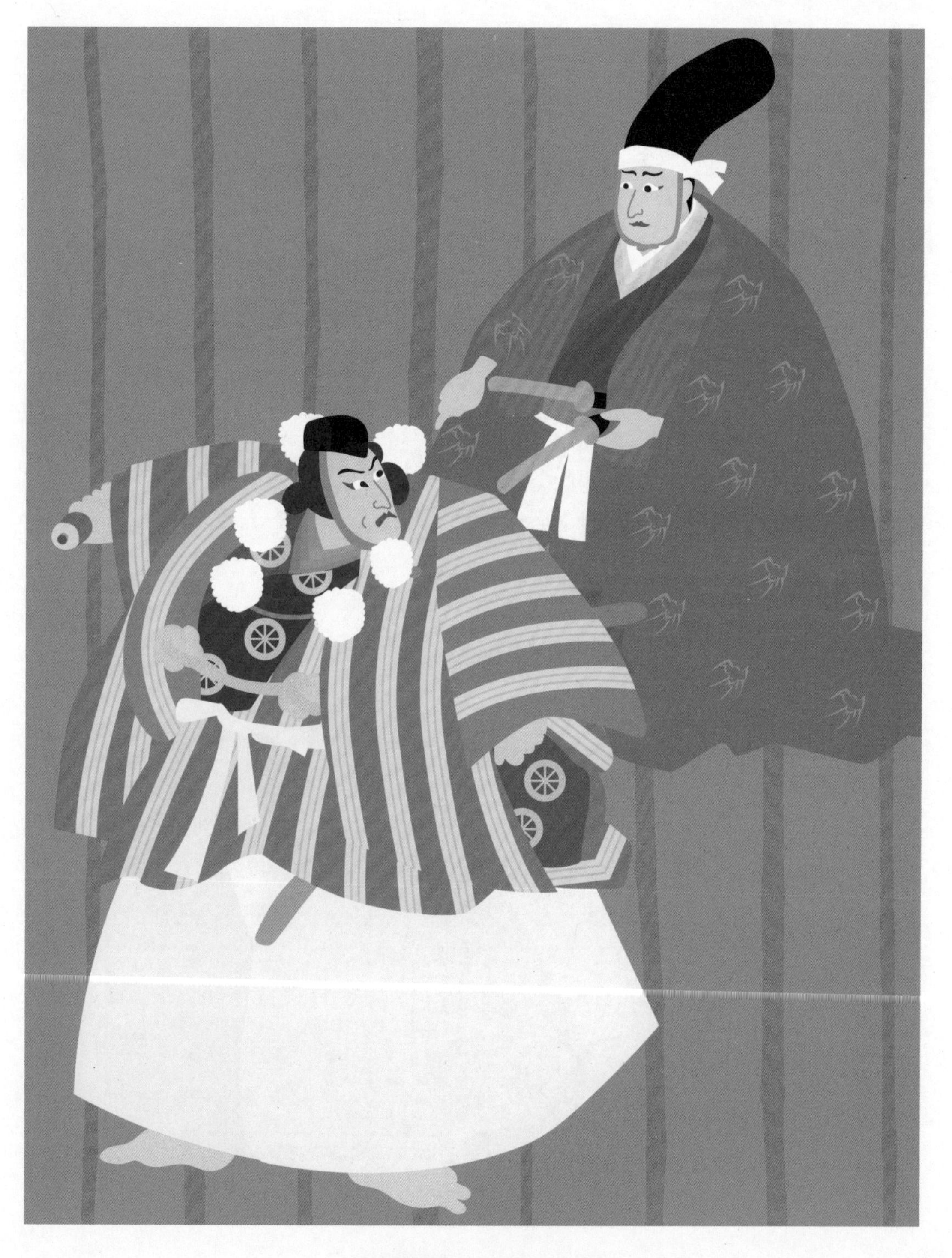

【解答は158ページ】

32
テレビ番組

月　日

開始	時	分	秒
終了	時	分	秒
所要時間		分	秒

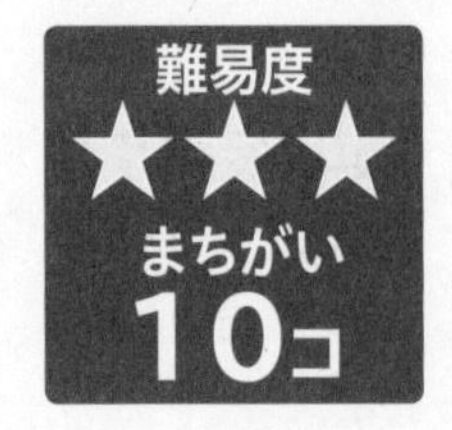

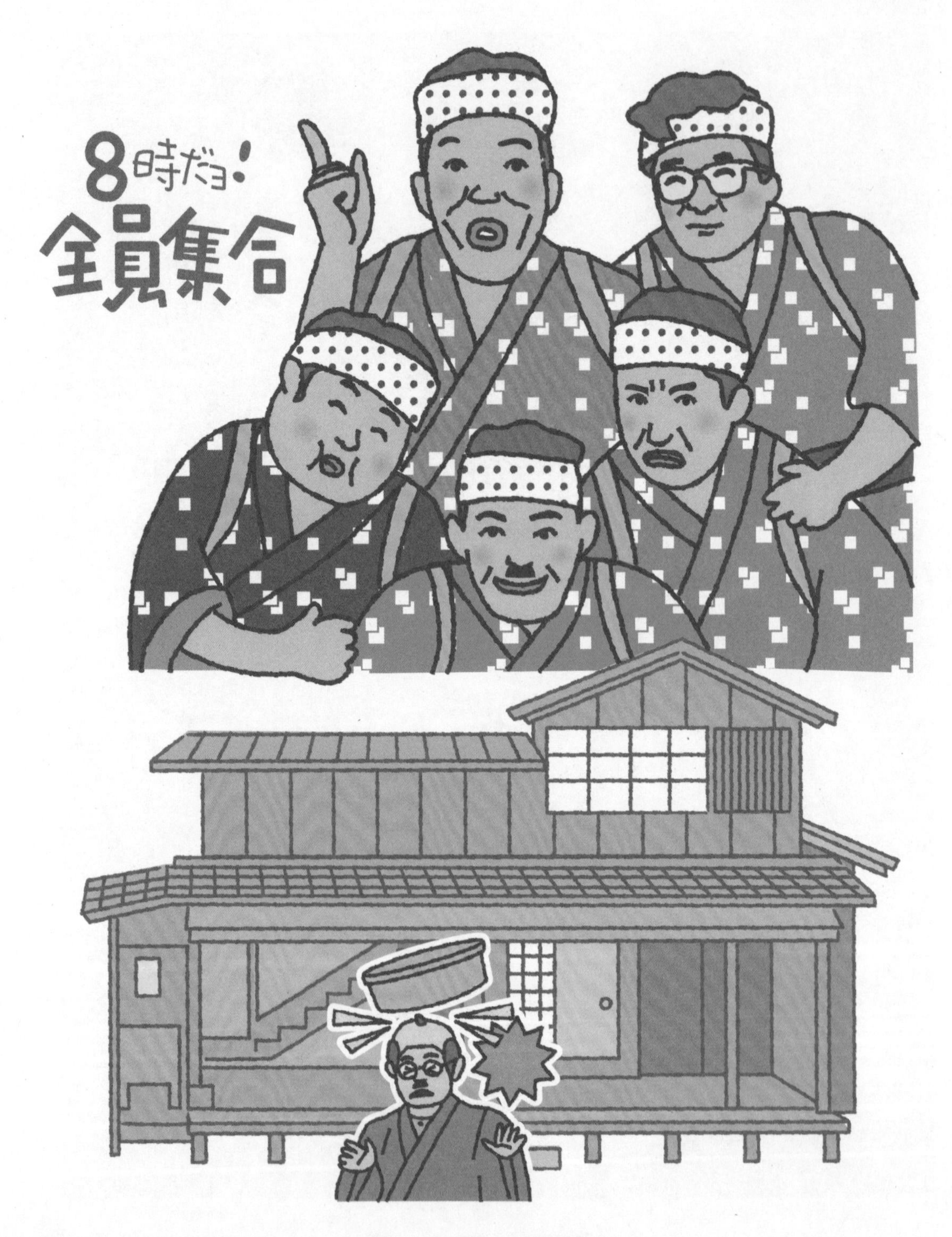

昭和44(1969)年10月、TBS系列で『8時だヨ！全員集合』の放送開始。人気全盛のコントグループ「ザ・ドリフターズ」が主演する公開バラエティ番組で、土曜夜の名物番組でした。『8時だヨ！全員集合』をモチーフにした問題です。左と右の絵を見くらべて、ちがっている部分をさがし、右の絵に丸をつけましょう。

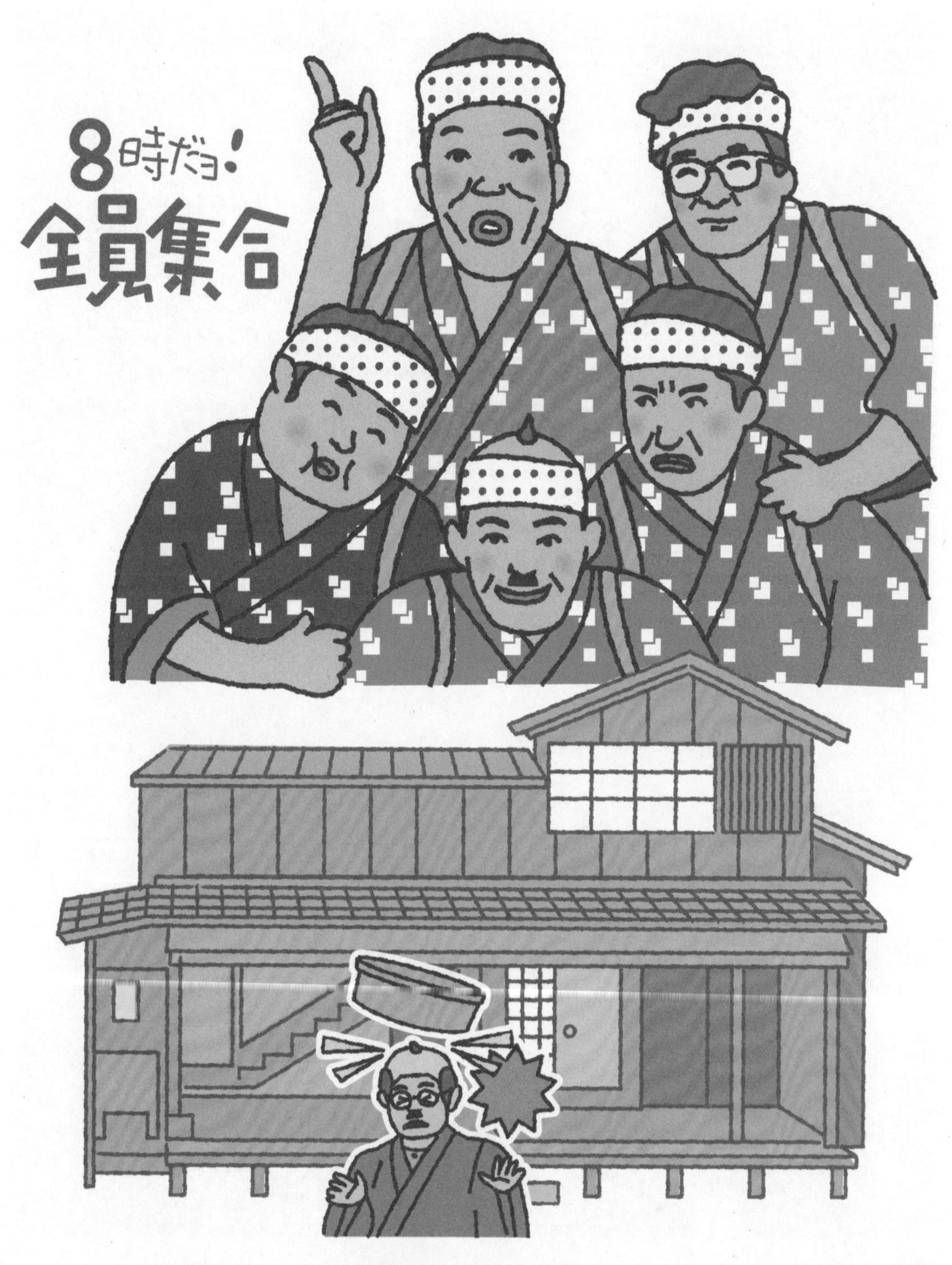

【解答は158ページ】

33 宇宙

月　日

開始	時	分	秒
終了	時	分	秒
所要時間		分	秒

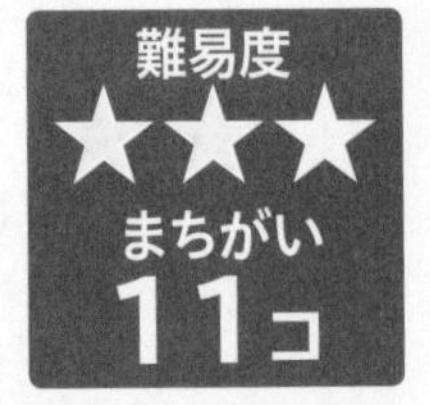

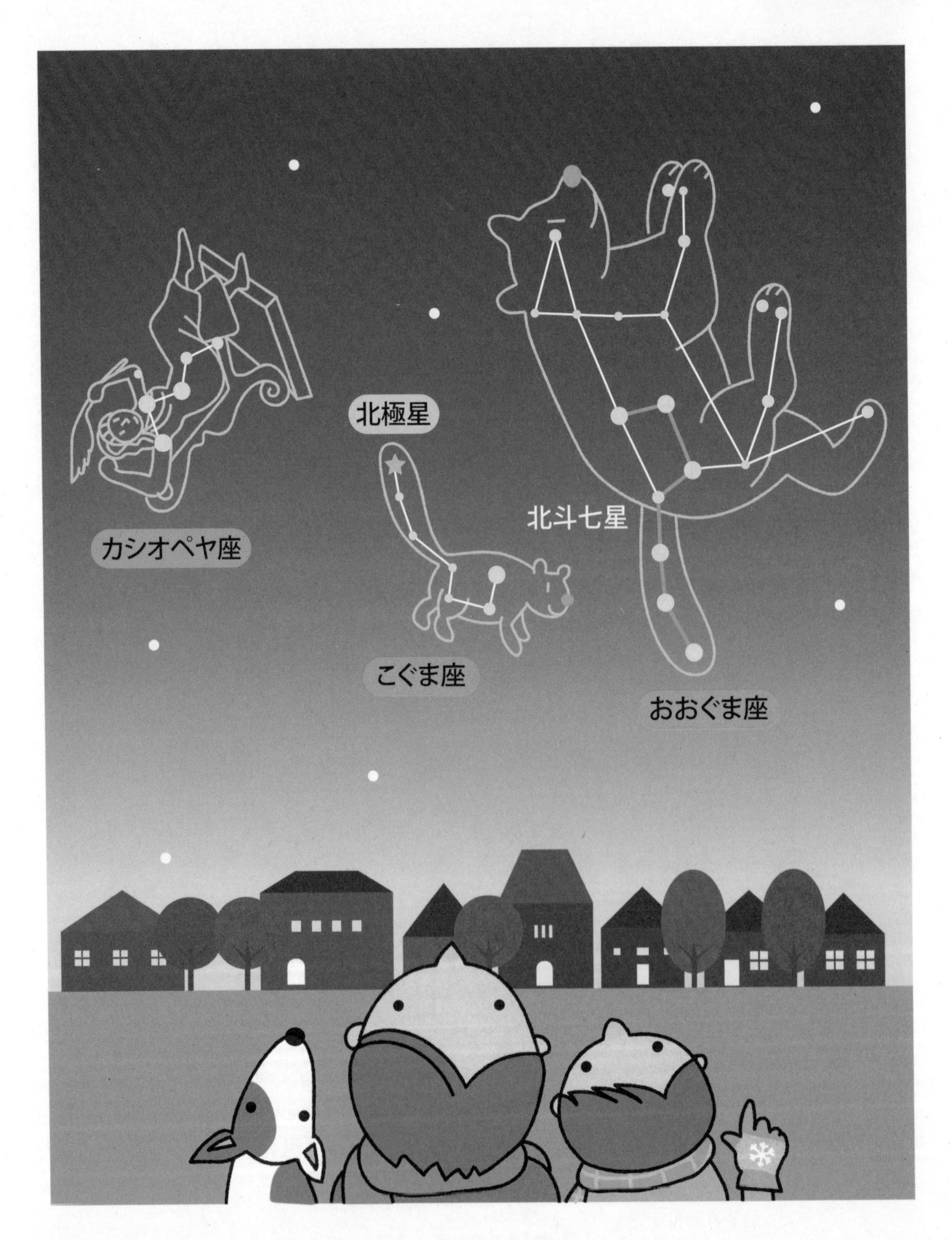

冬の星座を描いた問題です。左と右の絵を見くらべて、ちがっている部分をさがし、右の絵に丸をつけましょう。

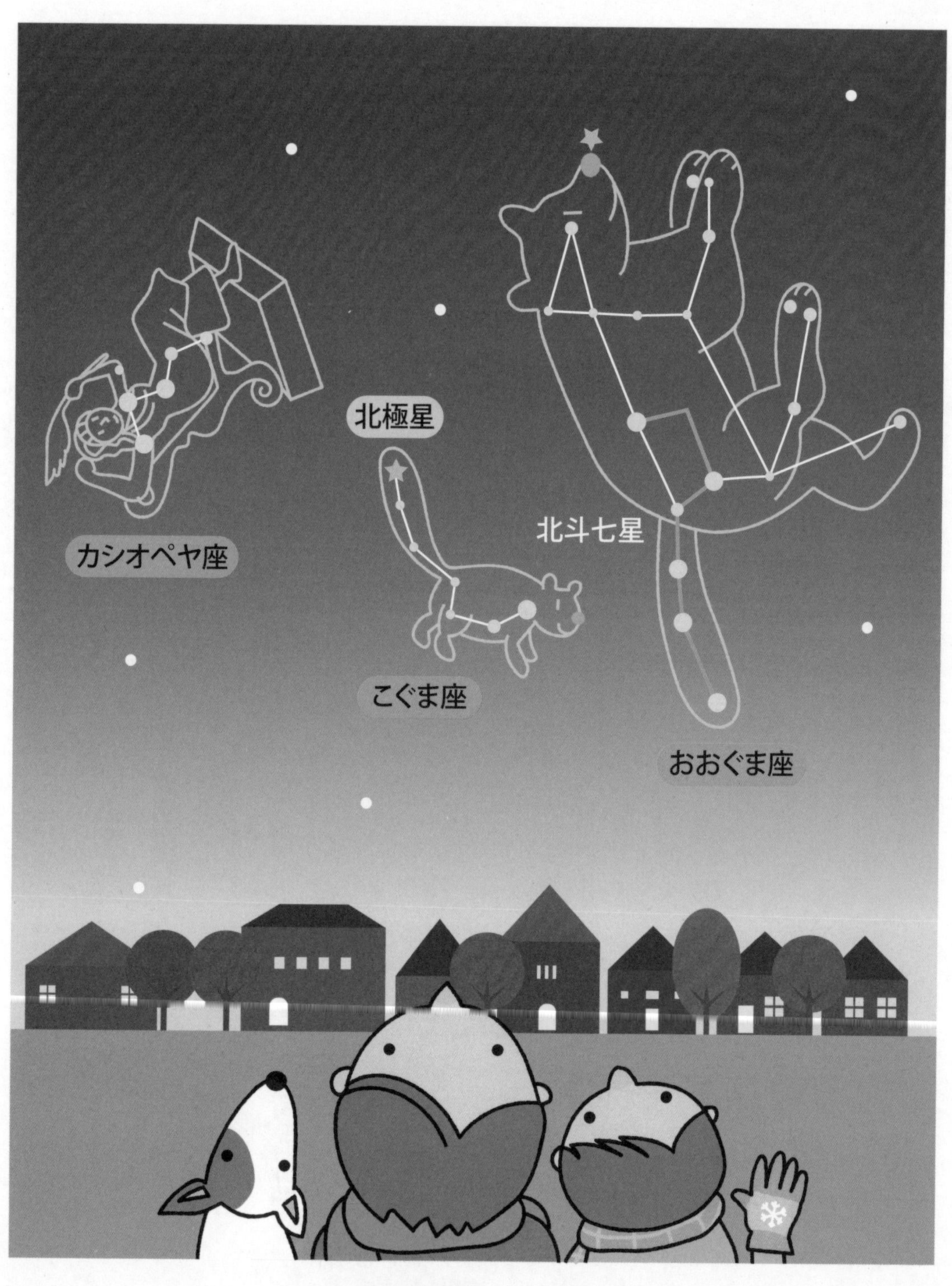

【解答は158ページ】

34
日本の名所

月　日

開始　時　分　秒
終了　時　分　秒
所要時間　分　秒

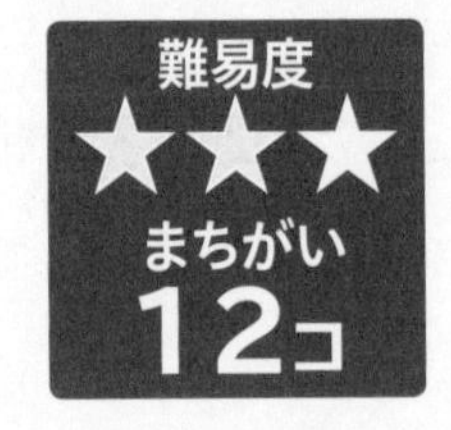

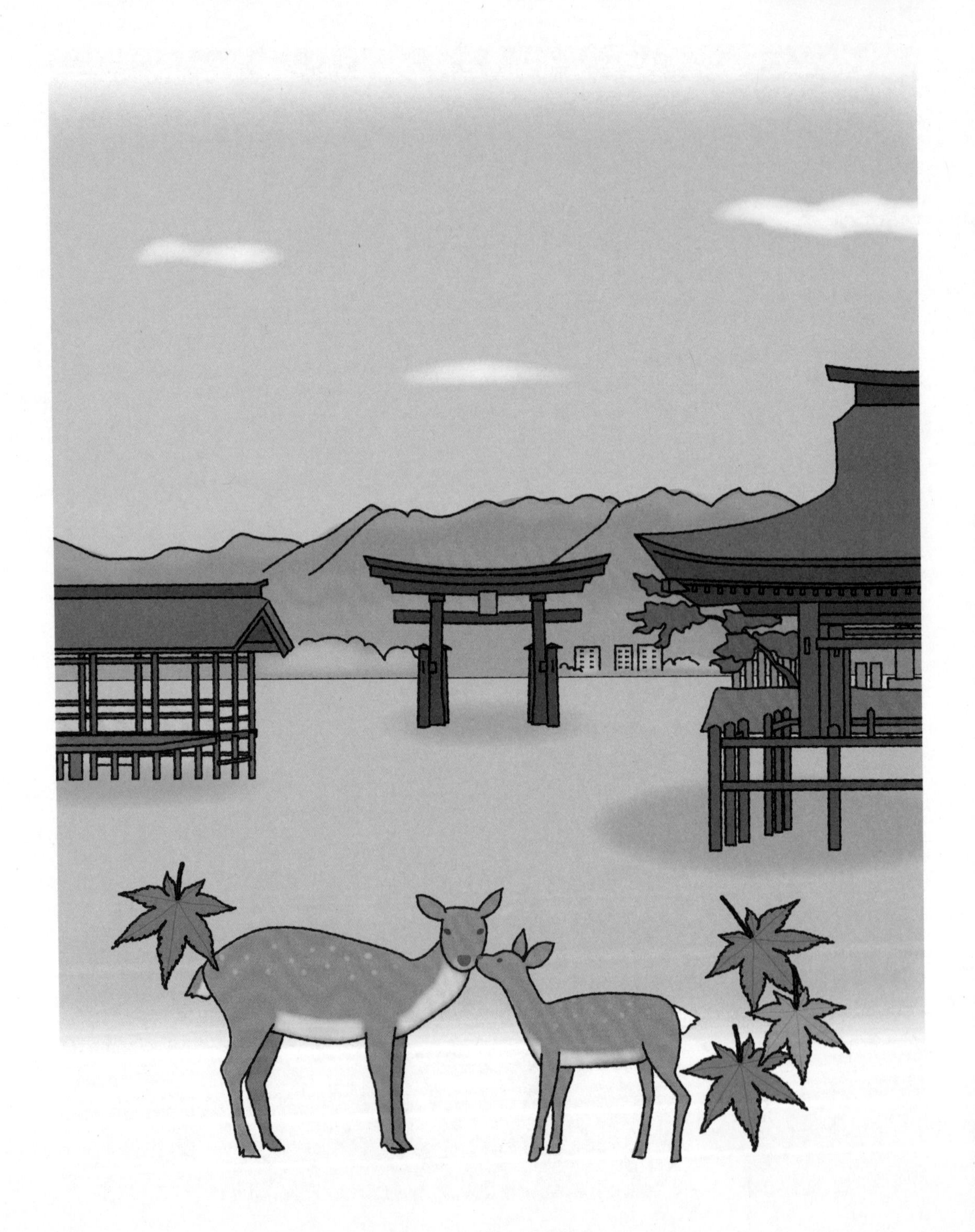

広島の「厳島神社」を描いた問題です。左と右の絵を見くらべて、ちがっている部分をさがし、右の絵に丸をつけましょう。

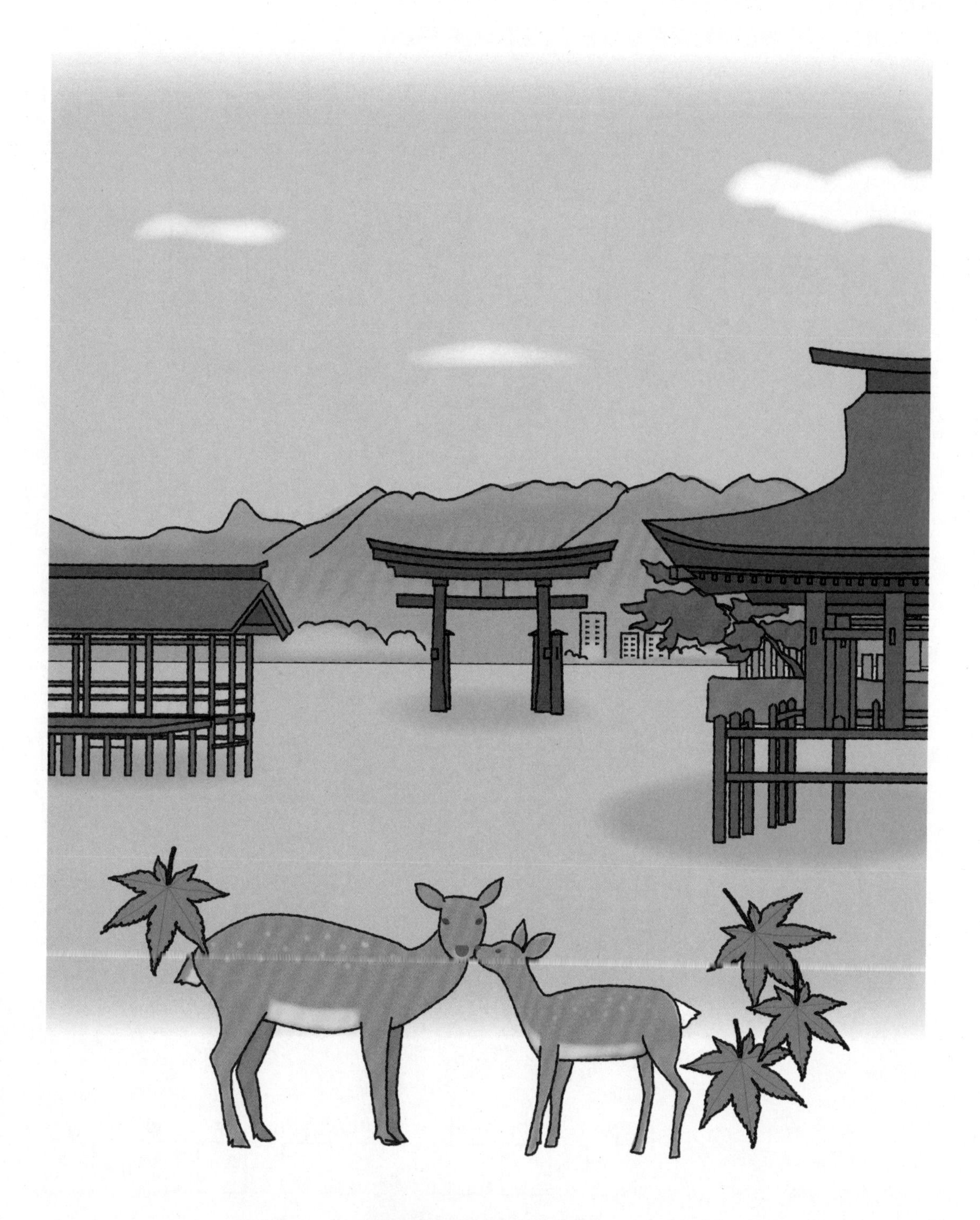

【解答は159ページ】

35 ニュース

月　日

開始　時　分　秒
終了　時　分　秒
所要時間　分　秒

昭和64（1989）年の出来事をモチーフにした問題です。
絵の中にあるまちがった漢字をさがし、正しい漢字を書きましょう。

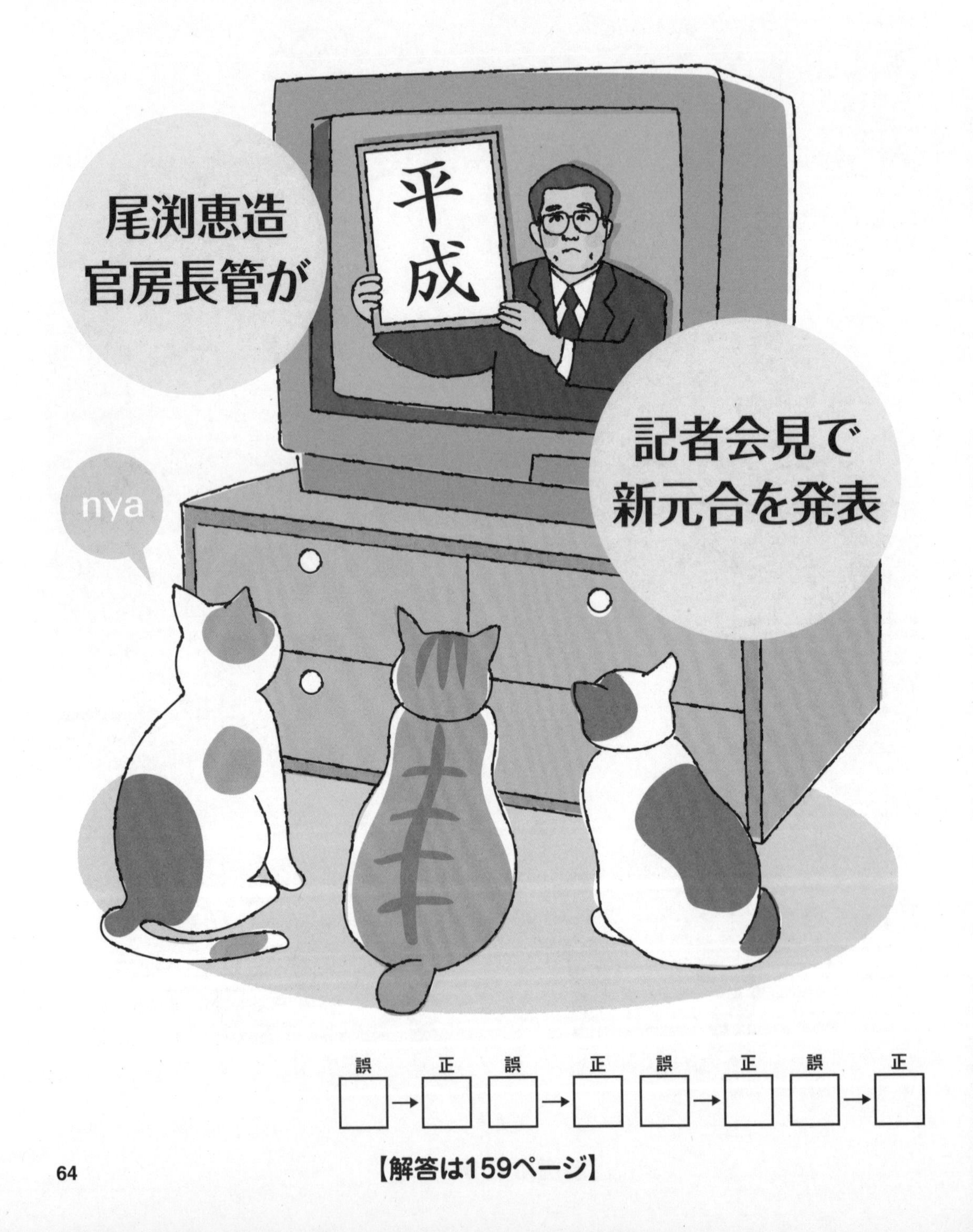

誤　正　誤　正　誤　正　誤　正

【解答は159ページ】

36 スポーツ

月　日

開始　時　分　秒

終了　時　分　秒

所要時間　分　秒

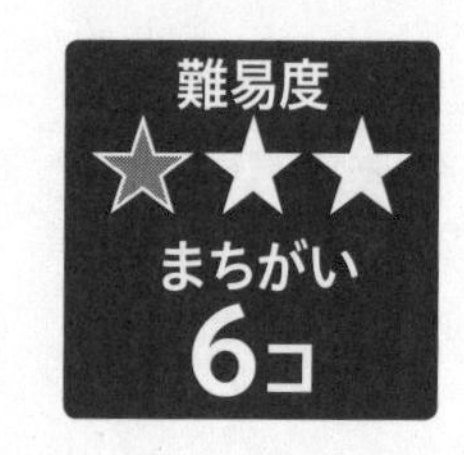

水泳の様子を描いた問題です。左と右の絵を見くらべて、ちがっている部分をさがし、右の絵に丸をつけましょう。

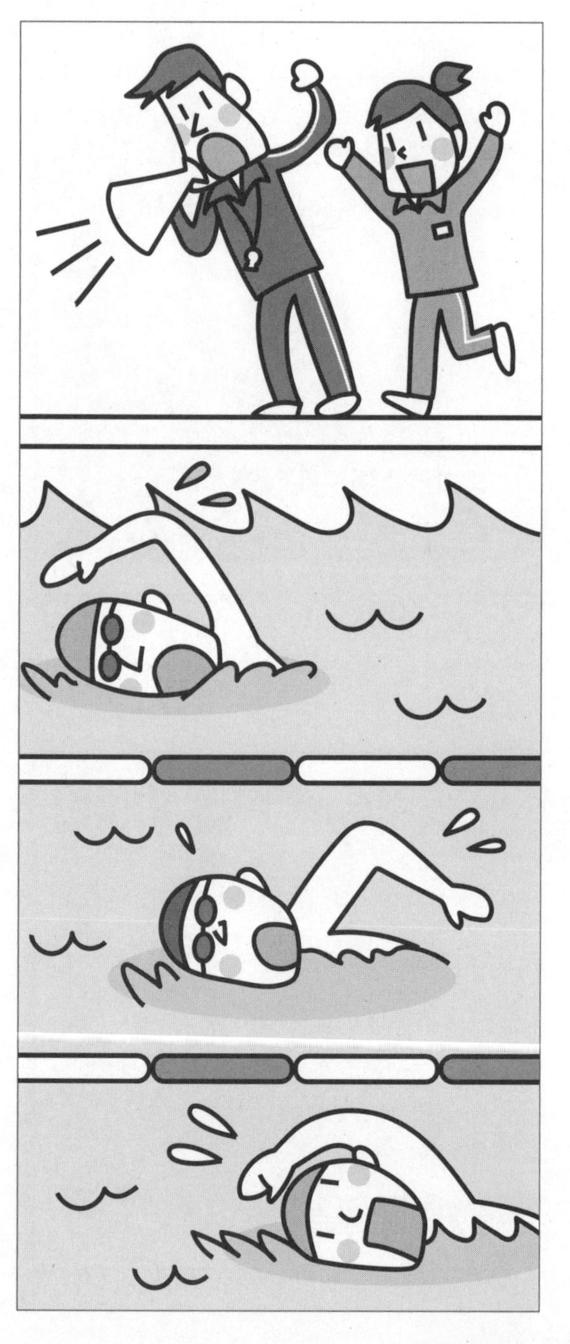

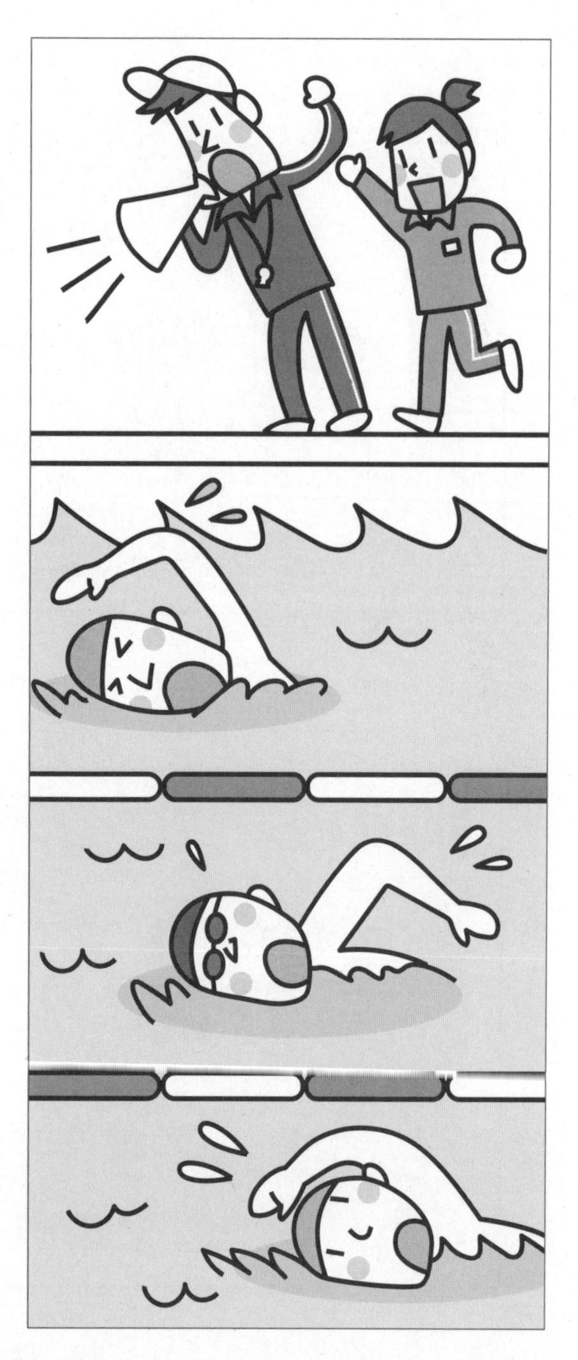

【解答は159ページ】

37 日本のお金

月　日

開始　時　分　秒

終了　時　分　秒

所要時間　分　秒

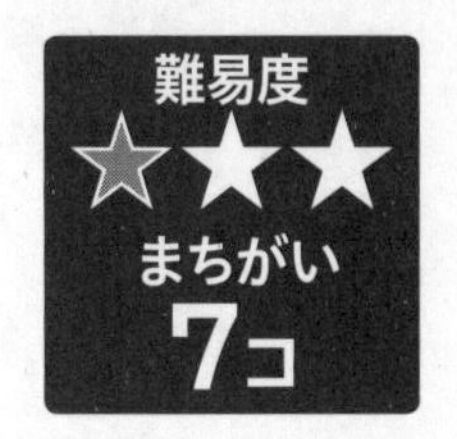

10000円札を描いた問題です。上と下の絵を見くらべて、ちがっている部分をさがし、下の絵に丸をつけましょう。

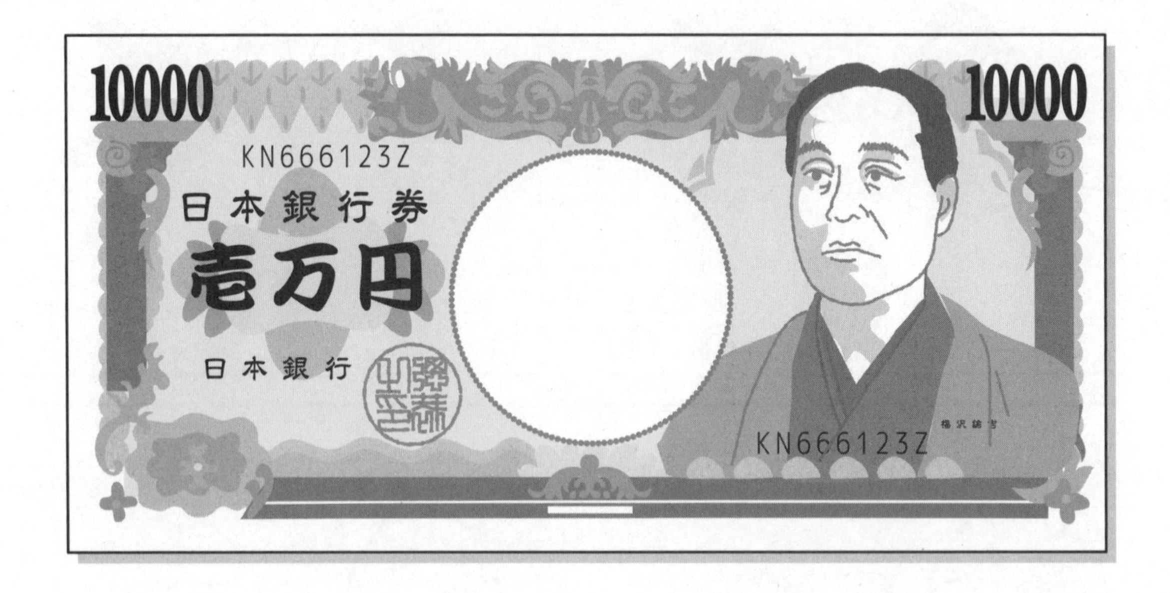

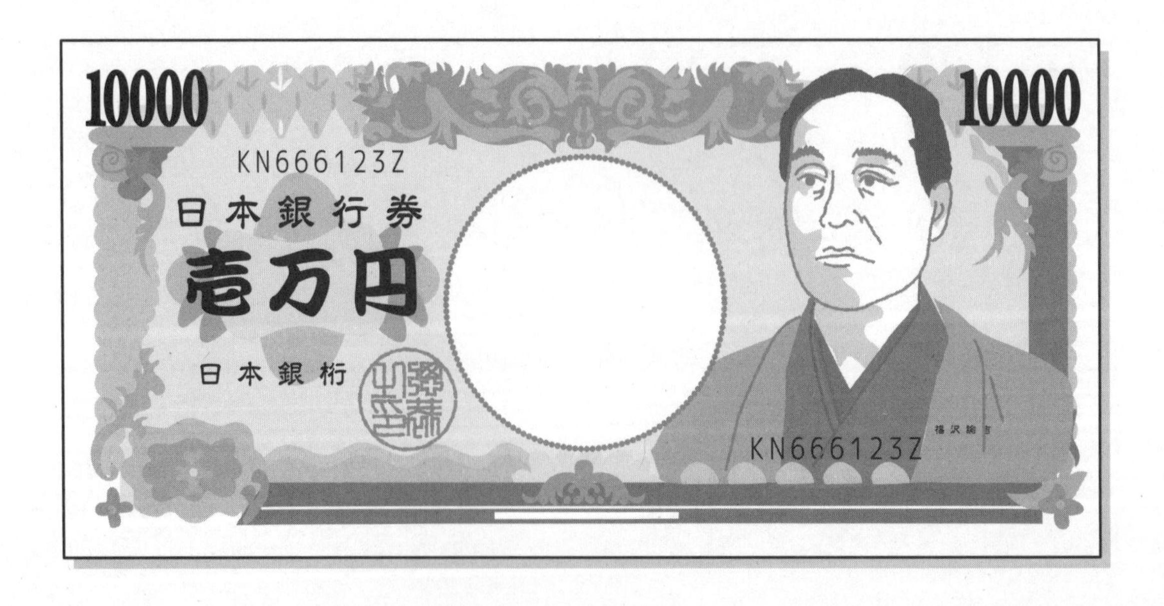

【解答は159ページ】

38 スポーツ

月　日

開始　時　分　秒

終了　時　分　秒

所要時間　分　秒

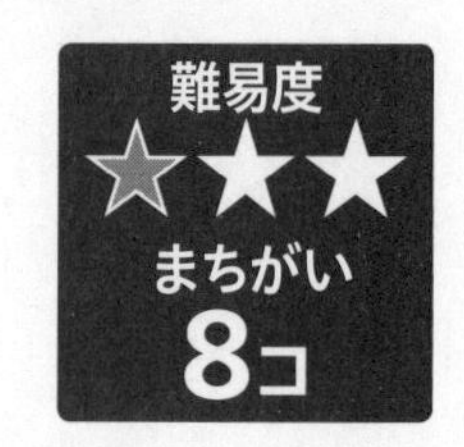

昭和51（1976）年、ルーマニアの体操選手、N・コマネチがモントリオール五輪で3冠達成。「白い妖精」と呼ばれ大人気に。コマネチをモチーフにした問題です。左と右の絵を見くらべて、ちがっている部分をさがし、右の絵に丸をつけましょう。

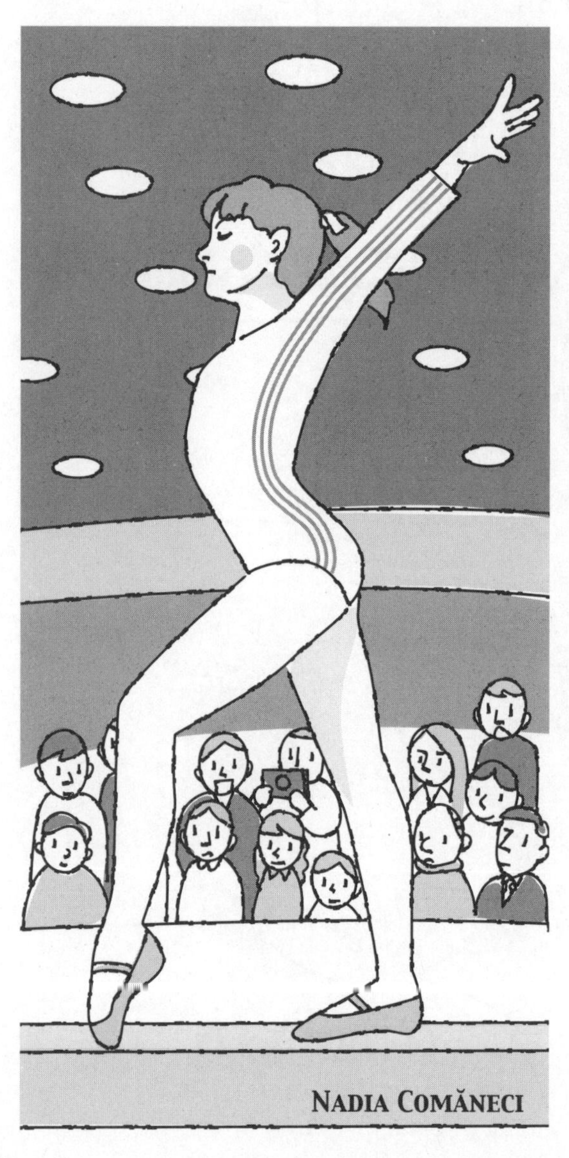

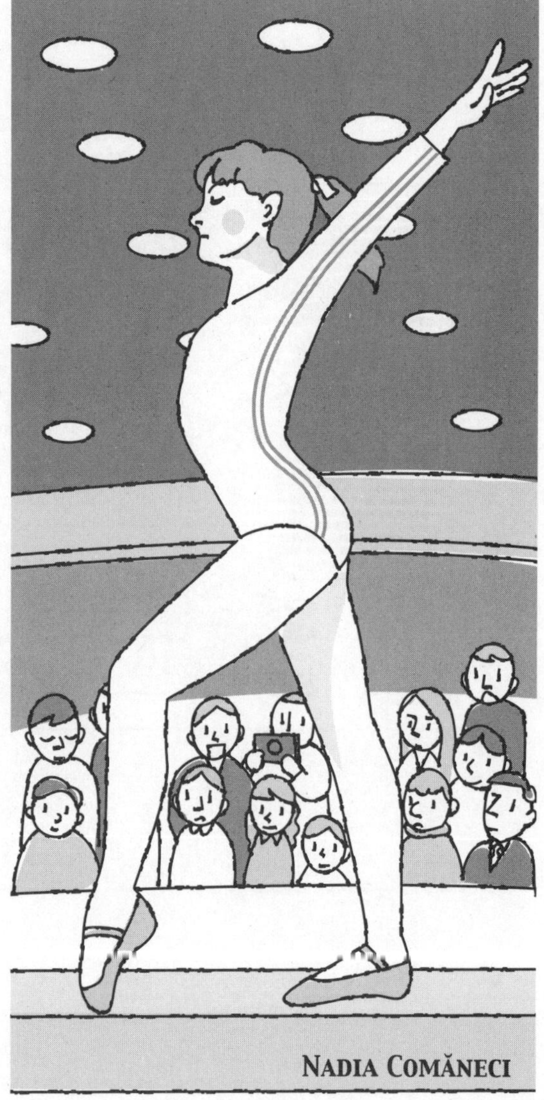

【解答は159ページ】

39
伝統文化

月　日

開始
時　分　秒

終了
時　分　秒

所要時間
分　秒

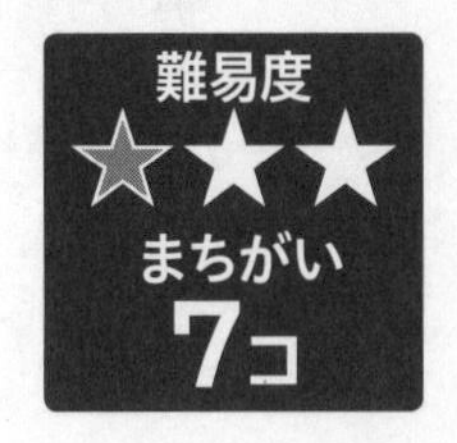

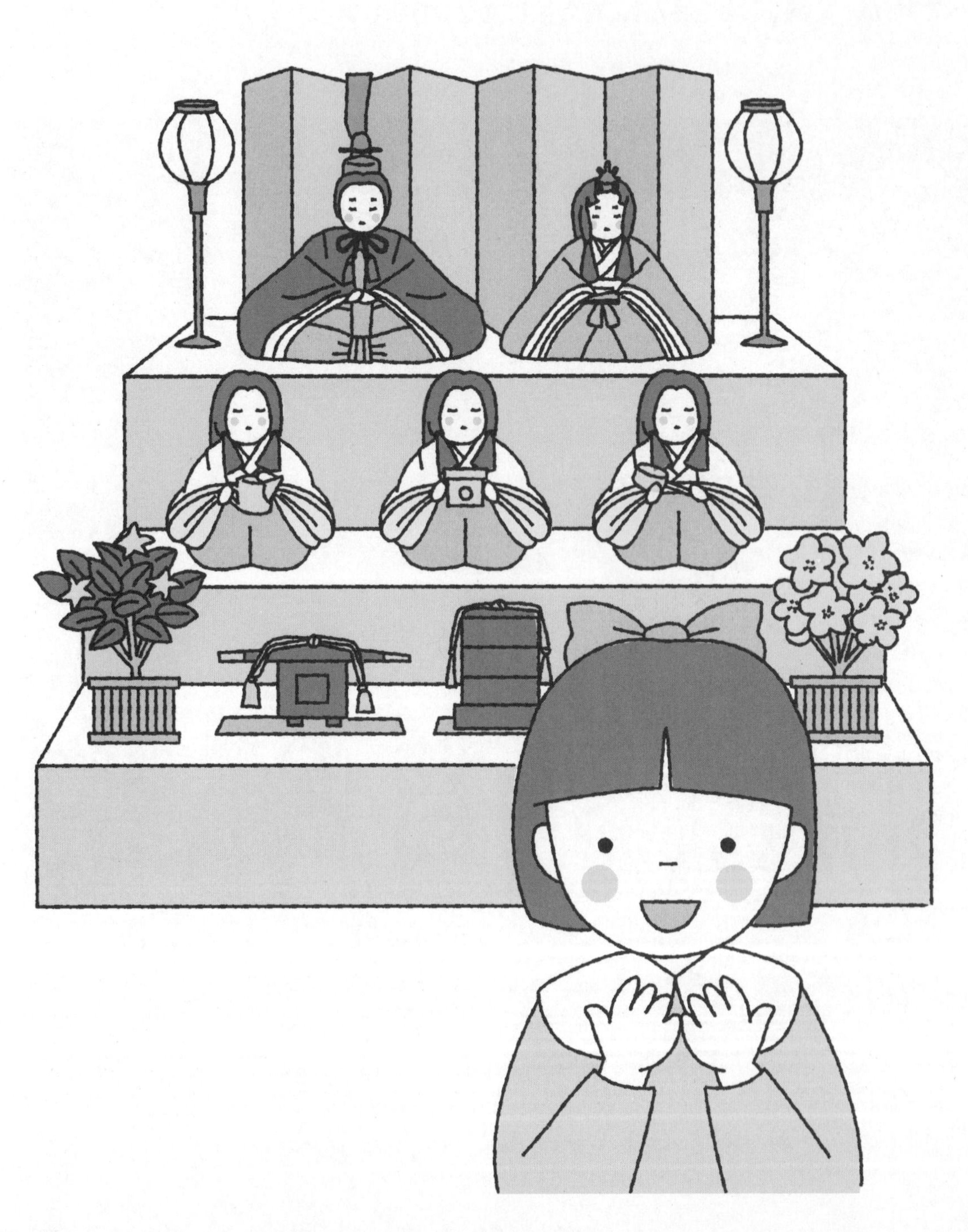

ひな祭りの様子を描いた問題です。左と右の絵を見くらべて、ちがっている部分をさがし、右の絵に丸をつけましょう。

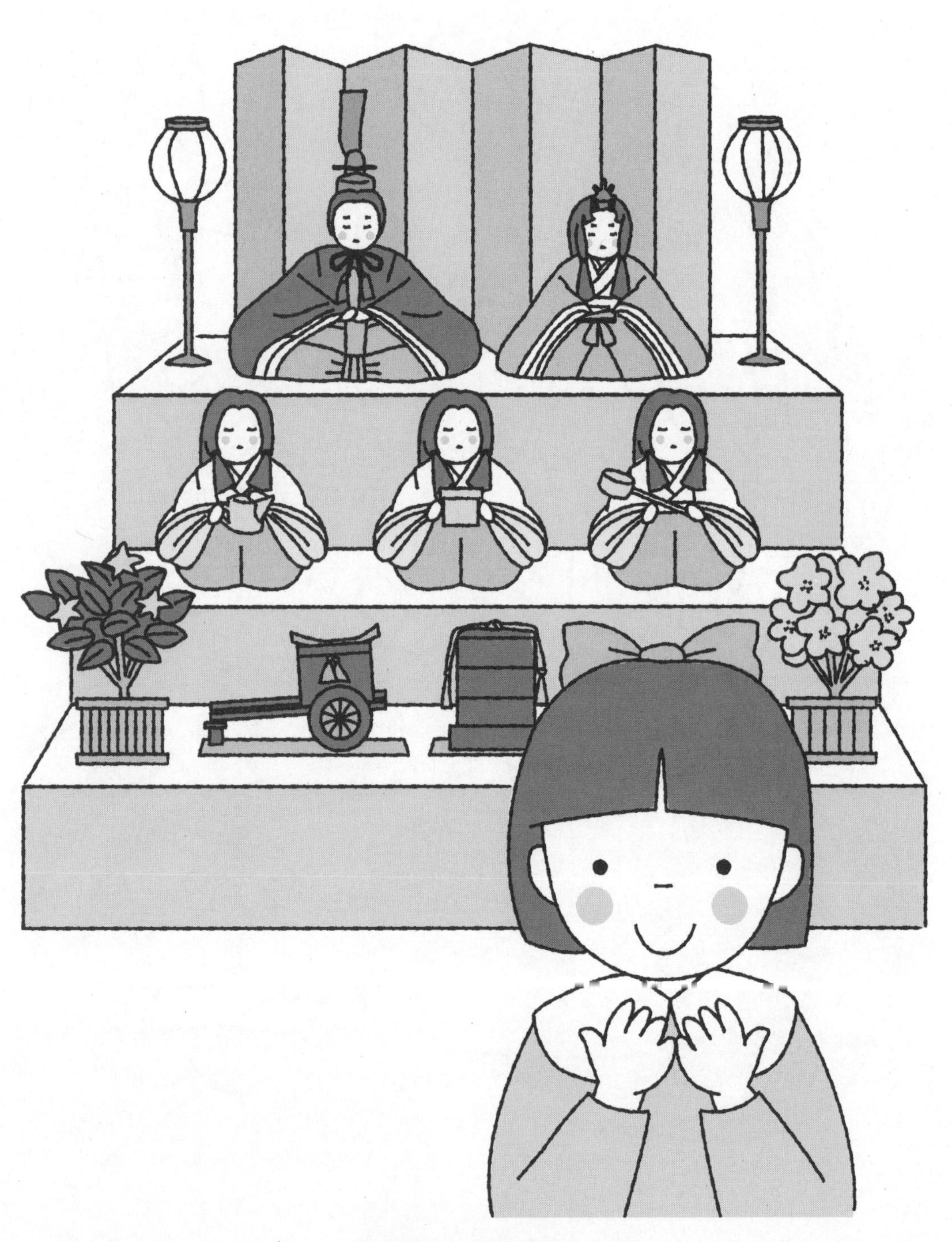

【解答は160ページ】

40
日本の神話

月　日

開始　時　分　秒

終了　時　分　秒

所要時間　分　秒

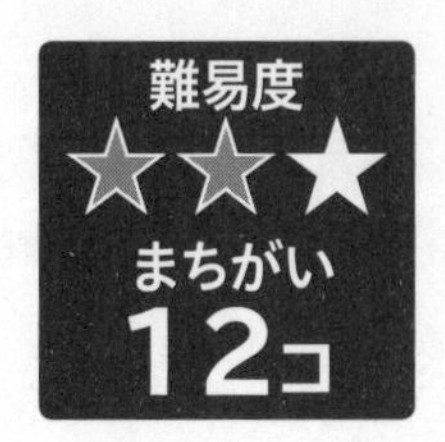

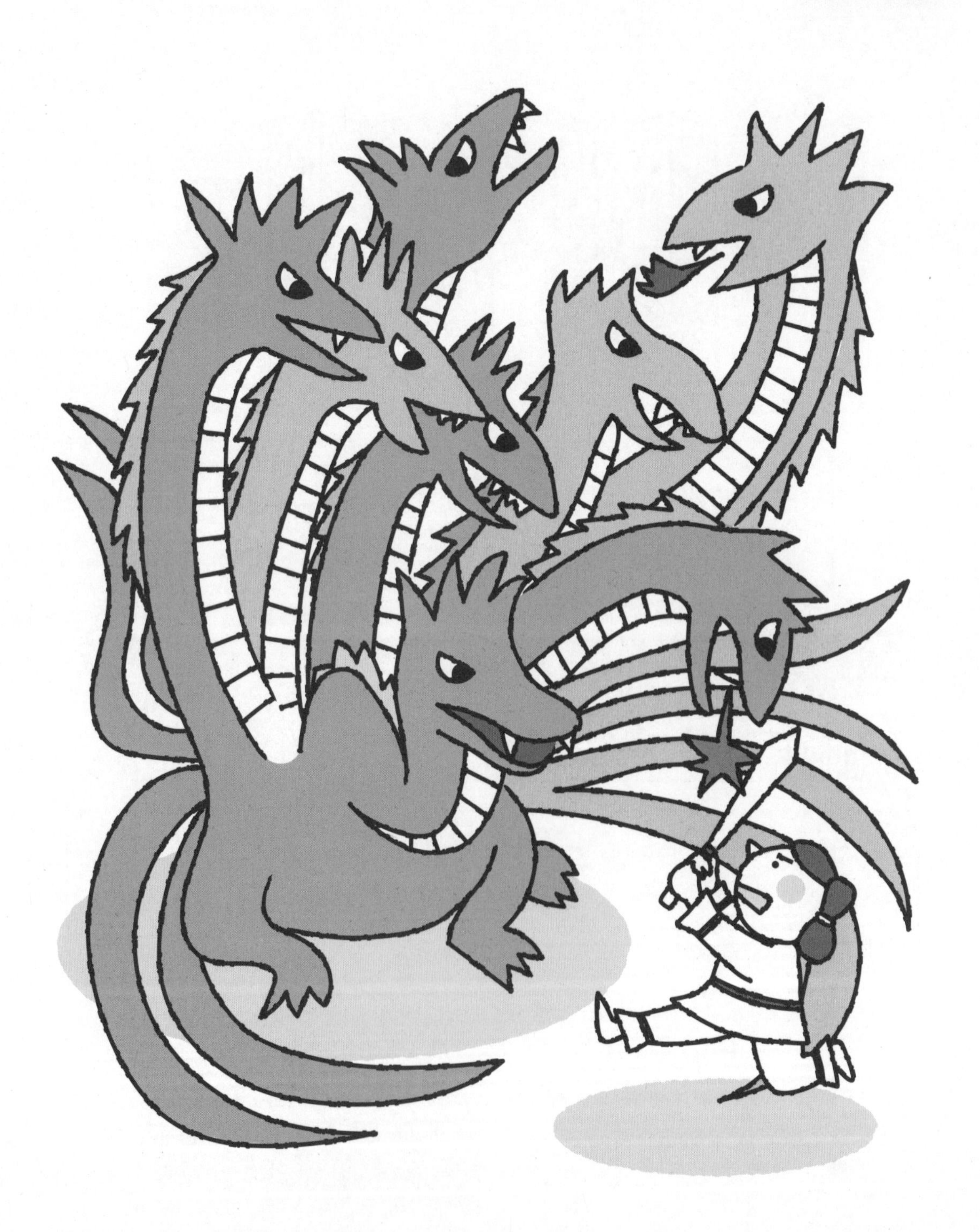

日本の神話に登場する伝説の生き物「ヤマタノオロチ」をモチーフにした問題です。左と右の絵を見くらべて、ちがっている部分をさがし、右の絵に丸をつけましょう。

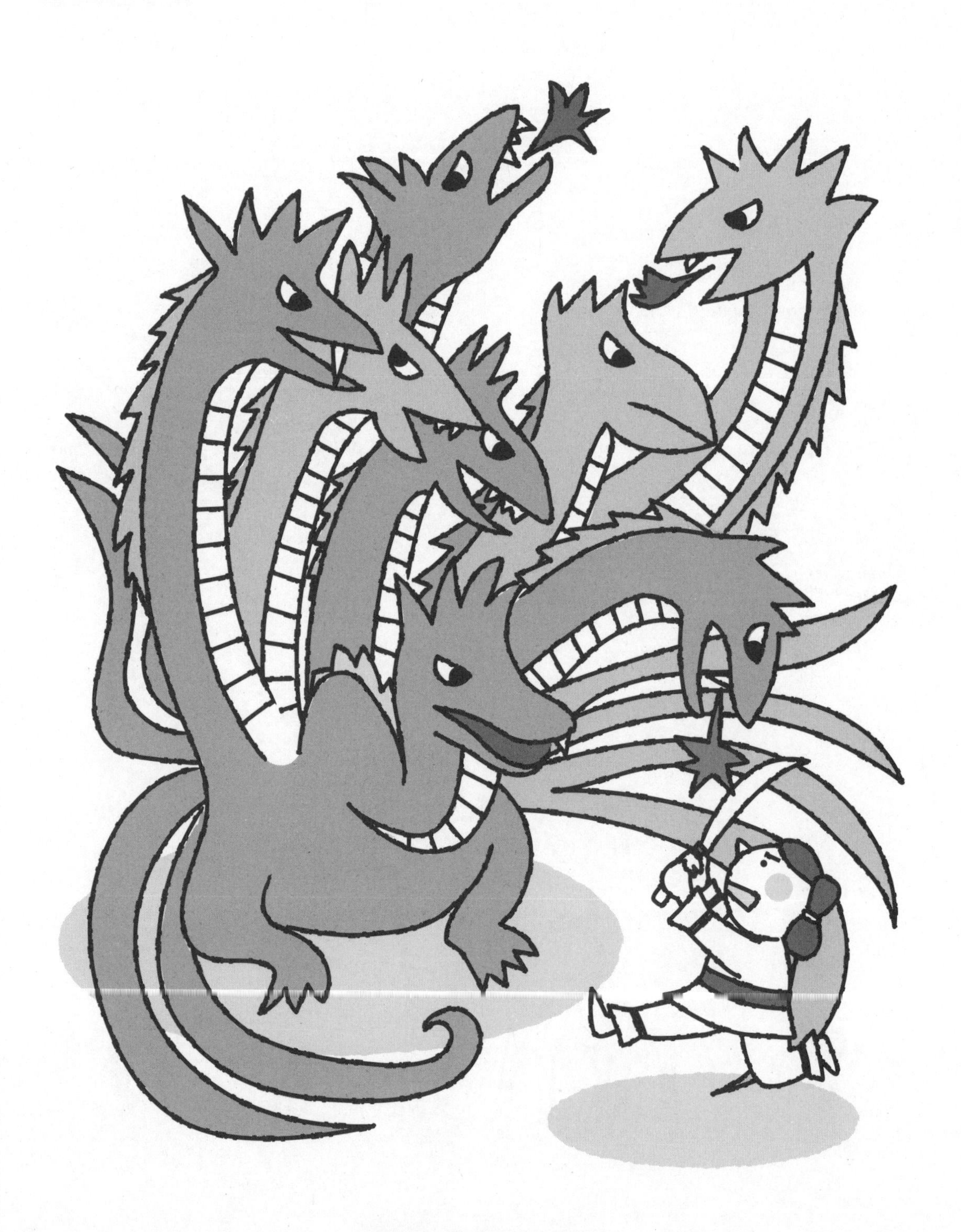

【解答は160ページ】

41
日本の名所

月　　日

開始　　時　　分　　秒

終了　　時　　分　　秒

所要時間　　分　　秒

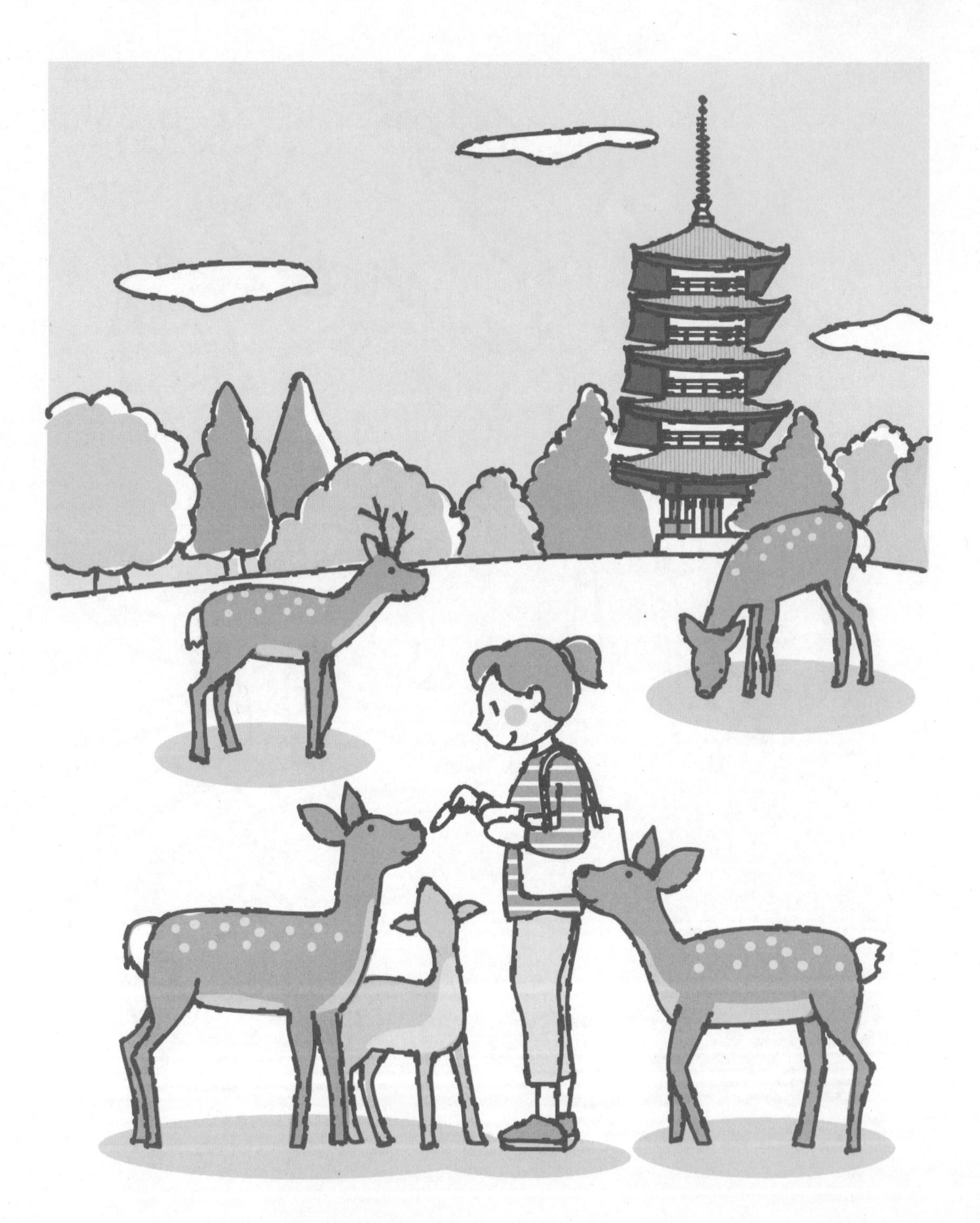

奈良公園とそこに生息する鹿を描いた問題です。左と右の絵を見くらべて、ちがっている部分をさがし、右の絵に丸をつけましょう。

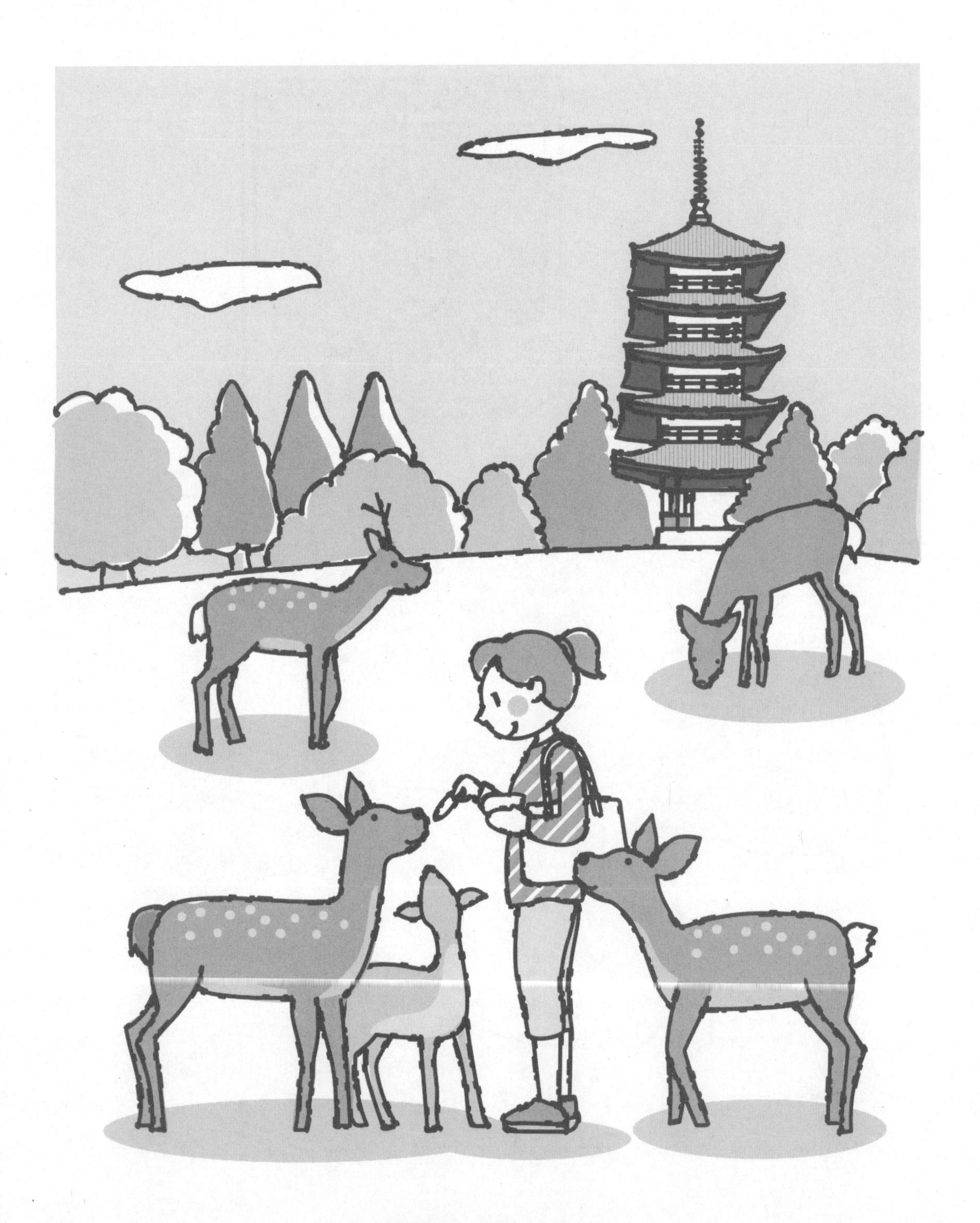

【解答は160ページ】

42
昭和

月　日

開始　　時　分　秒

終了　　時　分　秒

所要時間　　分　秒

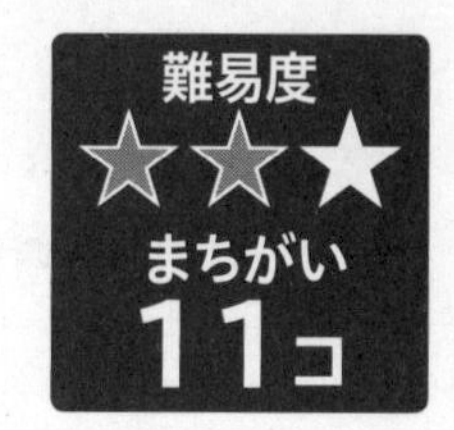

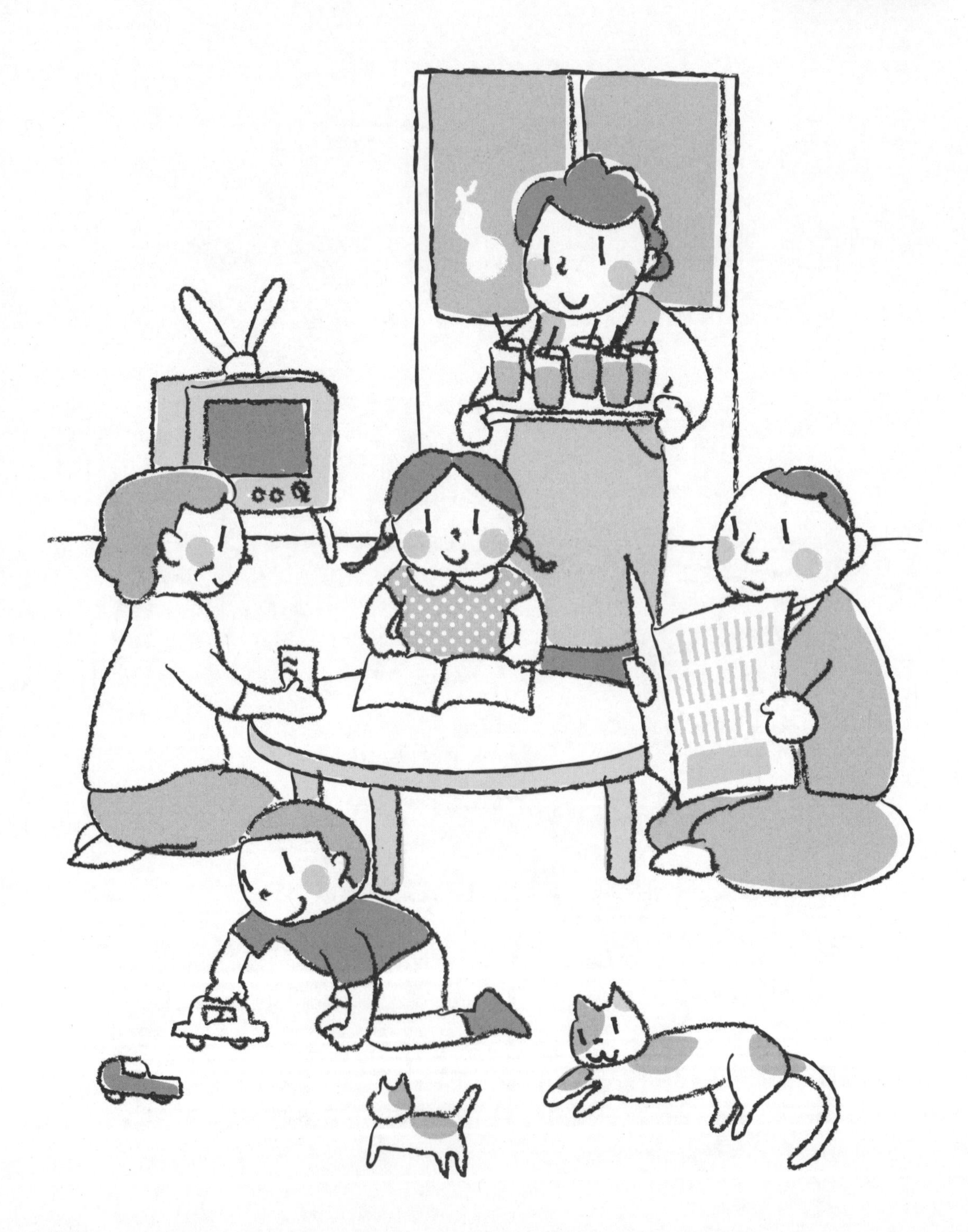

昭和時代の一家団らんの様子を描いた問題です。左と右の絵を見くらべて、ちがっている部分をさがし、右の絵に丸をつけましょう。

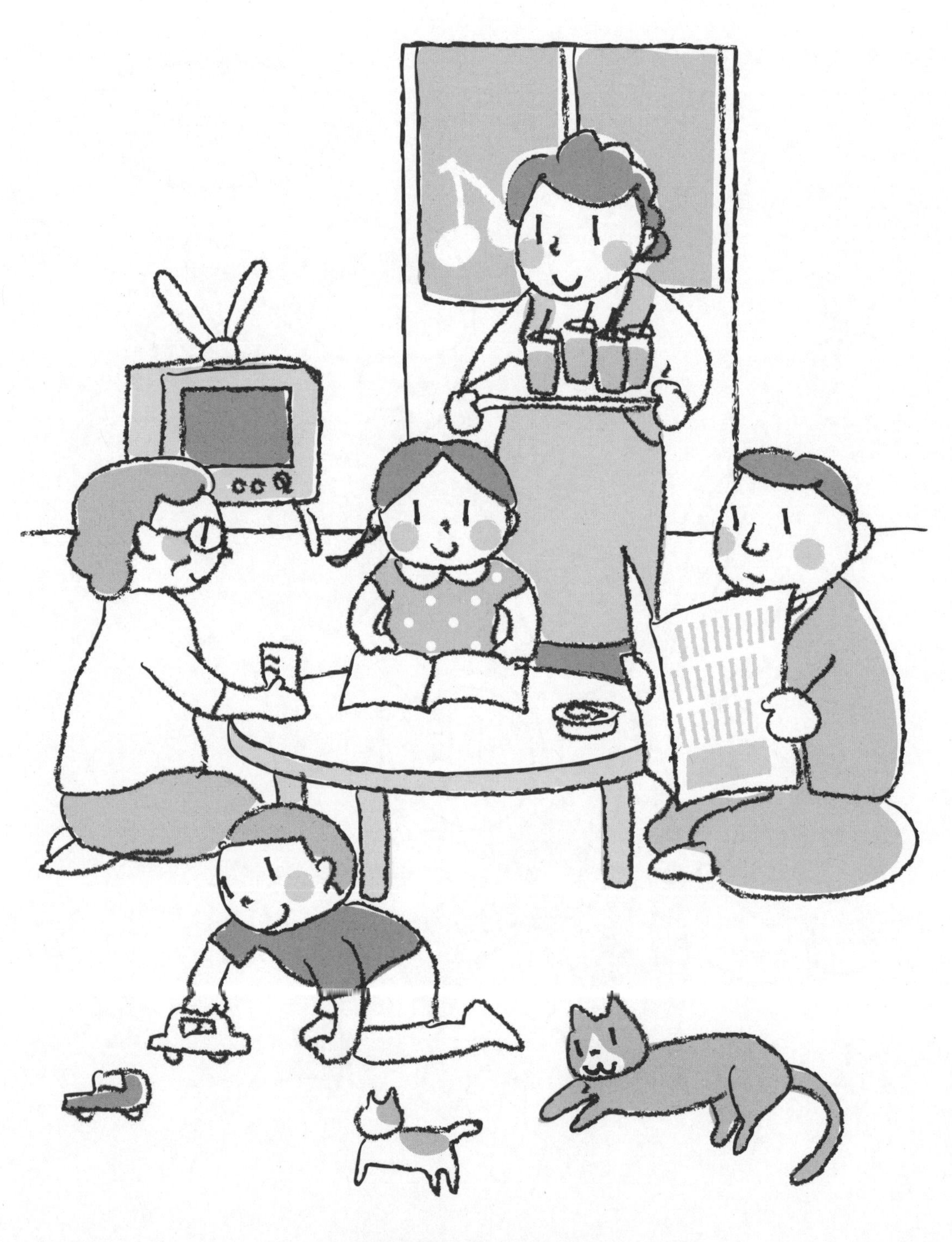

【解答は160ページ】

43 世界の名作

月　日

開始	時	分	秒
終了	時	分	秒
所要時間		分	秒

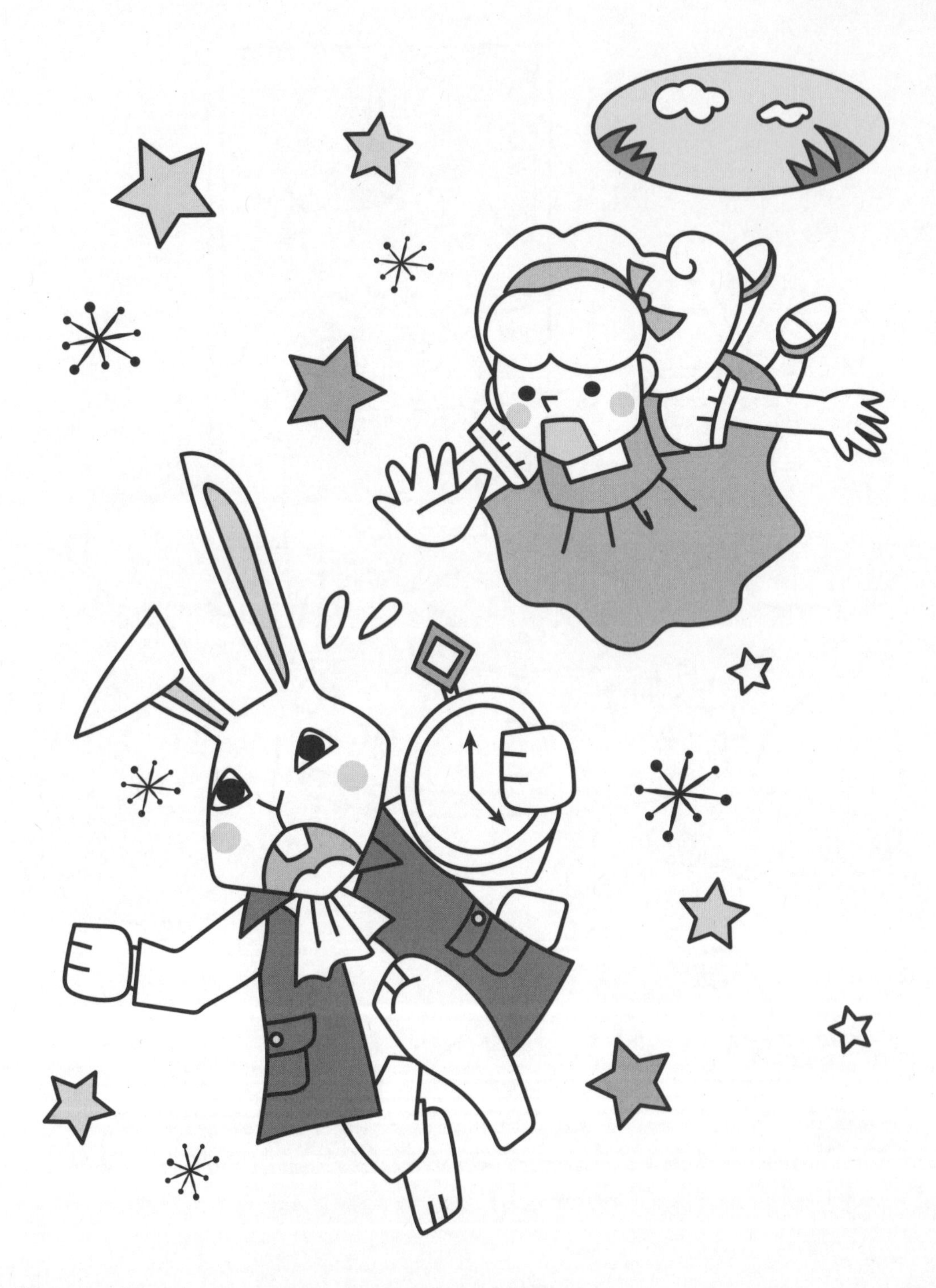

イギリスの児童小説、『不思議の国のアリス』をモチーフにした問題です。左と右の絵を見くらべて、ちがっている部分をさがし、右の絵に丸をつけましょう。

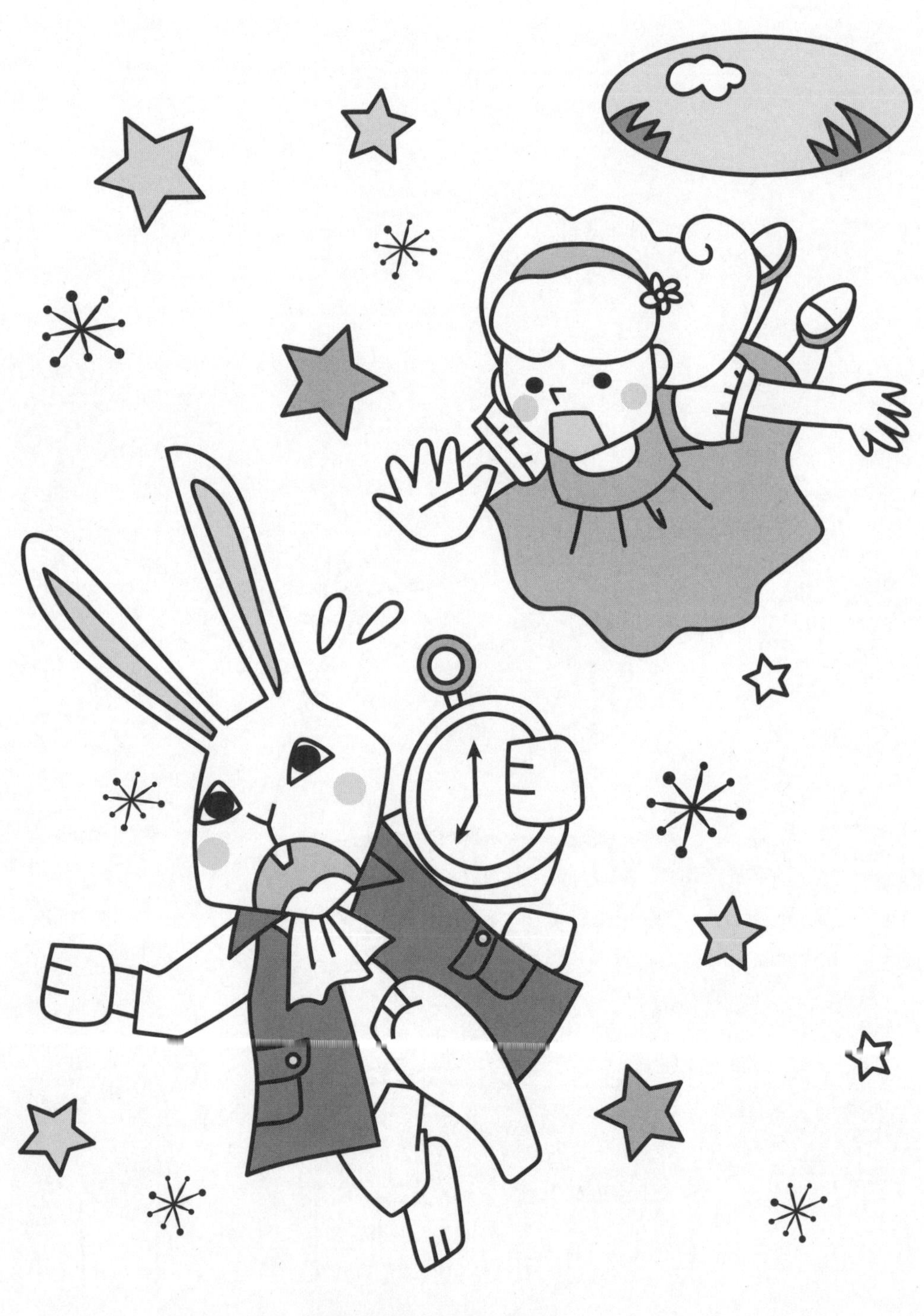

【解答は161ページ】

44 スポーツ

月　日

開始　時　分　秒

終了　時　分　秒

所要時間　分　秒

難易度 ★★★

まちがい 10コ

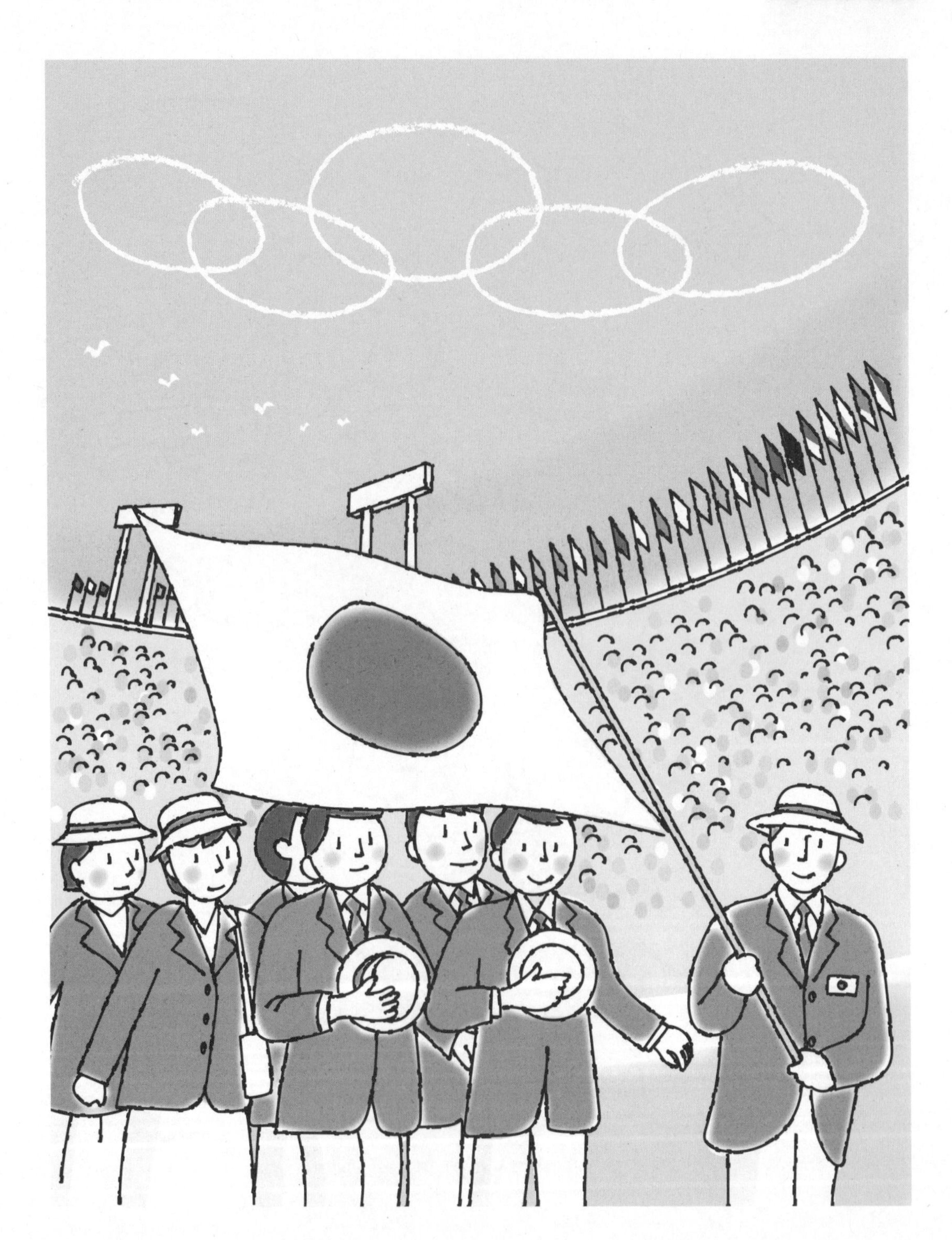

昭和39(1964)年10月10日、アジア初のオリンピックが東京で開催されました。日本勢は金16個を含む計29個のメダルを獲得、日本中が歓喜に沸きました。東京オリンピックをモチーフにした問題です。左と右の絵を見くらべて、ちがっている部分をさがし、右の絵に丸をつけましょう。

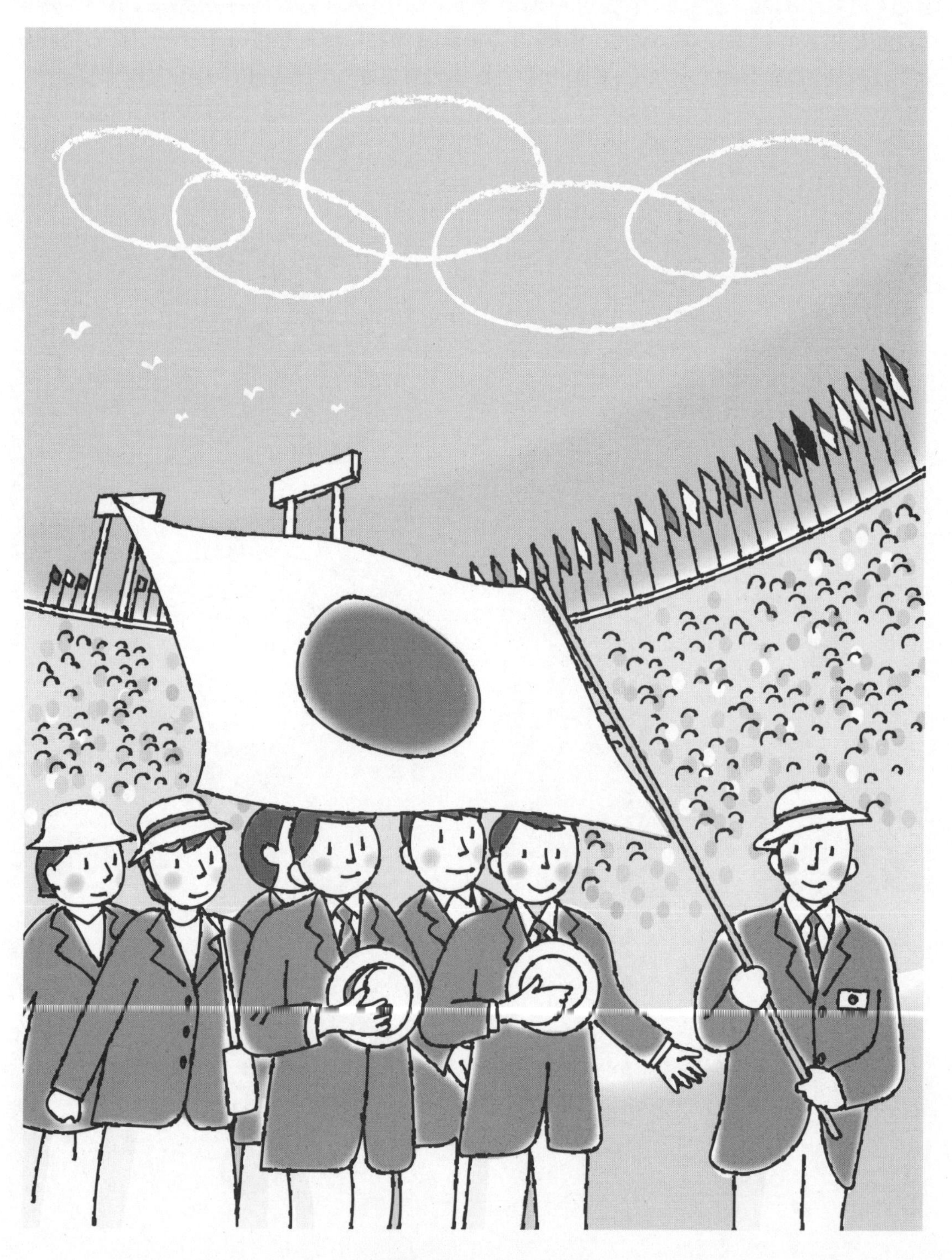

【解答は161ページ】

45 ニュース

月　日

開始　時　分　秒

終了　時　分　秒

所要時間　分　秒

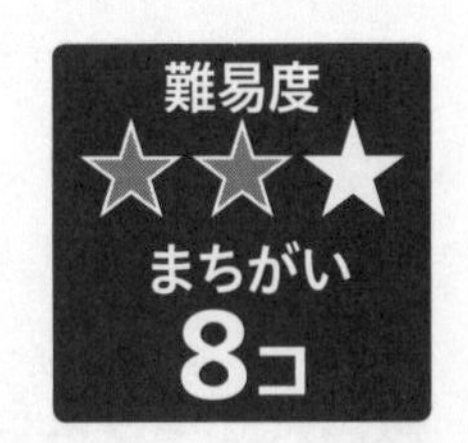

昭和43（1968）年12月、東京都府中市で三億円が強奪される事件が発生。白バイ隊員に扮（ふん）した犯人が現金を奪い逃走、未解決のまま時効となった事件をモチーフにした問題です。左と右の絵を見くらべて、ちがっている部分をさがし、右の絵に丸をつけましょう。

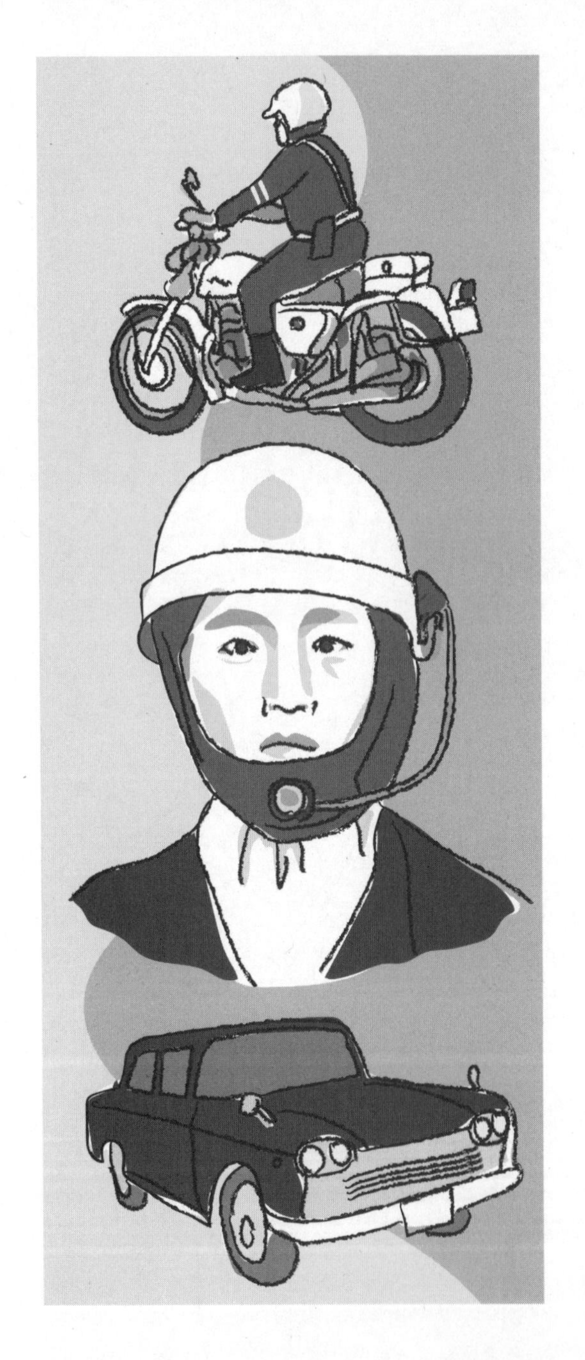

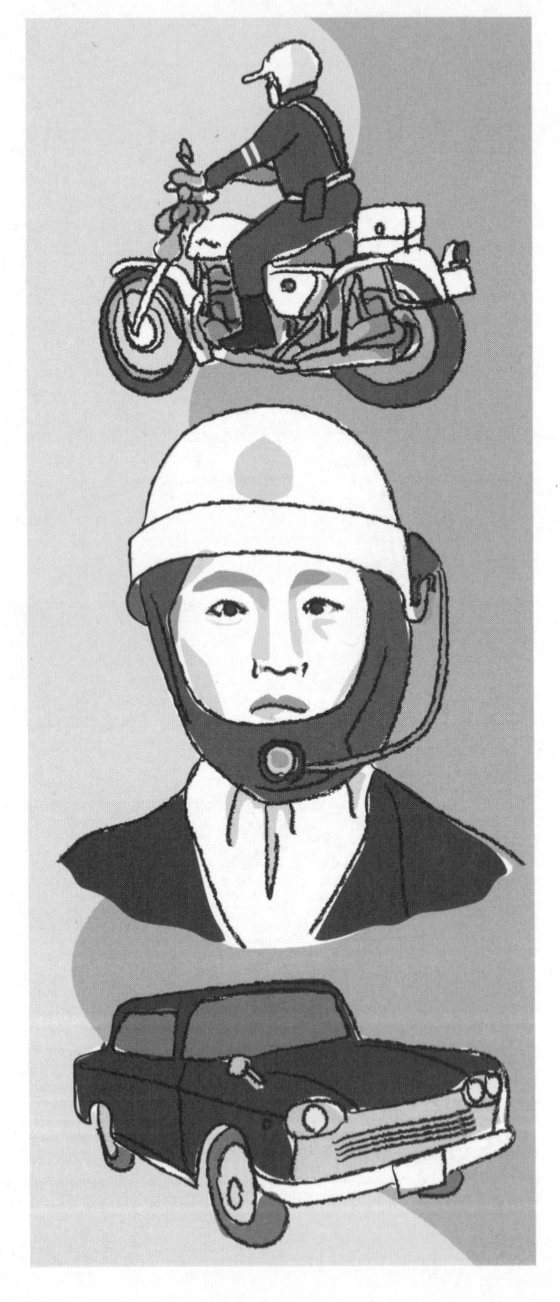

【解答は161ページ】

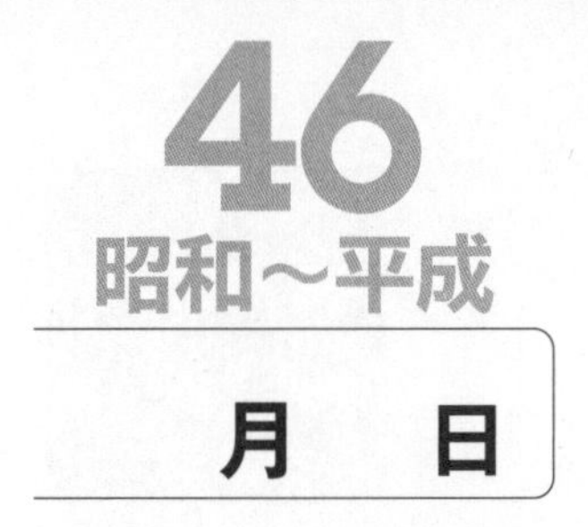

開始 時 分 秒

終了 時 分 秒

所要時間 分 秒

携帯電話の変遷を描いた問題です。左と右の絵を見くらべて、ちがっている部分をさがし、右の絵に丸をつけましょう。

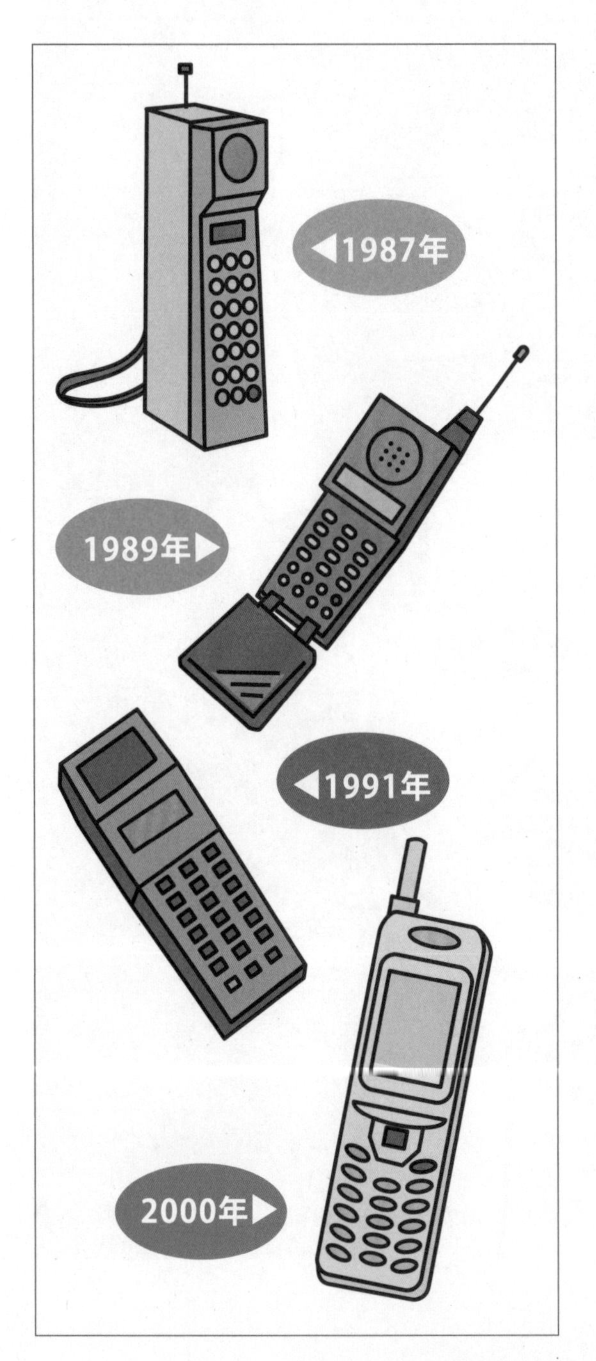

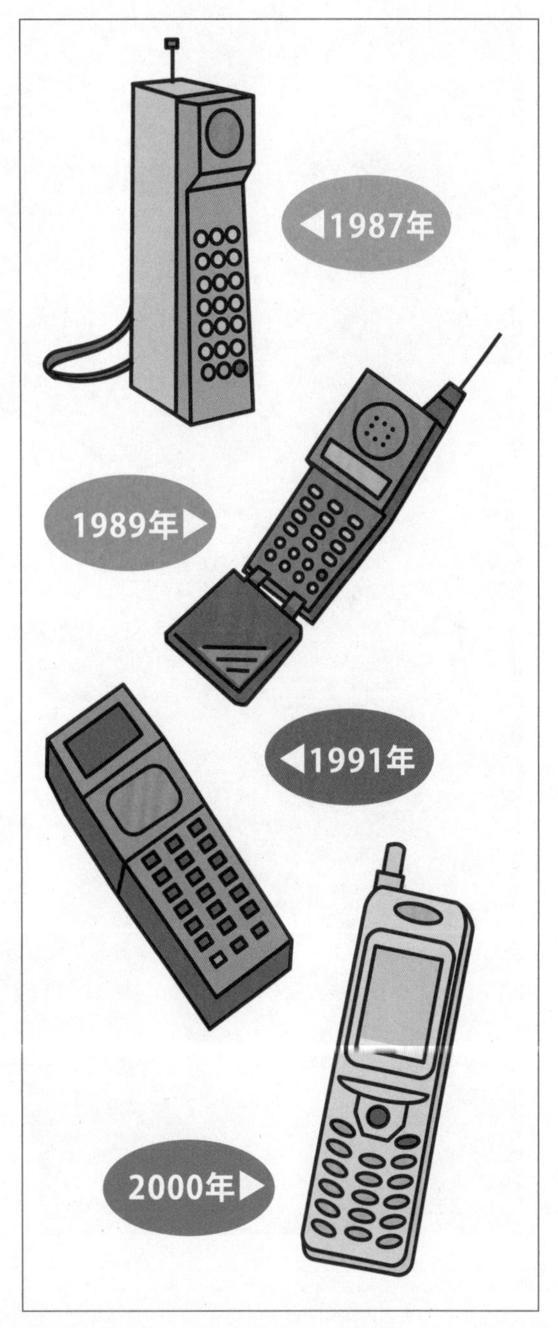

【解答は161ページ】

47 映画

月　日

開始　時　分　秒

終了　時　分　秒

所要時間　分　秒

難易度 ★★★

まちがい 8コ

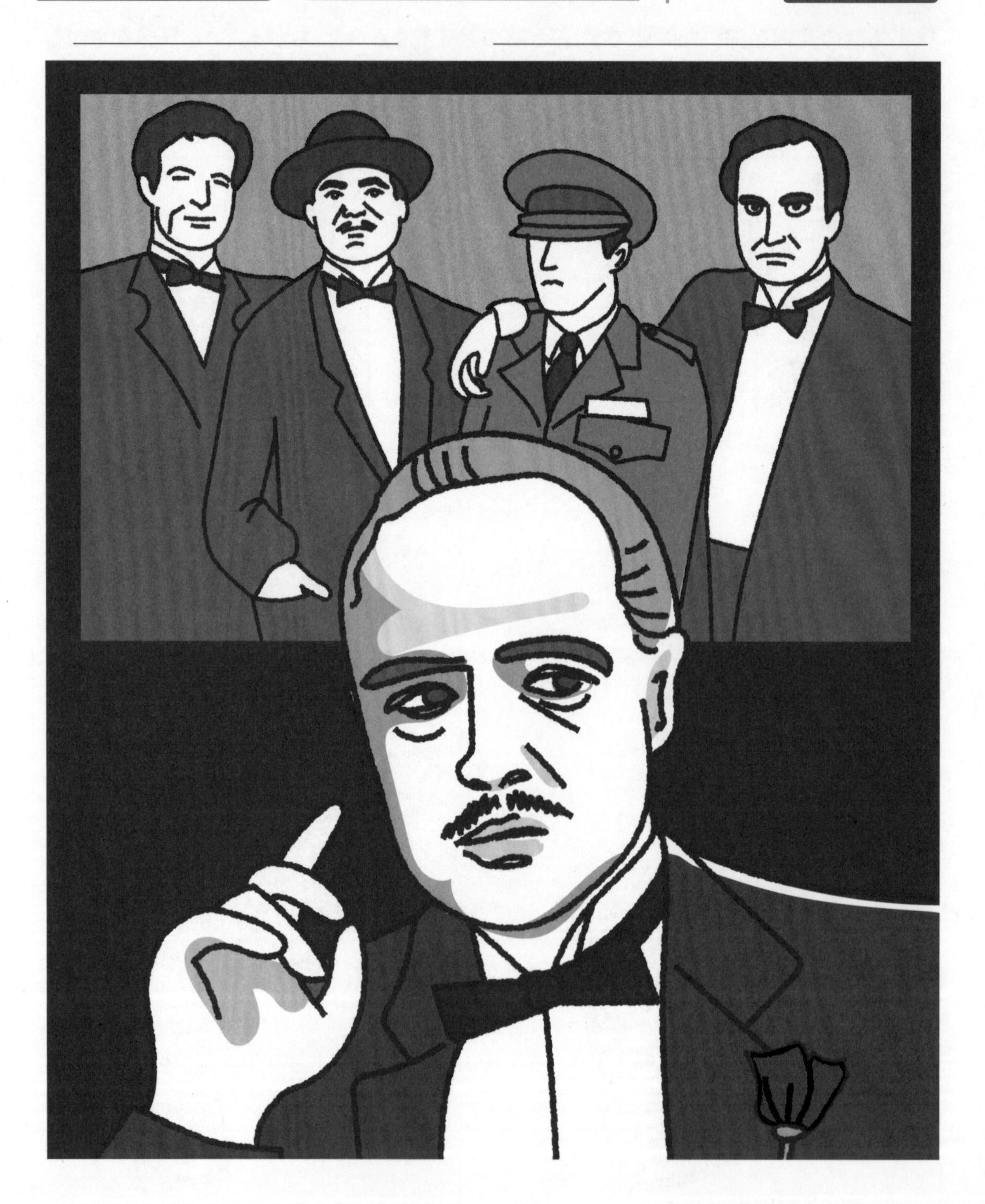

F・F・コッポラ監督、M・ブランド主演のアメリカ映画『ゴッドファーザー』が公開。マフィアの世界の表と裏が克明に描かれ、大ヒット。この映画をモチーフにした問題です。左と右の絵を見くらべて、ちがっている部分をさがし、右の絵に丸をつけましょう。

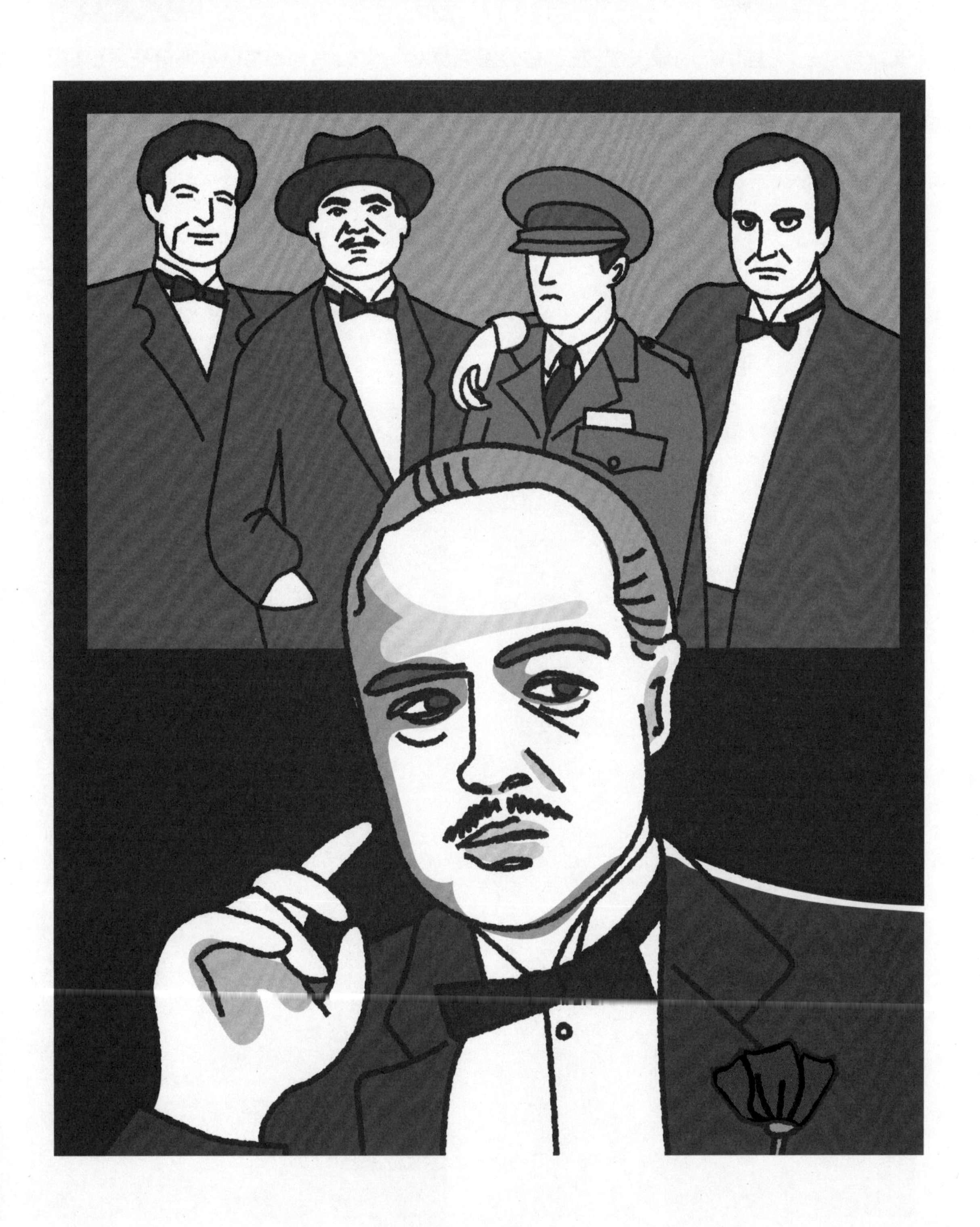

【解答は162ページ】

48 日本の名所

月　日

開始　時　分　秒

終了　時　分　秒

所要時間　分　秒

「東京タワー」を描いた問題です。左と右の絵を見くらべて、ちがっている部分をさがし、右の絵に丸をつけましょう。

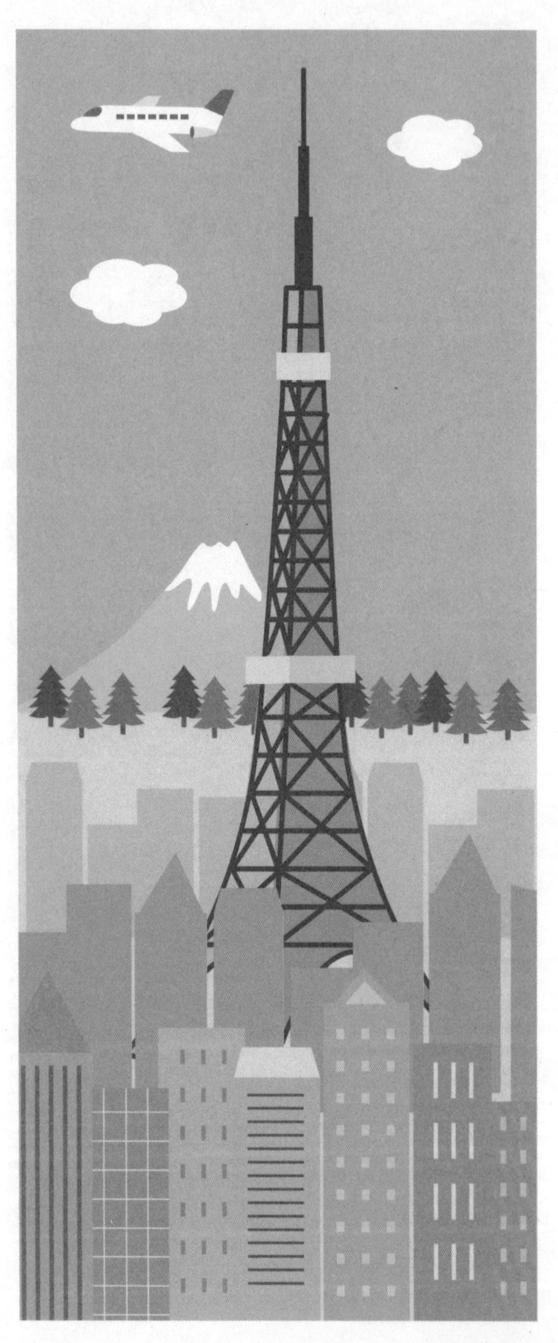

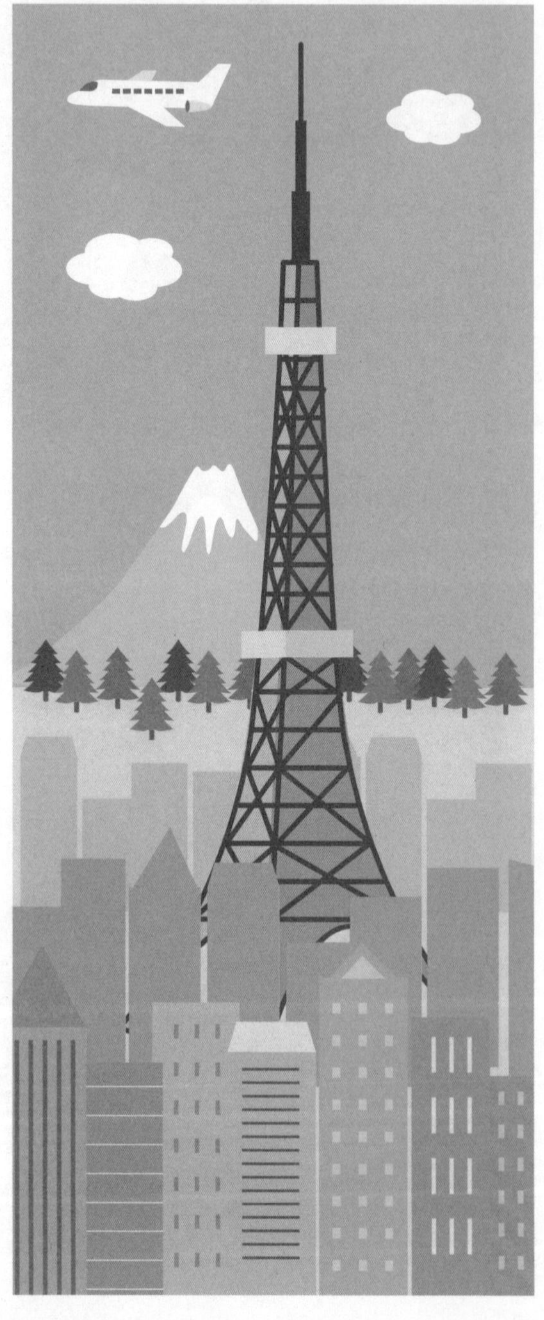

【解答は162ページ】

49
ニュース

月　日

開始	時	分	秒
終了	時	分	秒
所要時間		分	秒

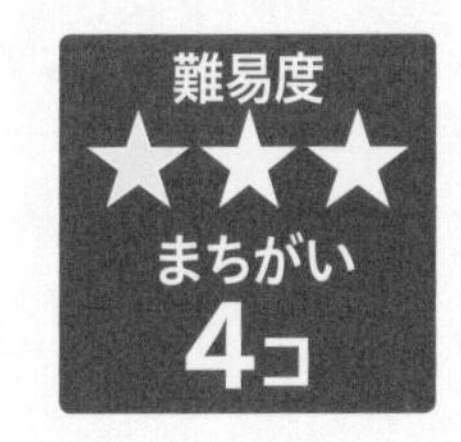

昭和51（1976）年のロッキード事件をモチーフにした問題です。
絵の中にあるまちがった漢字をさがし、□に正しい漢字を書きましょう。

日本列島に衝劇

田中角英前主相を逮補

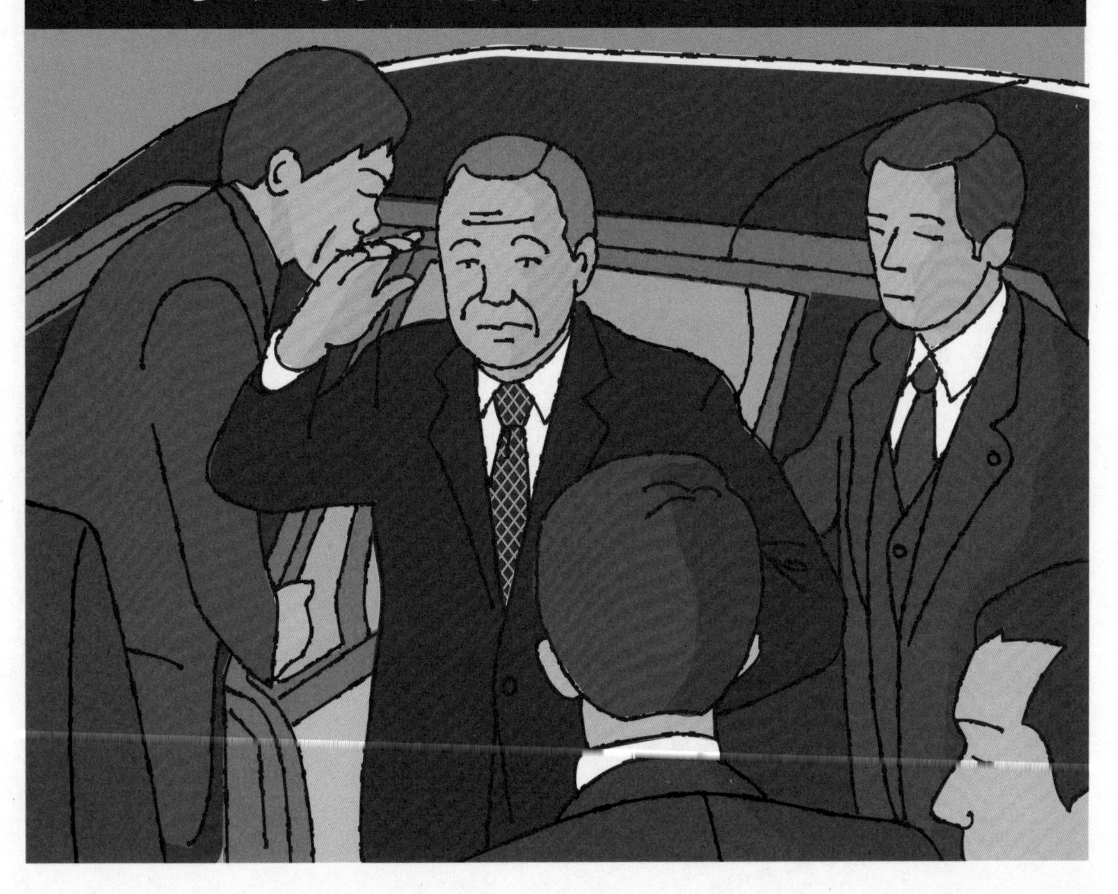

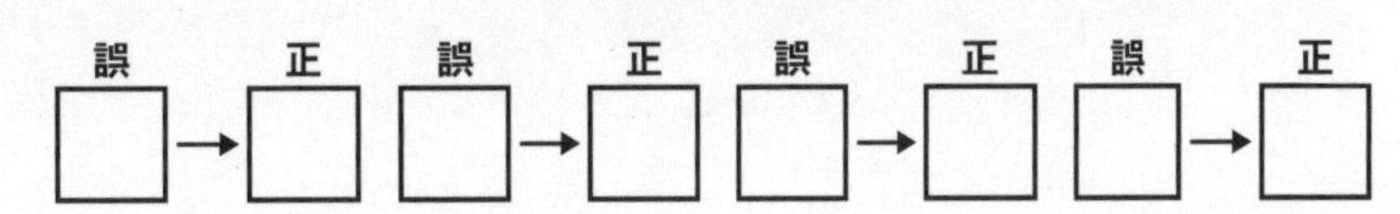

【解答は162ページ】

50 季節

月　日

開始　時　分　秒

終了　時　分　秒

所要時間　分　秒

難易度 ★★★
まちがい 10コ

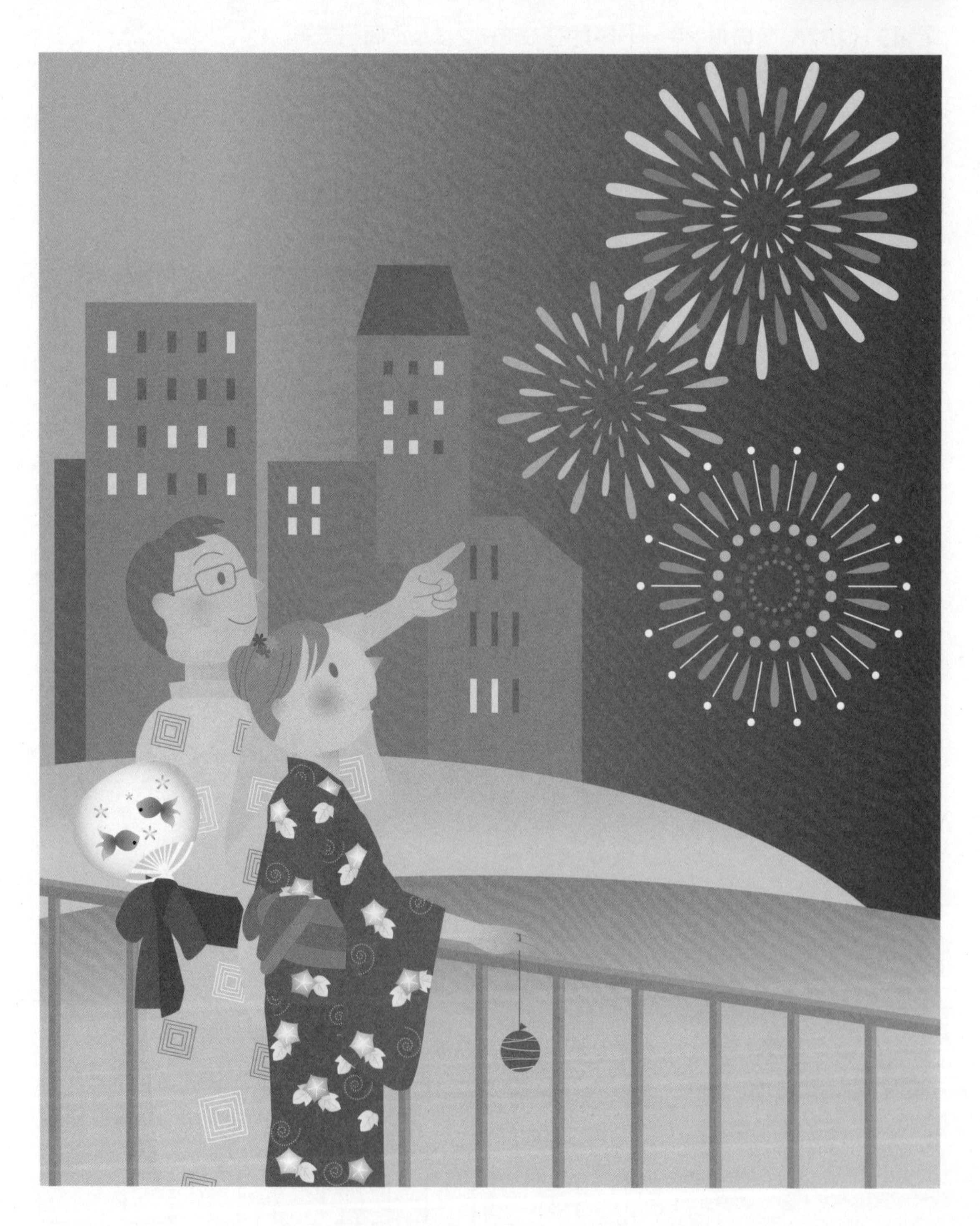

打ち上げ花火の様子を描いた問題です。左と右の絵を見くらべて、ちがっている部分をさがし、右の絵に丸をつけましょう。

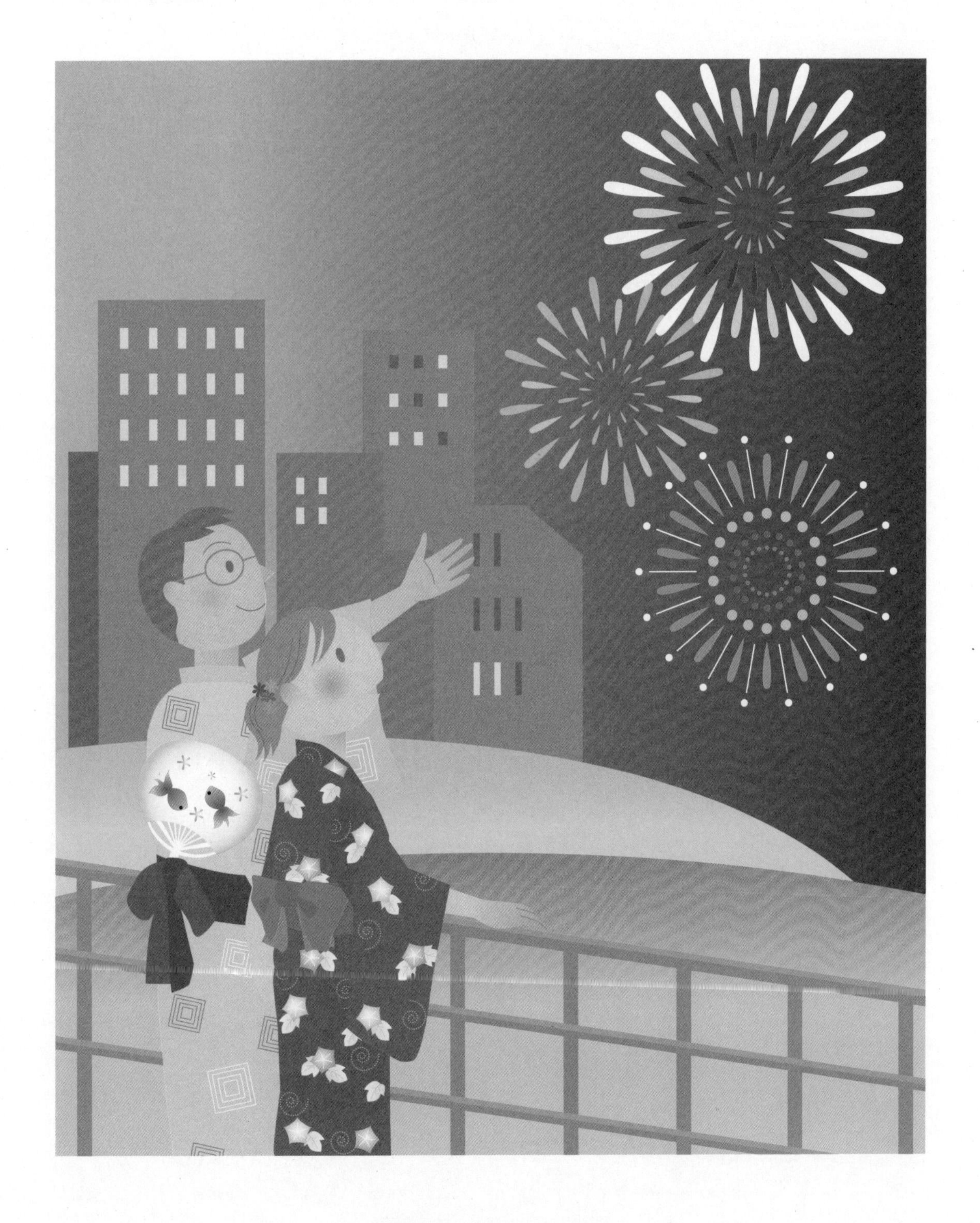

【解答は162ページ】

51
ニュース

月　日

開始
時　分　秒

終了
時　分　秒

所要時間
分　秒

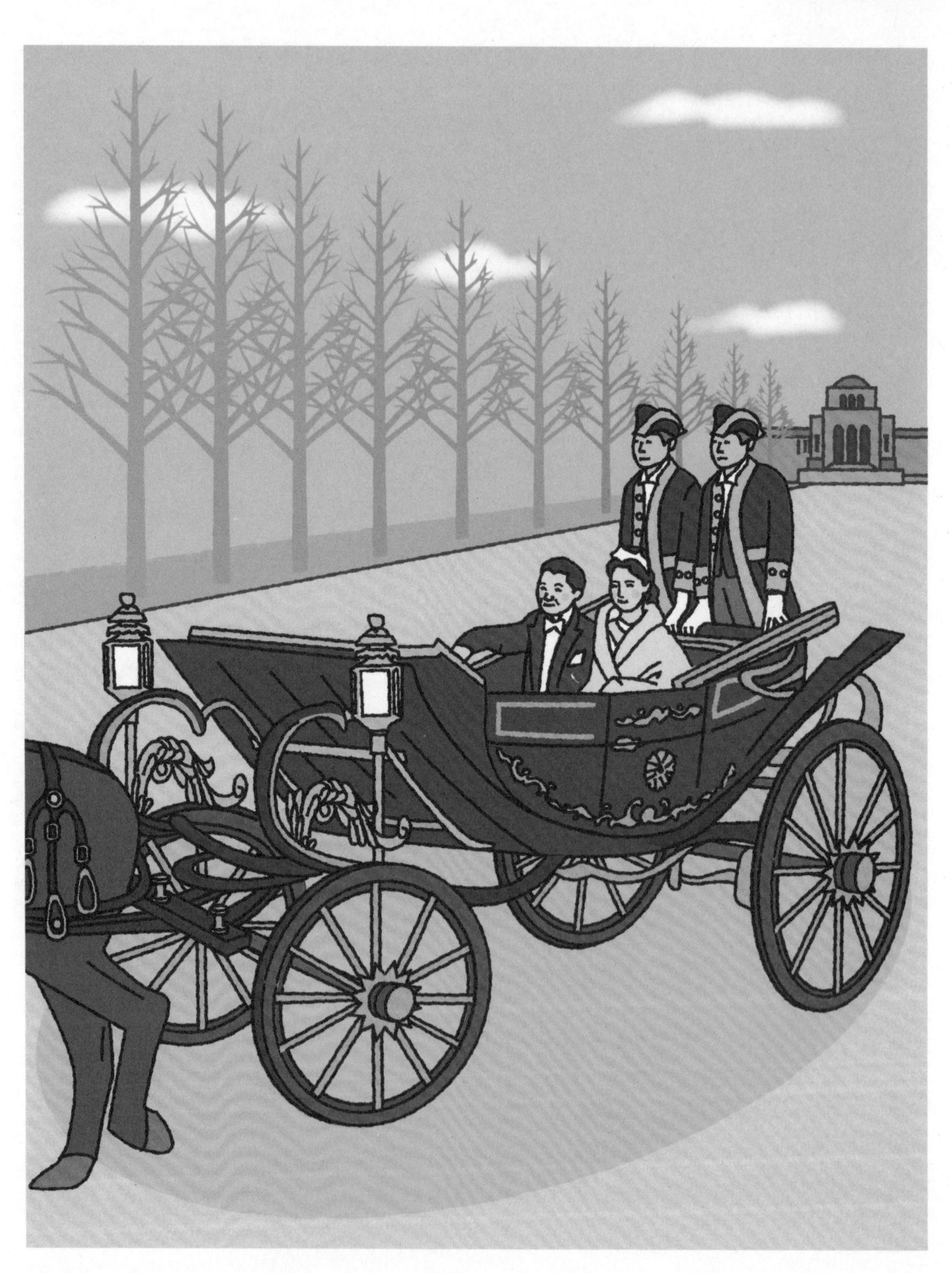

昭和34（1959）年4月10日、当時の皇太子と美智子様がご成婚されました。おふたりのパレードの様子を視聴するため、テレビが飛躍的に普及したといわれています。パレードの様子を描いた問題です。左と右の絵を見くらべて、ちがっている部分をさがし、右の絵に丸をつけましょう。

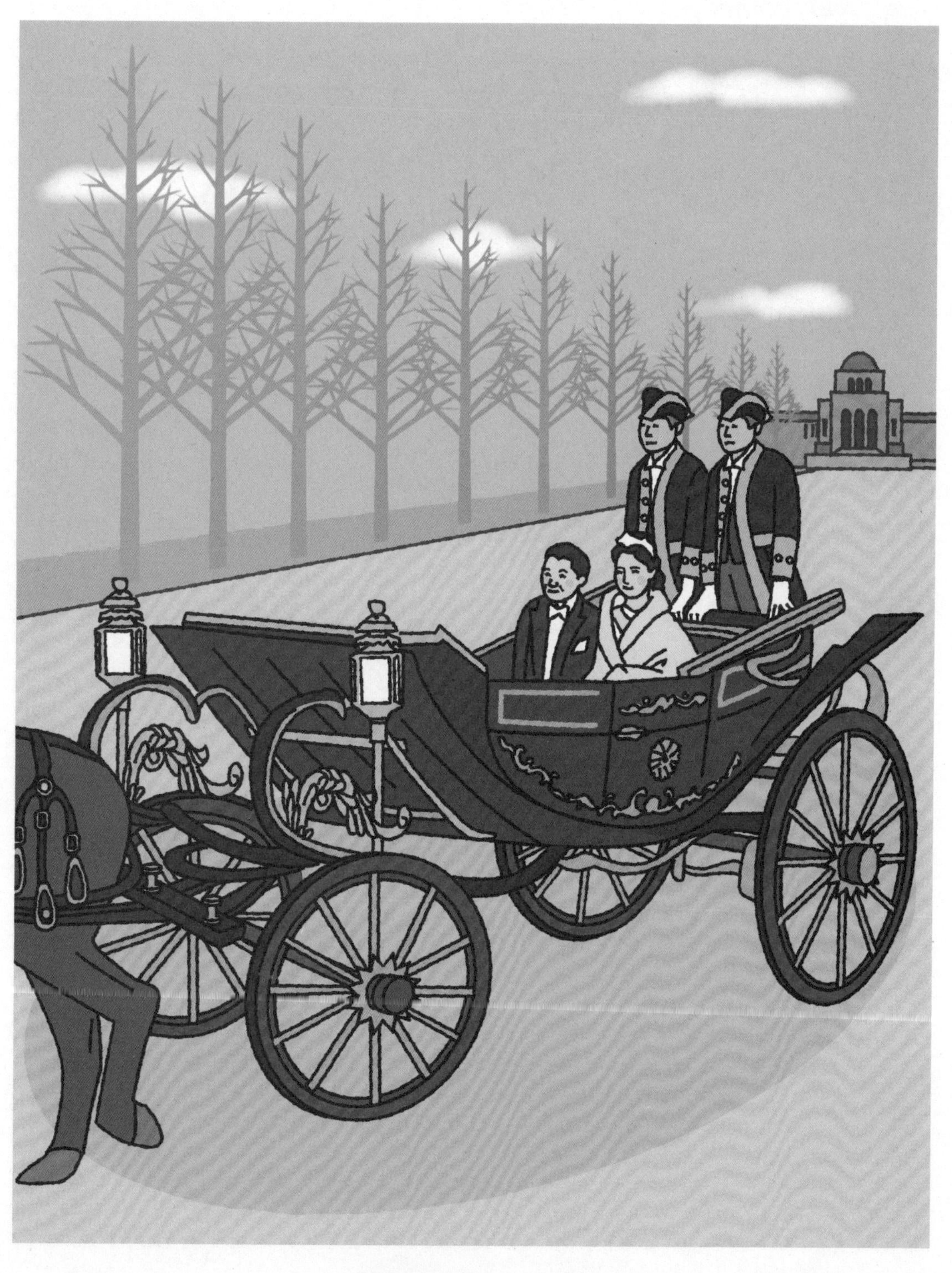

【解答は163ページ】

52
建物

月　日

開始　時　分　秒
終了　時　分　秒
所要時間　分　秒

難易度 ★★★
まちがい 12コ

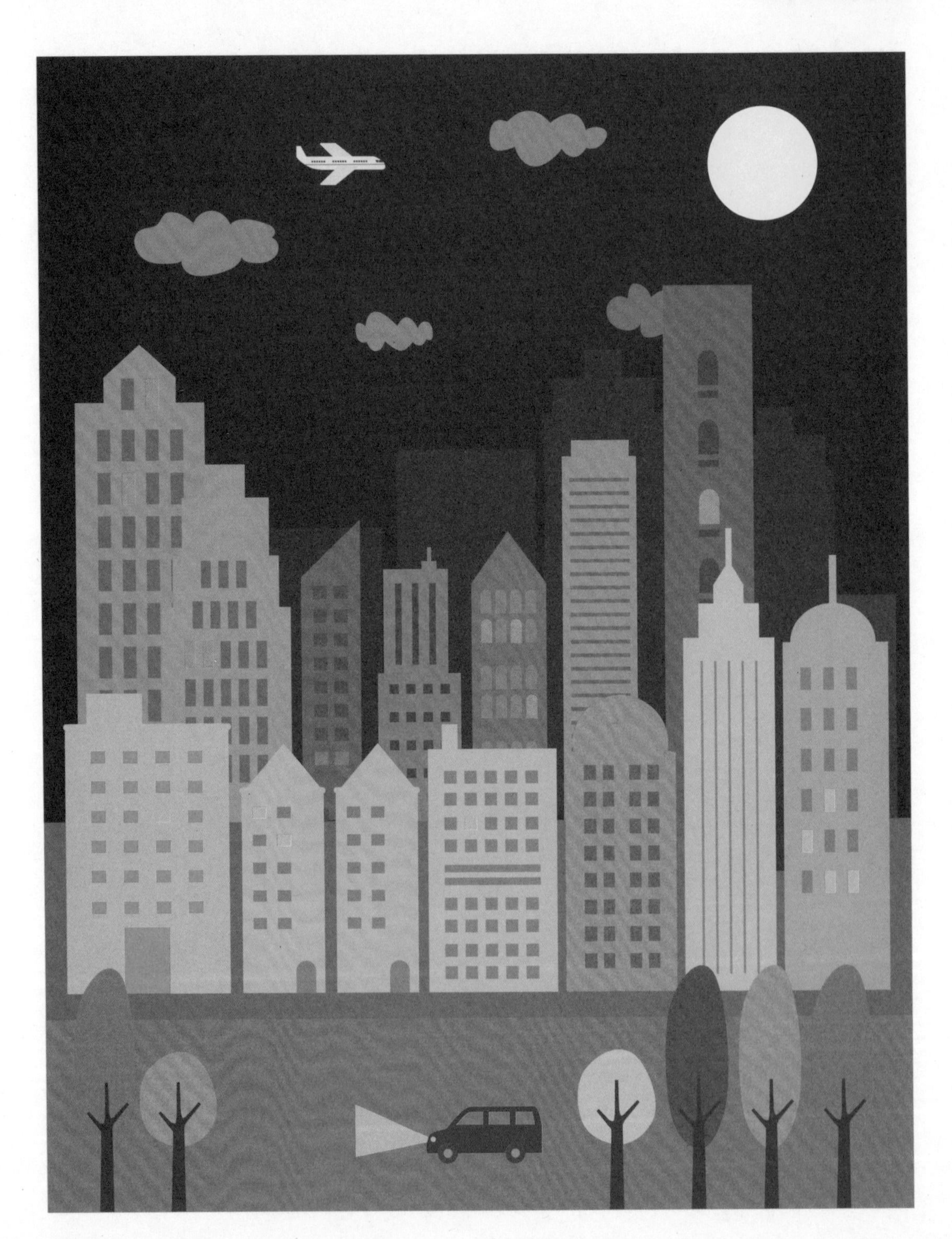

高層ビル群を描いた問題です。左と右の絵を見くらべて、ちがっている部分をさがし、右の絵に丸をつけましょう。

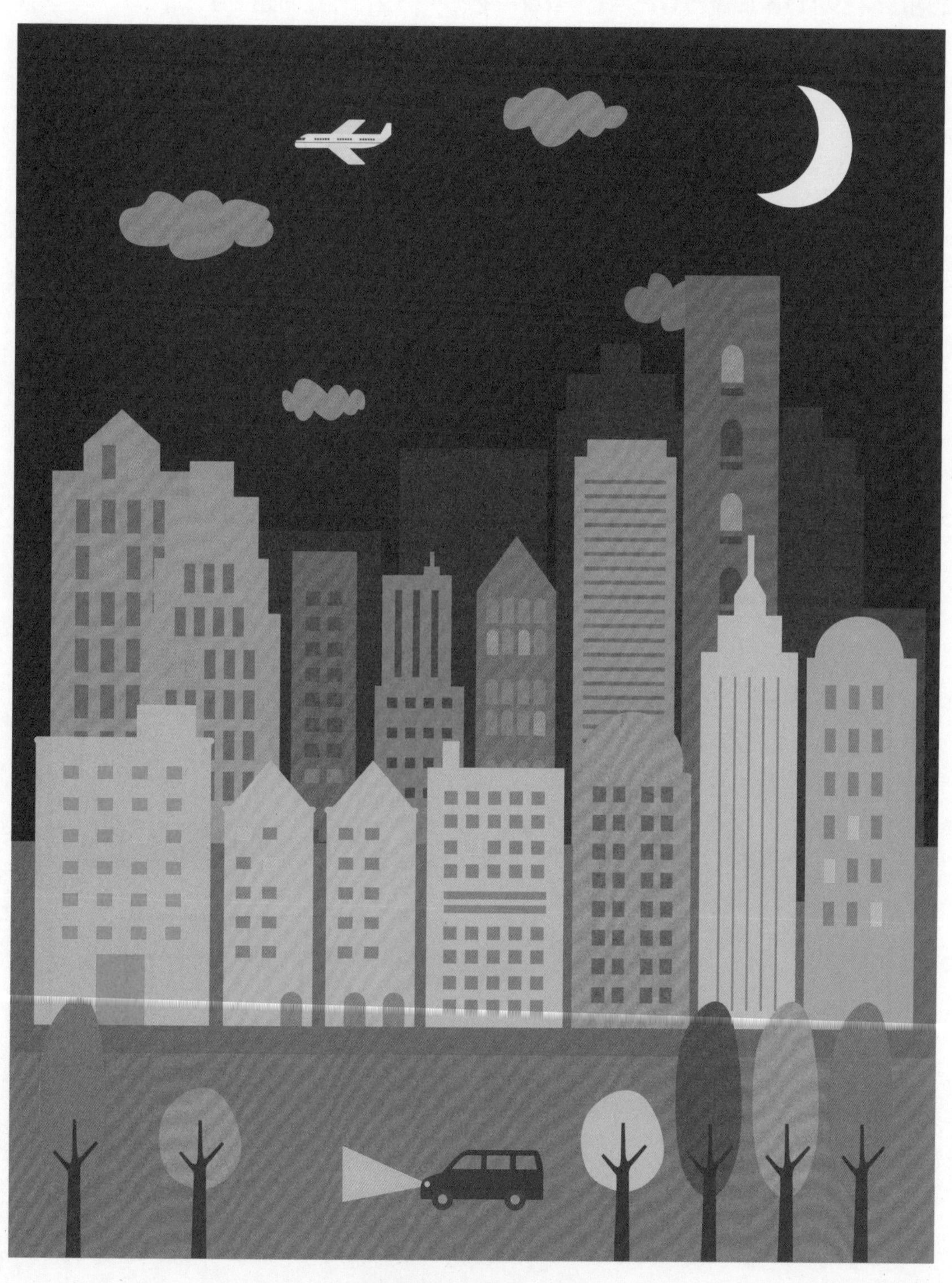

【解答は163ページ】

53 キャラクター

月　日

開始	時　分　秒
終了	時　分　秒
所要時間	分　秒

難易度 ★★★
まちがい 4コ

昭和56（1981）年に流行したキャラクターをモチーフにした問題です。
絵の中にあるまちがった漢字をさがし、□に正しい漢字を書きましょう。

全日本暴猫連合
なめんなよ
氏名・生年月日
ねこきち
昭和56年2月22日
本籍・国籍
カツオ県ハマチ市マタタビ町2
住所
カツオ県サバ市カリカリ町22　猫缶荘
交付
昭和56年2月22日
なめられたら無攻
運点免許章
免許の条件等
運転中に顔を洗わないこと
ワイパー
じゃれつかないこと
猫猫公安委員会

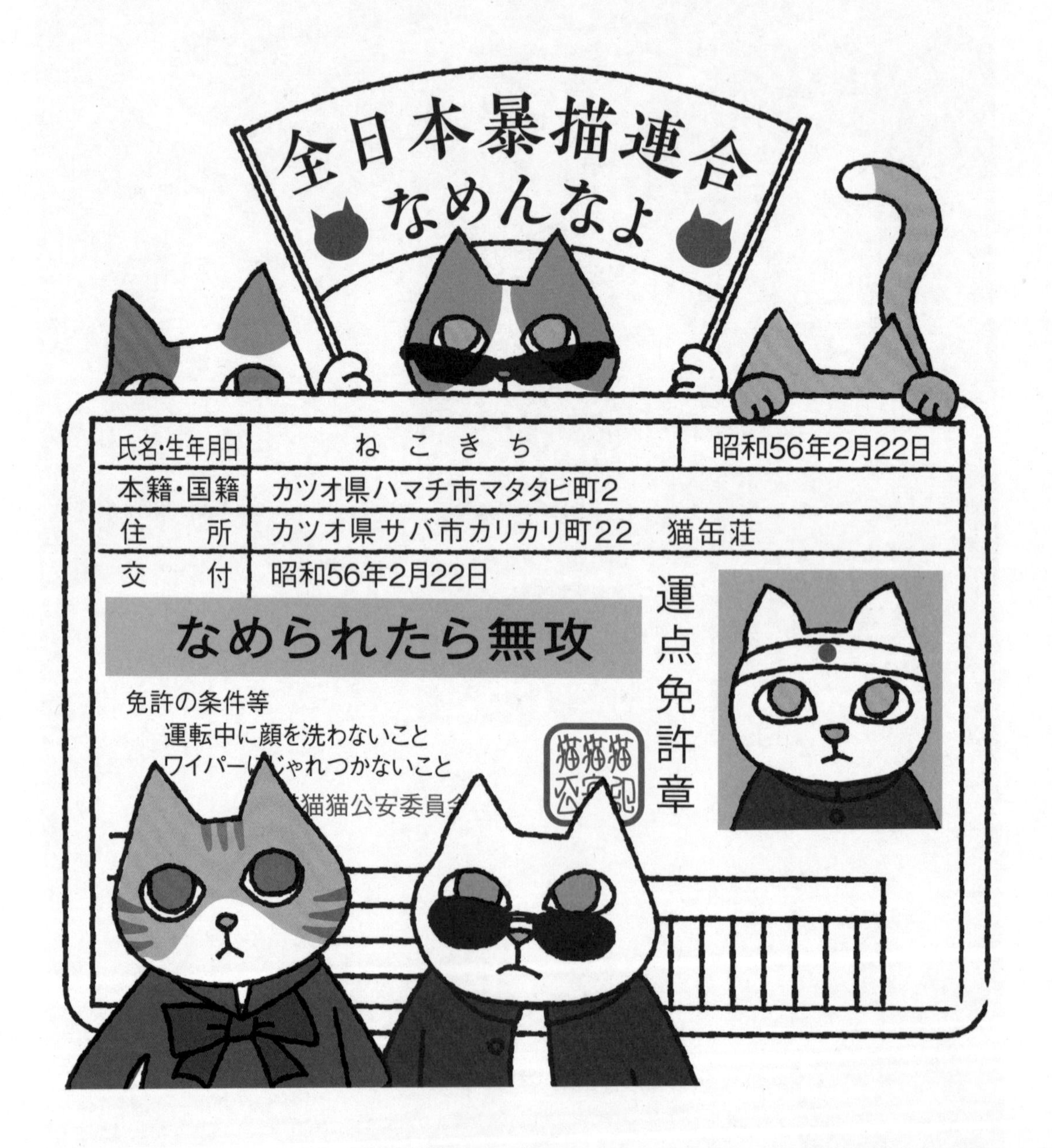

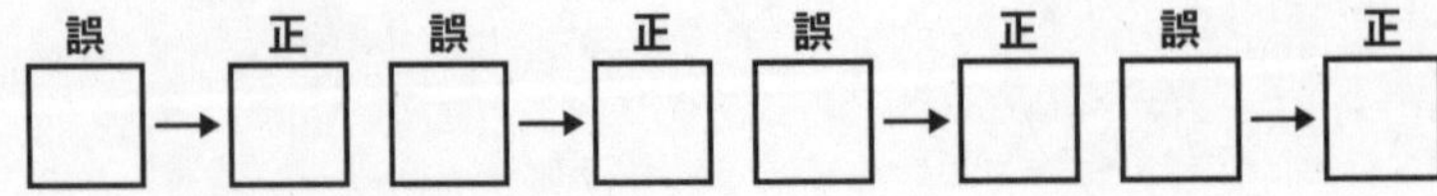

【解答は163ページ】

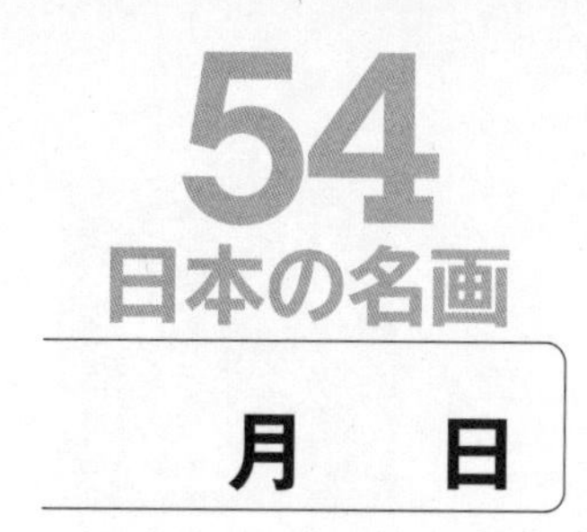

開始　時　分　秒

終了　時　分　秒

所要時間　分　秒

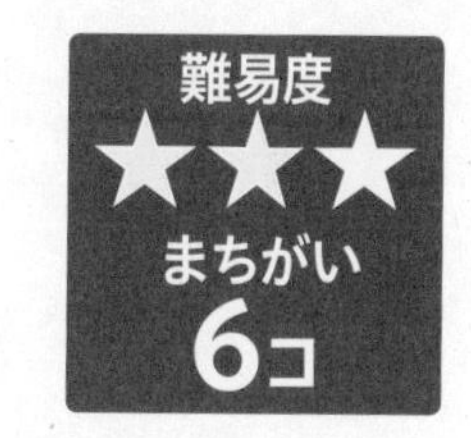

葛飾北斎の『富嶽三十六景』のひとつをモチーフにした問題です。上と下の絵を見くらべて、ちがっている部分をさがし、下の絵に丸をつけましょう。

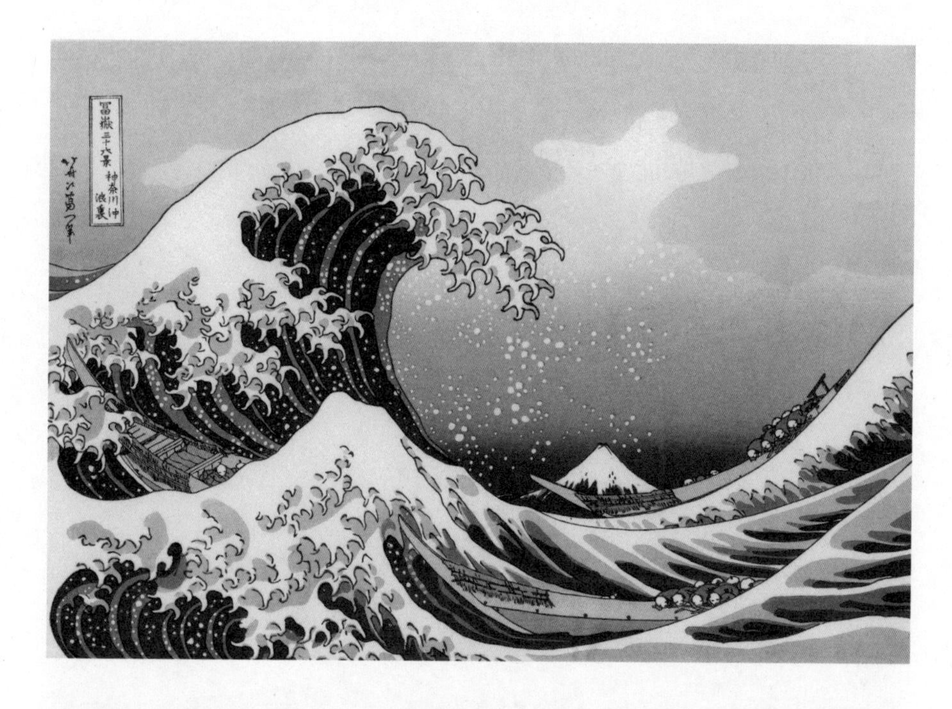

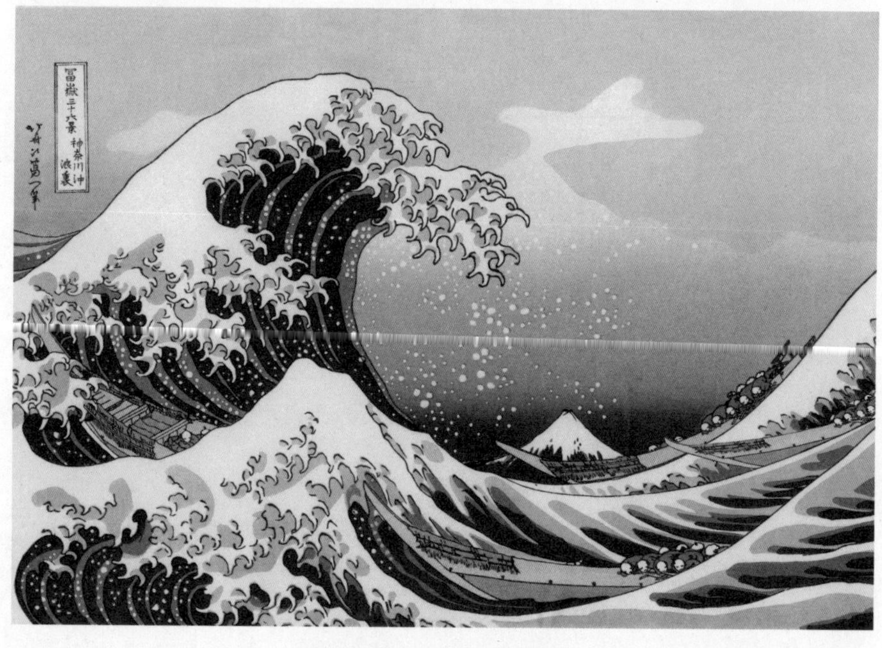

【解答は163ページ】

55 世界の名所

月　日

開始　時　分　秒

終了　時　分　秒

所要時間　分　秒

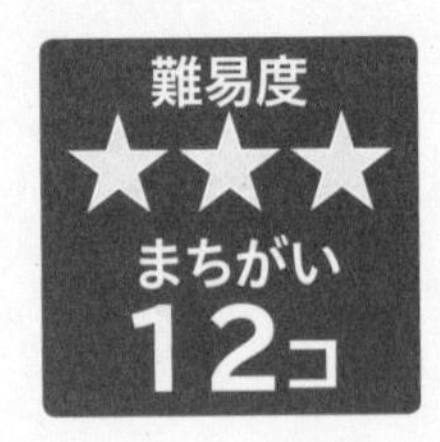

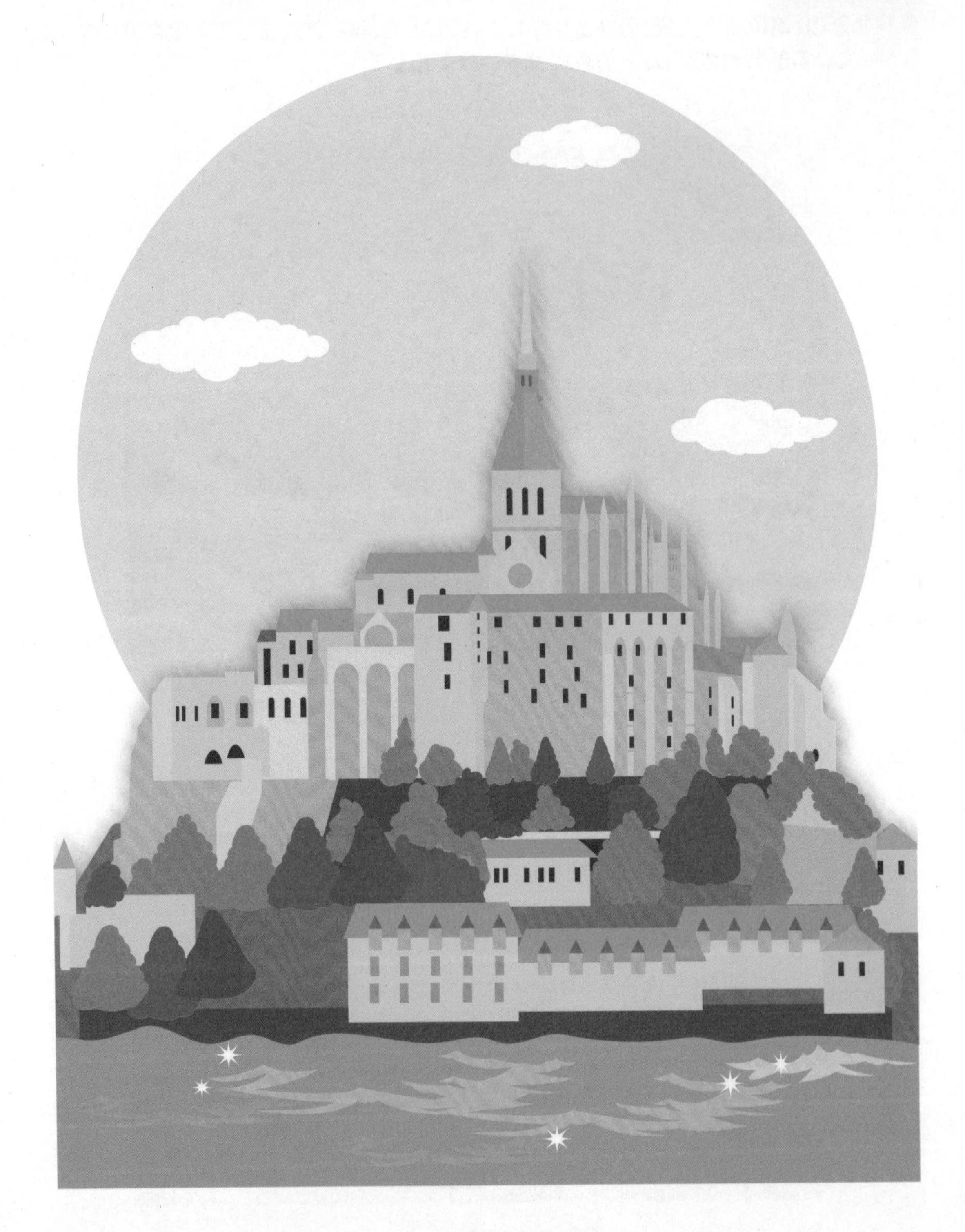

フランスの「モン・サン＝ミシェル」を描いた問題です。左と右の絵を見くらべて、ちがっている部分をさがし、右の絵に丸をつけましょう。

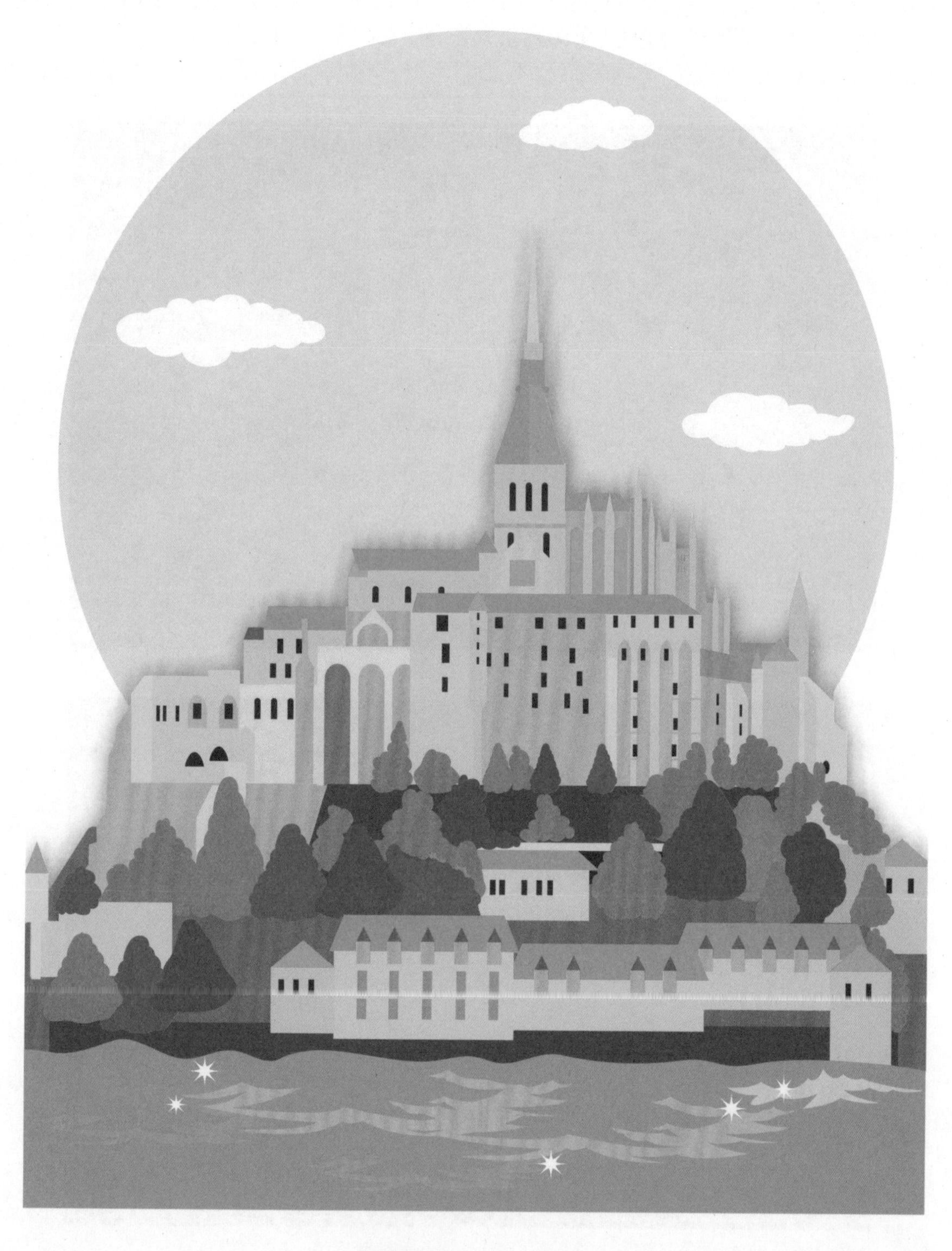

【解答は164ページ】

56
世界の名画

月　日

開始　時　分　秒
終了　時　分　秒
所要時間　分　秒

S・ボッティチェリの『ヴィーナスの誕生』をモチーフにした問題です。上と下の絵を見くらべて、ちがっている部分をさがし、下の絵に丸をつけましょう。

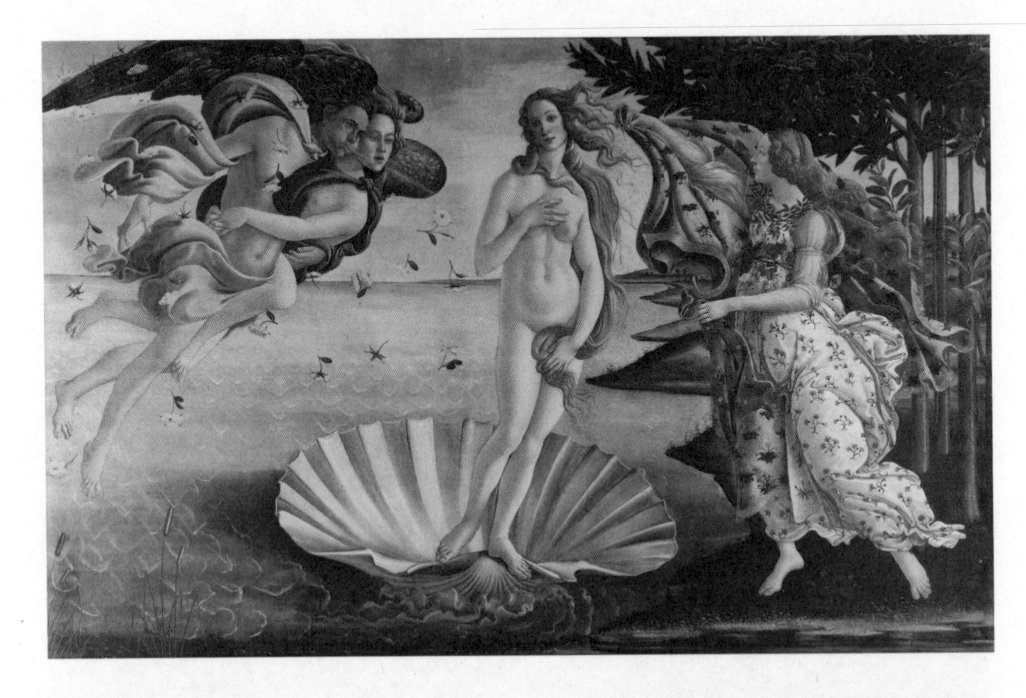

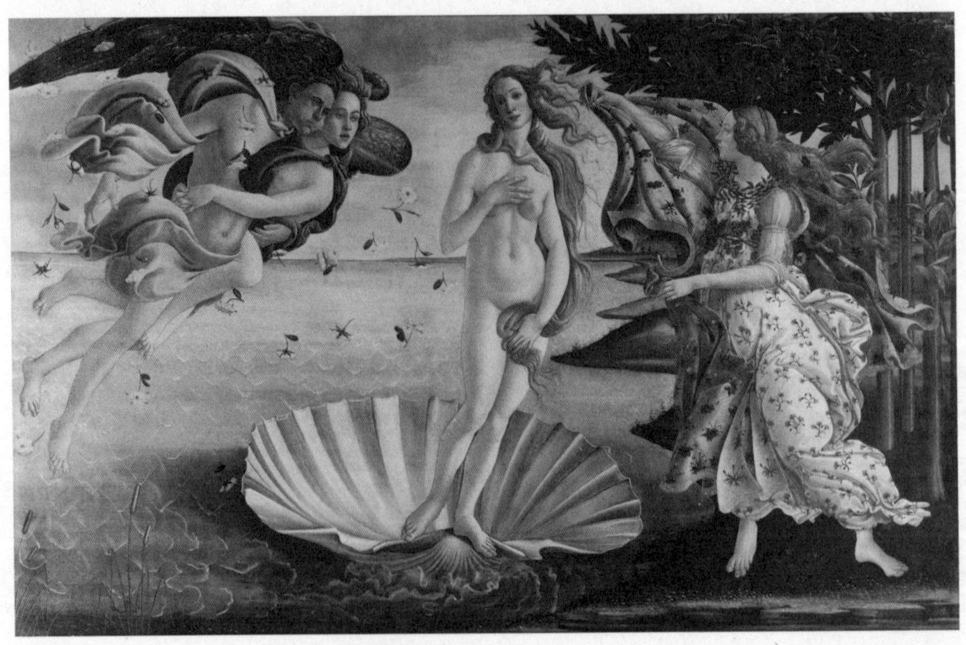

【解答は164ページ】

57
歴史

月　日

開始　時　分　秒

終了　時　分　秒

所要時間　分　秒

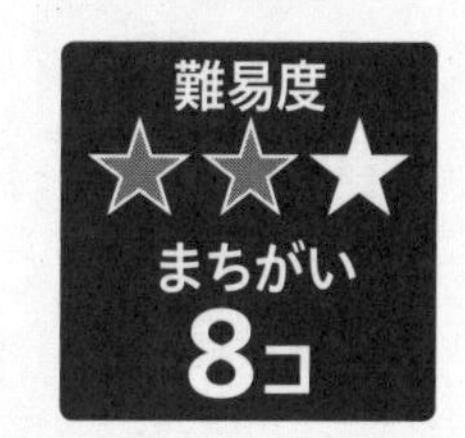

慶応2(1866)年、坂本龍馬らの尽力により、対立していた薩摩藩と長州藩が和解し「薩長同盟」が成立。ともに倒幕をめざすことになりました。薩長同盟をモチーフにした問題です。上と下の絵を見くらべて、ちがっている部分をさがし、下の絵に丸をつけましょう。

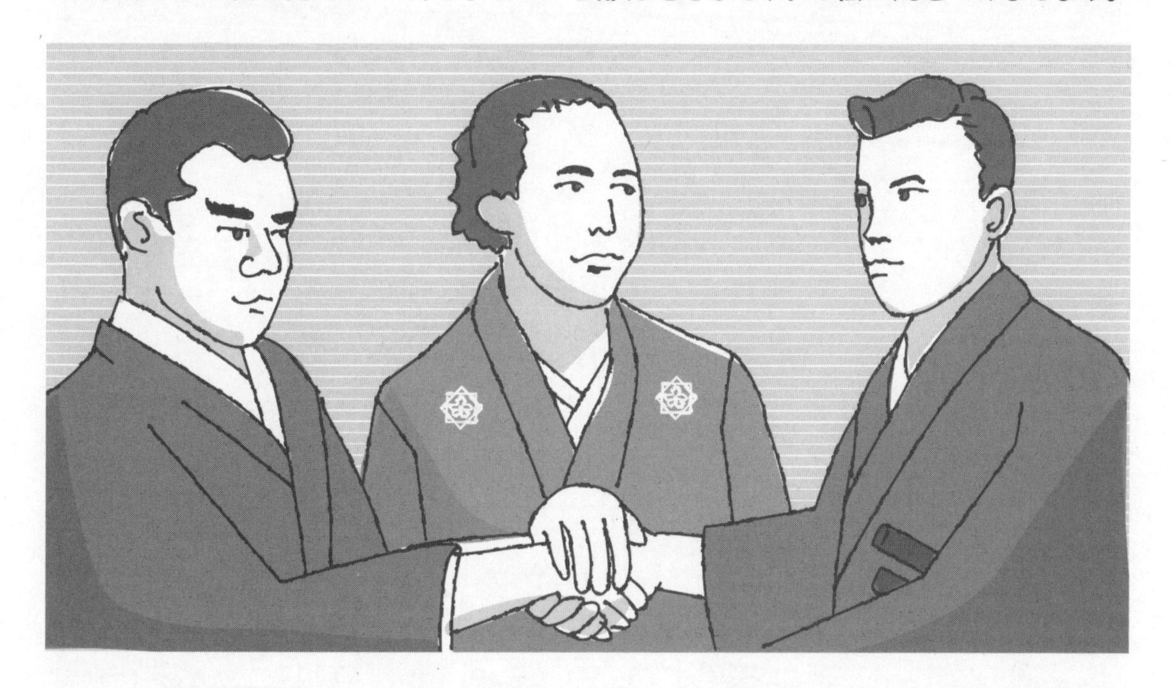

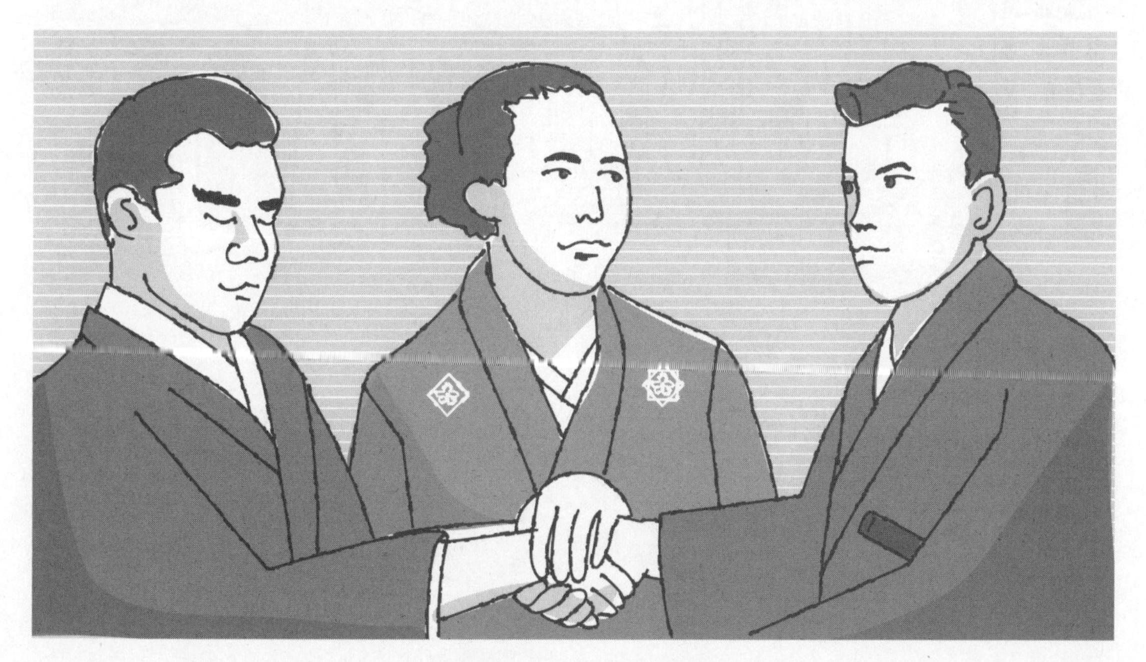

【解答は164ページ】

58
世界の名所

月　日

開始　時　分　秒

終了　時　分　秒

所要時間　分　秒

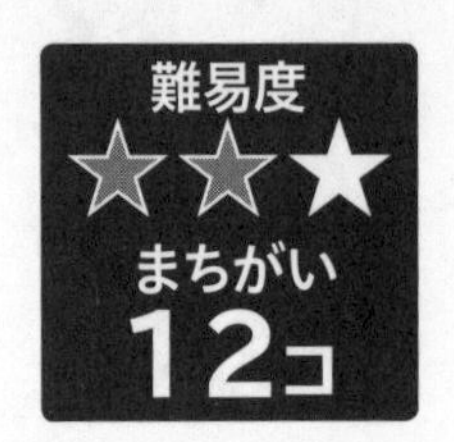

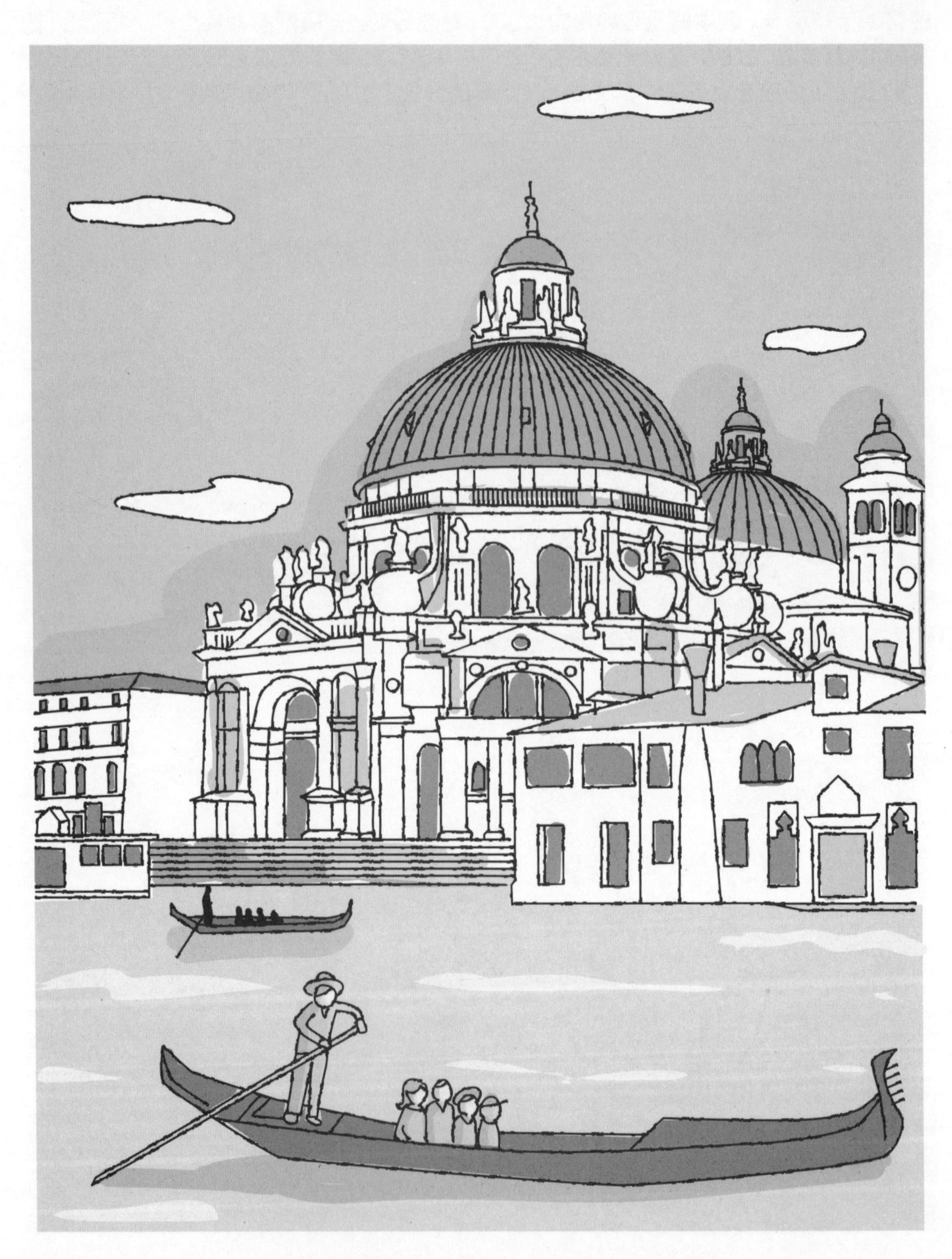

イタリアの都市、「ヴェネツィア」を描いた問題です。左と右の絵を見くらべて、ちがっている部分をさがし、右の絵に丸をつけましょう。

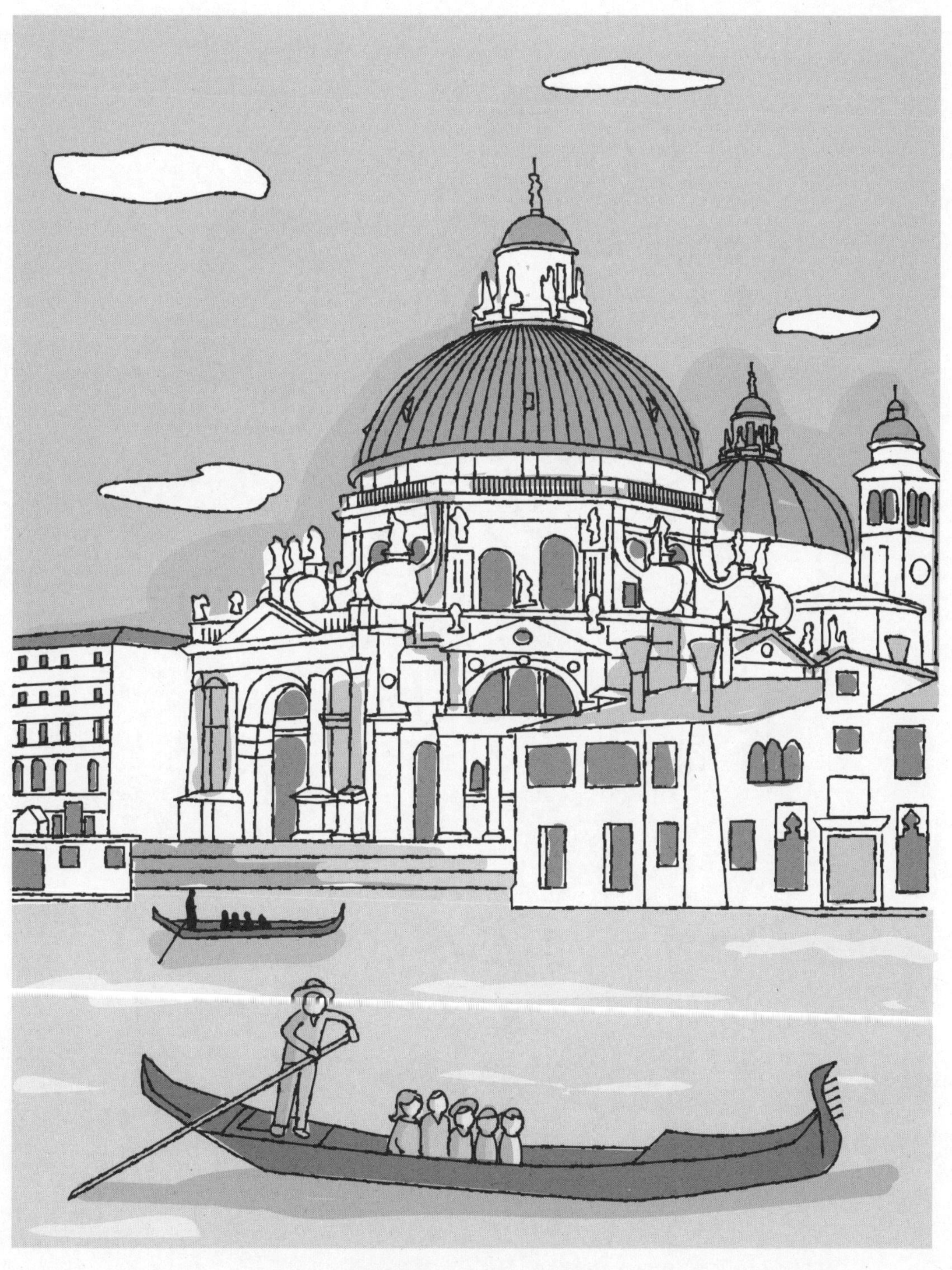

【解答は164ページ】

59
スポーツ

月　日

開始	時	分	秒
終了	時	分	秒
所要時間		分	秒

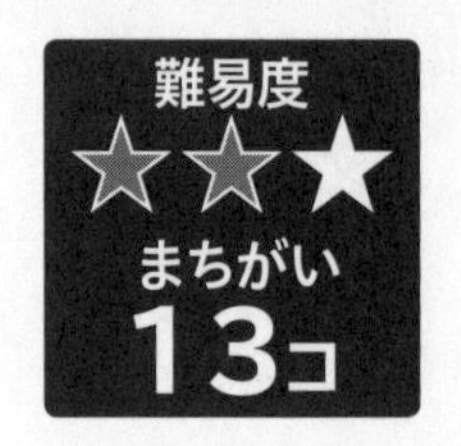

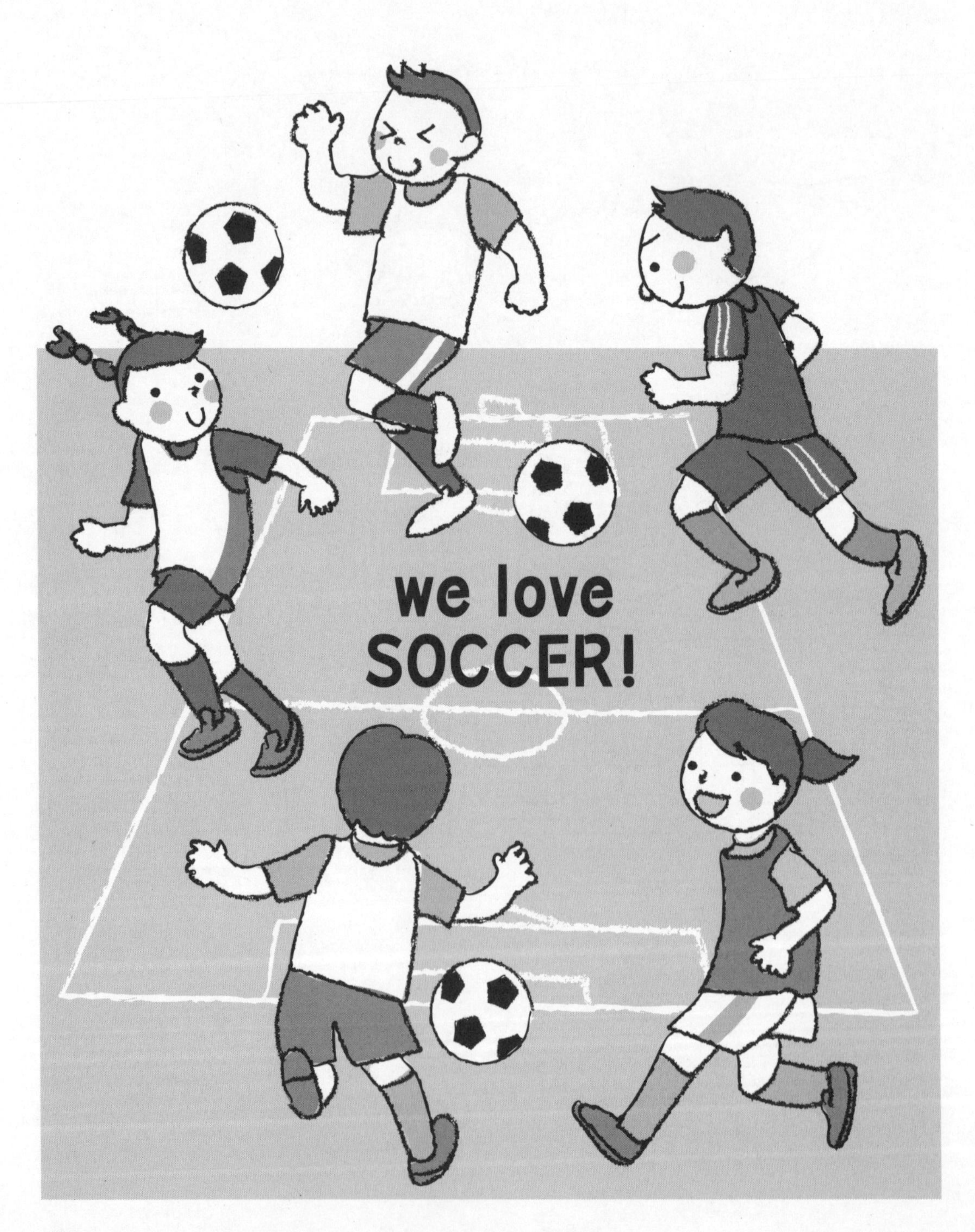

サッカーをしている様子を描いた問題です。左と右の絵を見くらべて、ちがっている部分をさがし、右の絵に丸をつけましょう。

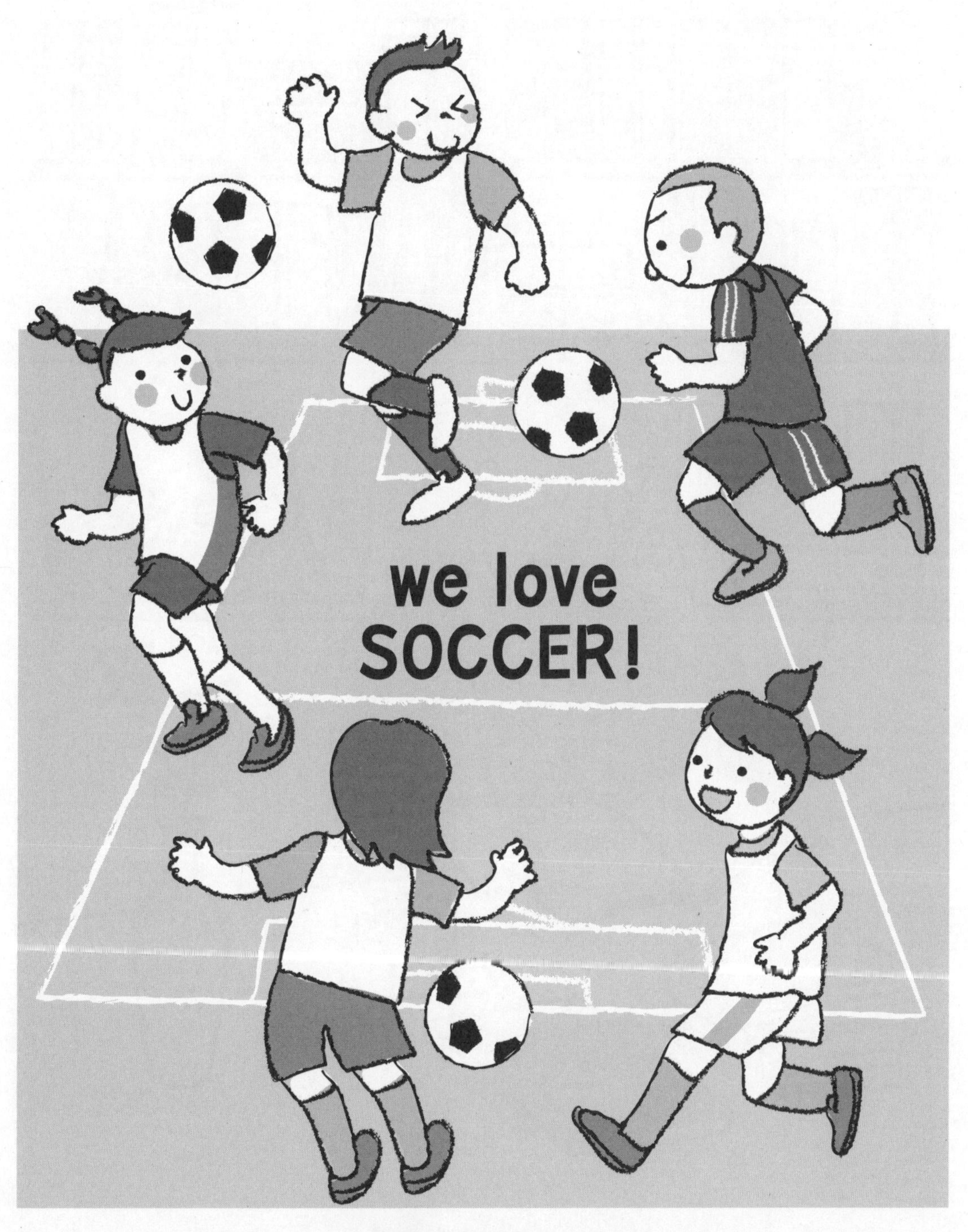

【解答は165ページ】

60
日本の名作

月　日

開始　時　分　秒
終了　時　分　秒
所要時間　分　秒

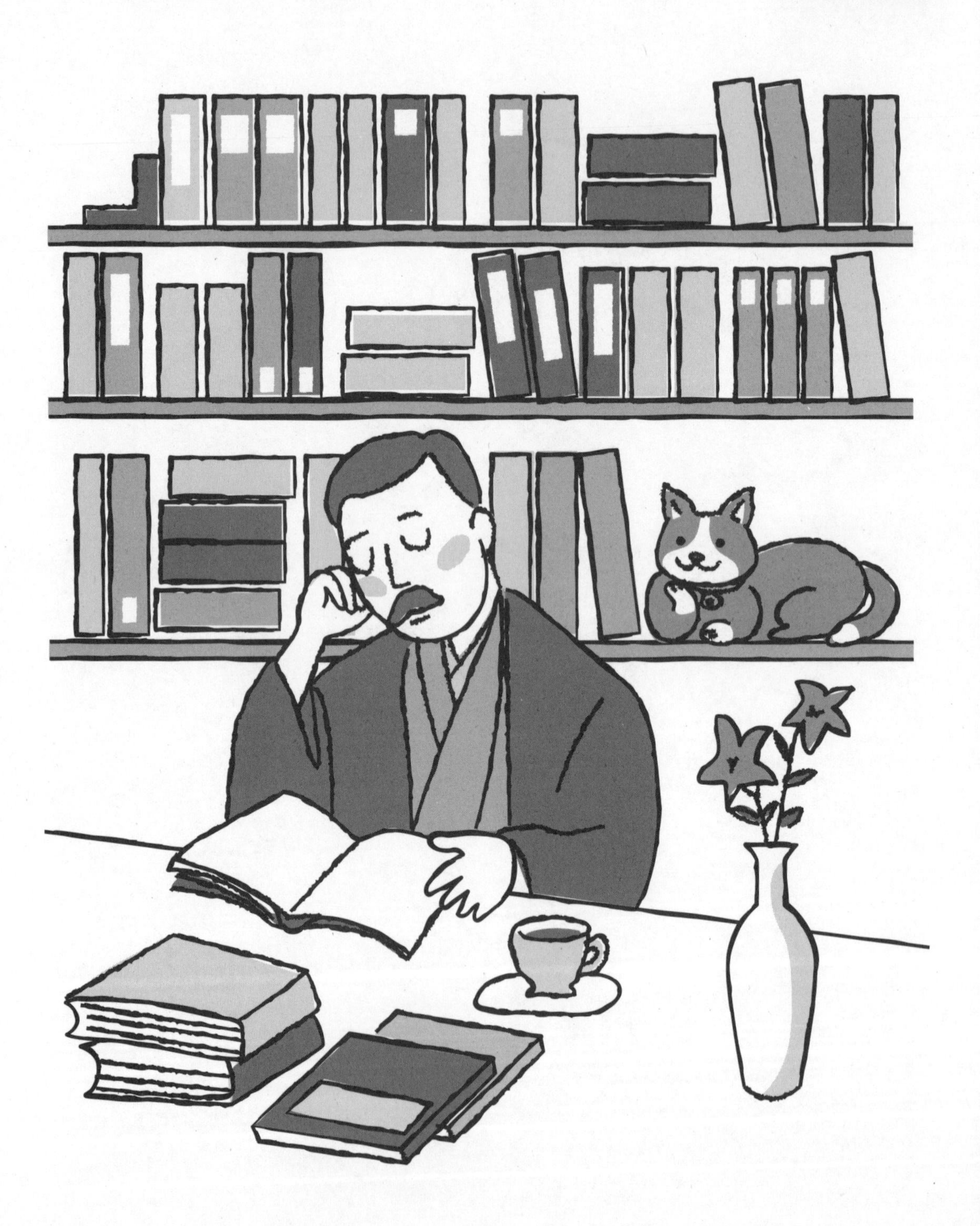

夏目漱石の『吾輩は猫である』をモチーフにした問題です。左と右の絵を見くらべて、ちがっている部分をさがし、右の絵に丸をつけましょう。

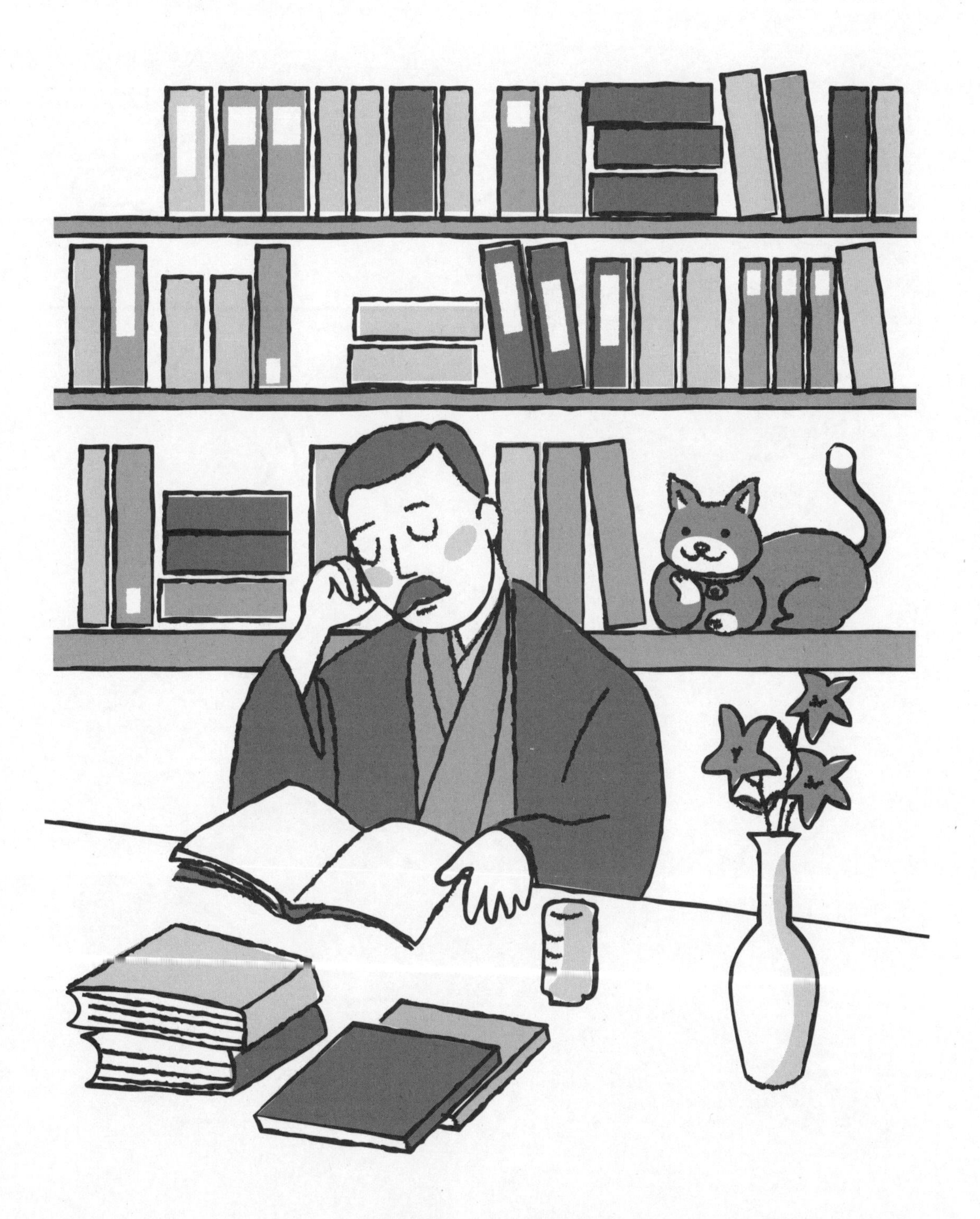

【解答は165ページ】

61
日本の神話

月　日

開始　時　分　秒

終了　時　分　秒

所要時間　分　秒

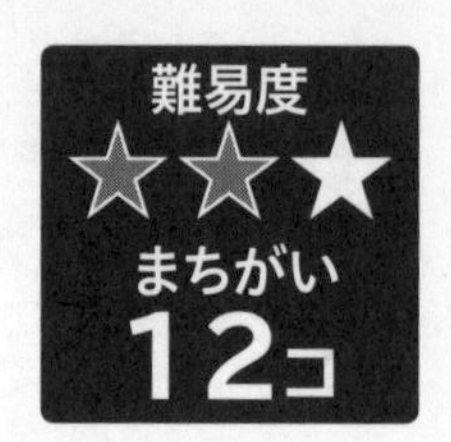

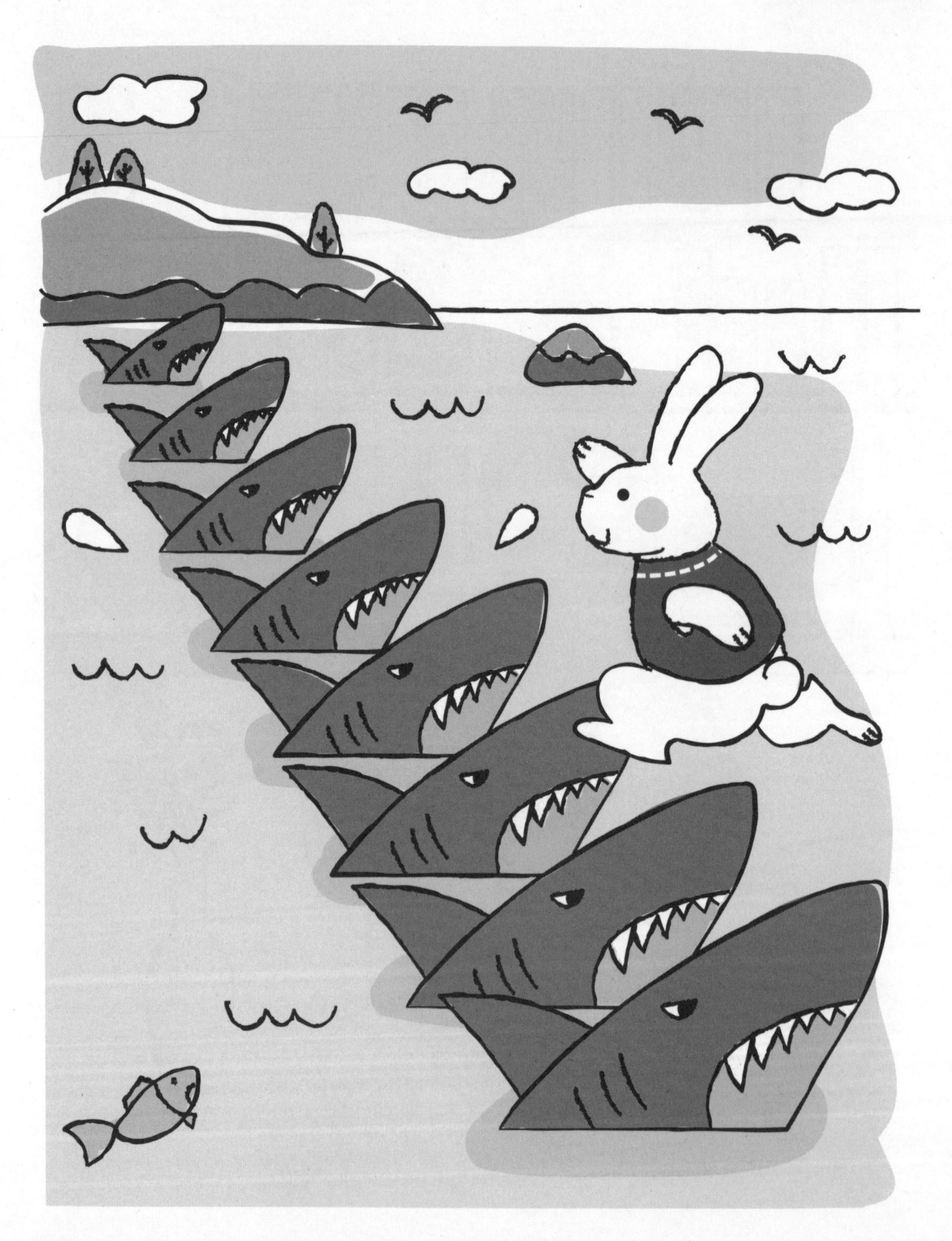

日本の神話に登場する「因幡の白うさぎ」をモチーフにした問題です。左と右の絵を見くらべて、ちがっている部分をさがし、右の絵に丸をつけましょう。

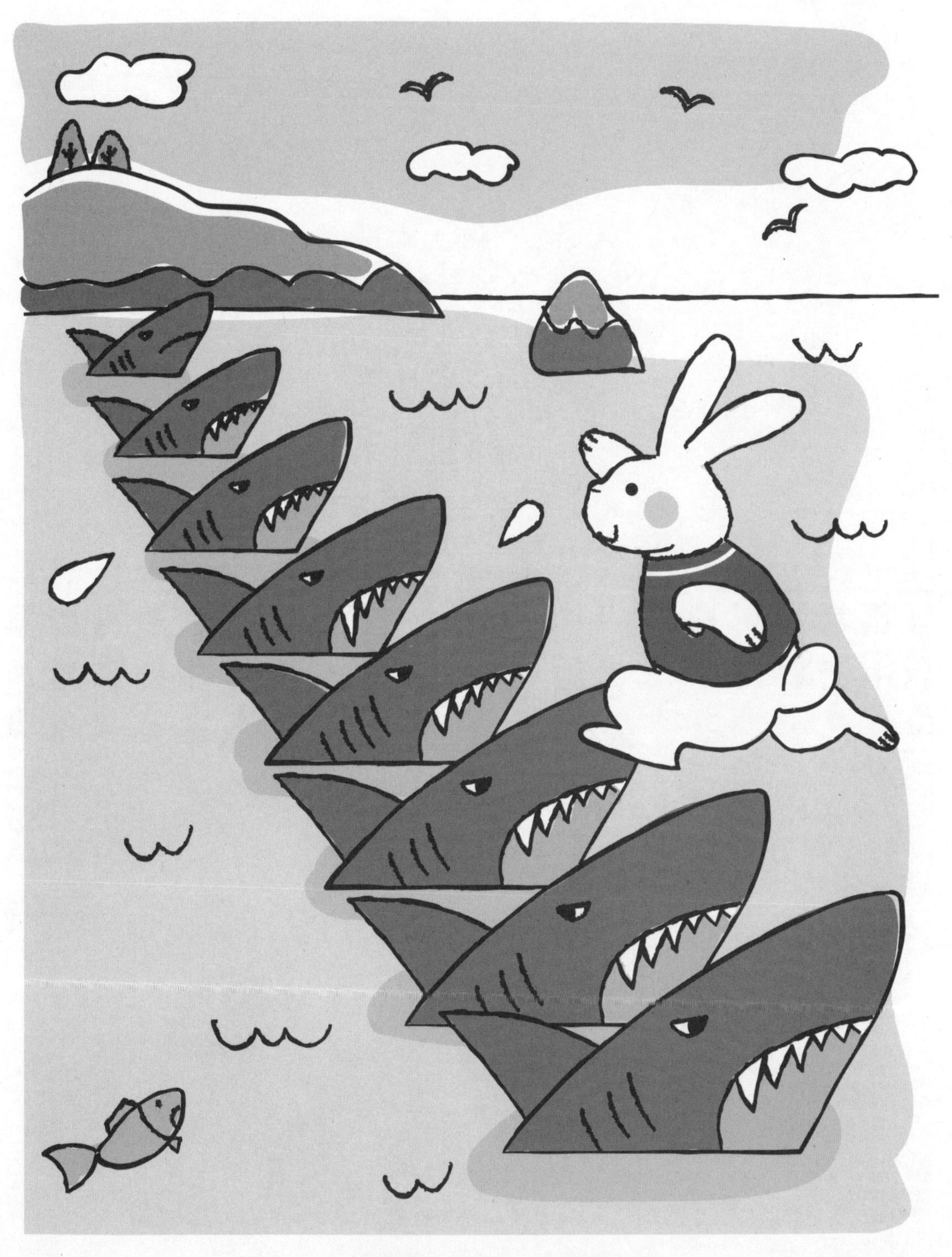

【解答は165ページ】

62 ニュース

月　　日

開始　　時　　分　　秒

終了　　時　　分　　秒

所要時間　　分　　秒

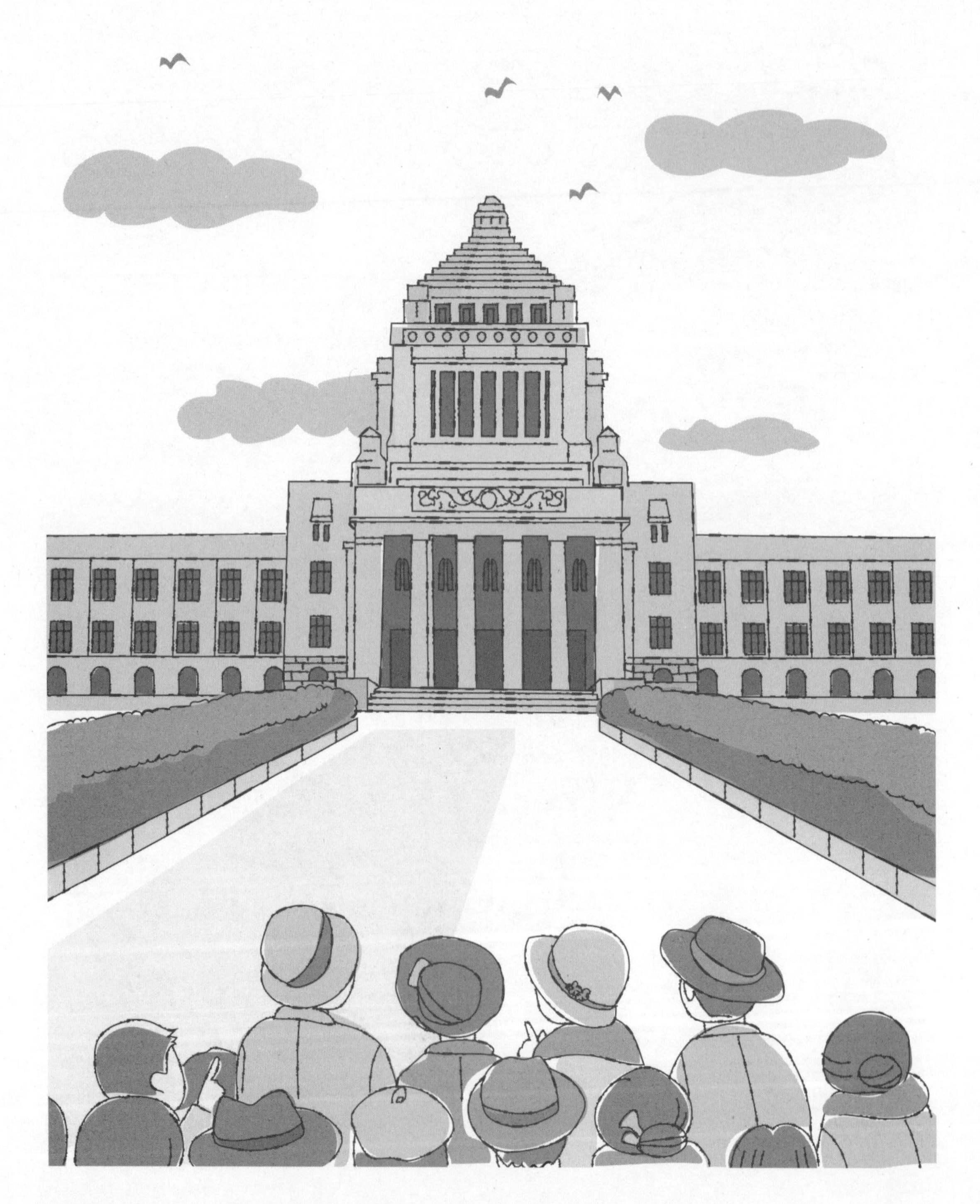

明治14(1881)年に発せられた国会開設の勅諭から構想50年、工期17年もの時を経て昭和11年、永田町に国会議事堂が完成しました。国会議事堂をモチーフにした問題です。左と右の絵を見くらべて、ちがっている部分をさがし、右の絵に丸をつけましょう。

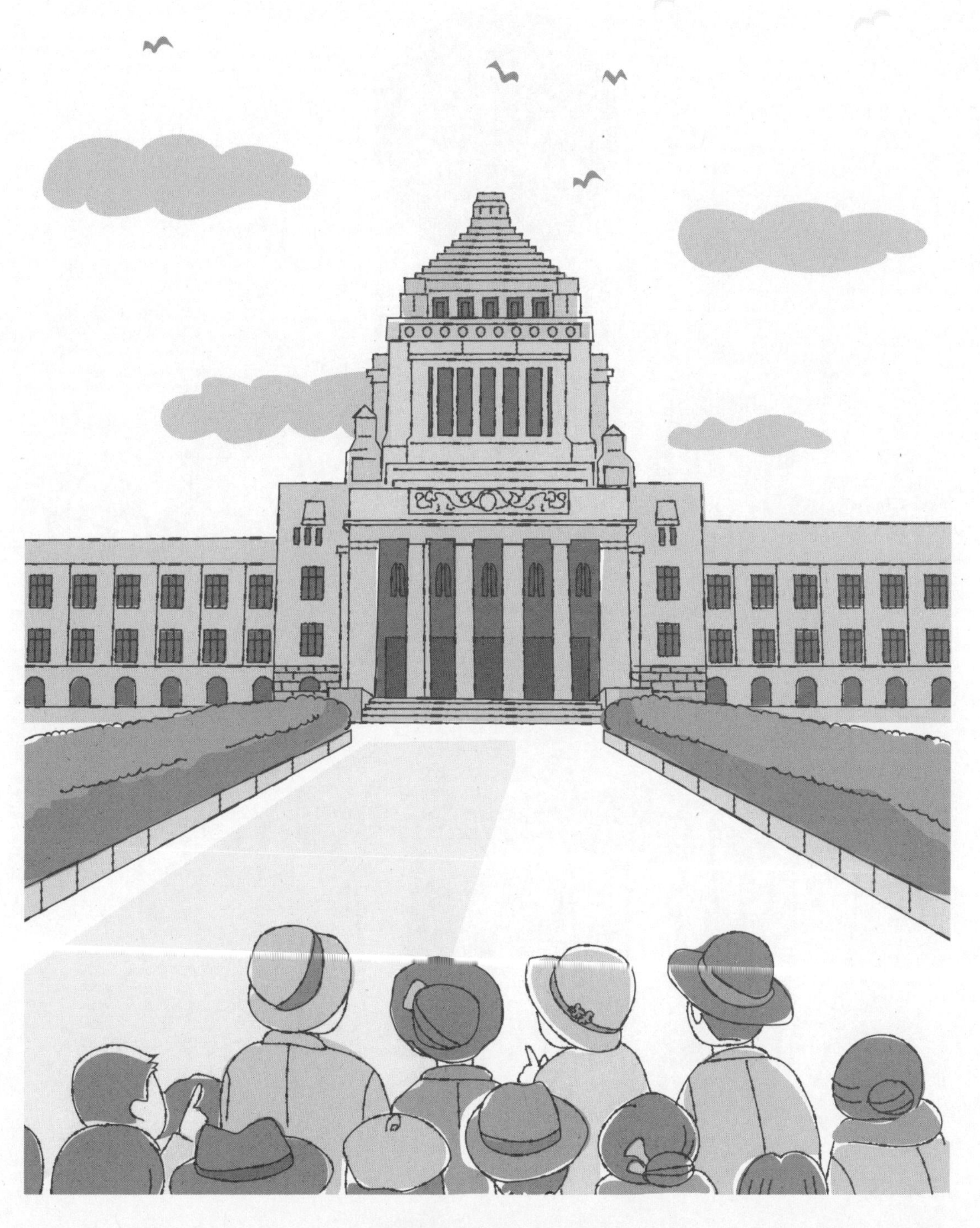

【解答は165ページ】

63 スポーツ

月　　日

開始　　時　　分　　秒

終了　　時　　分　　秒

所要時間　　分　　秒

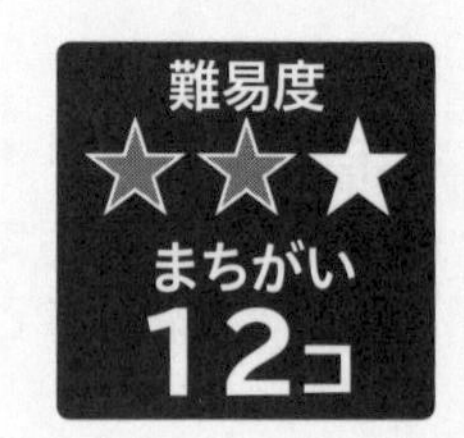

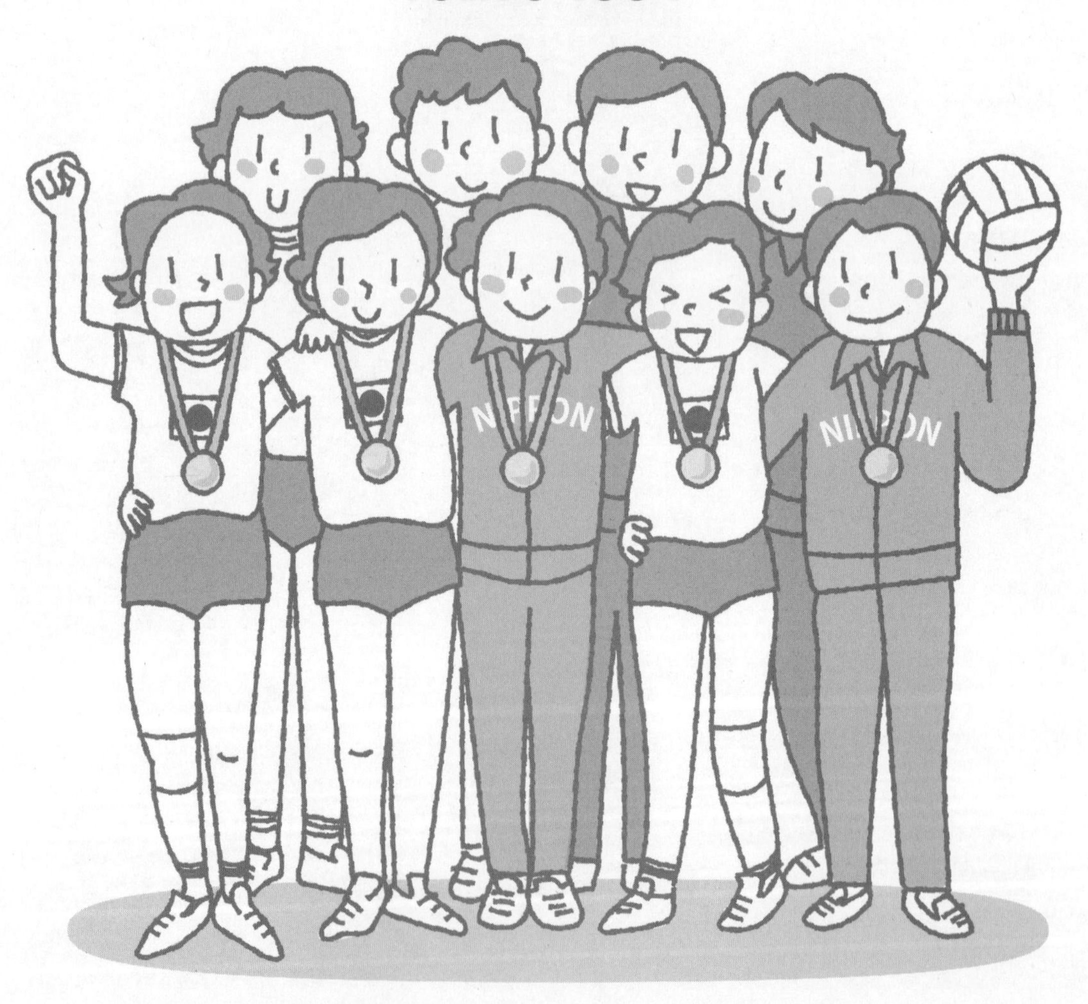

昭和39（1964）年に開催された東京オリンピックで金メダルを獲得したバレーボール女子チームを描いた問題です。左と右の絵を見くらべて、ちがっている部分をさがし、右の絵に丸をつけましょう。

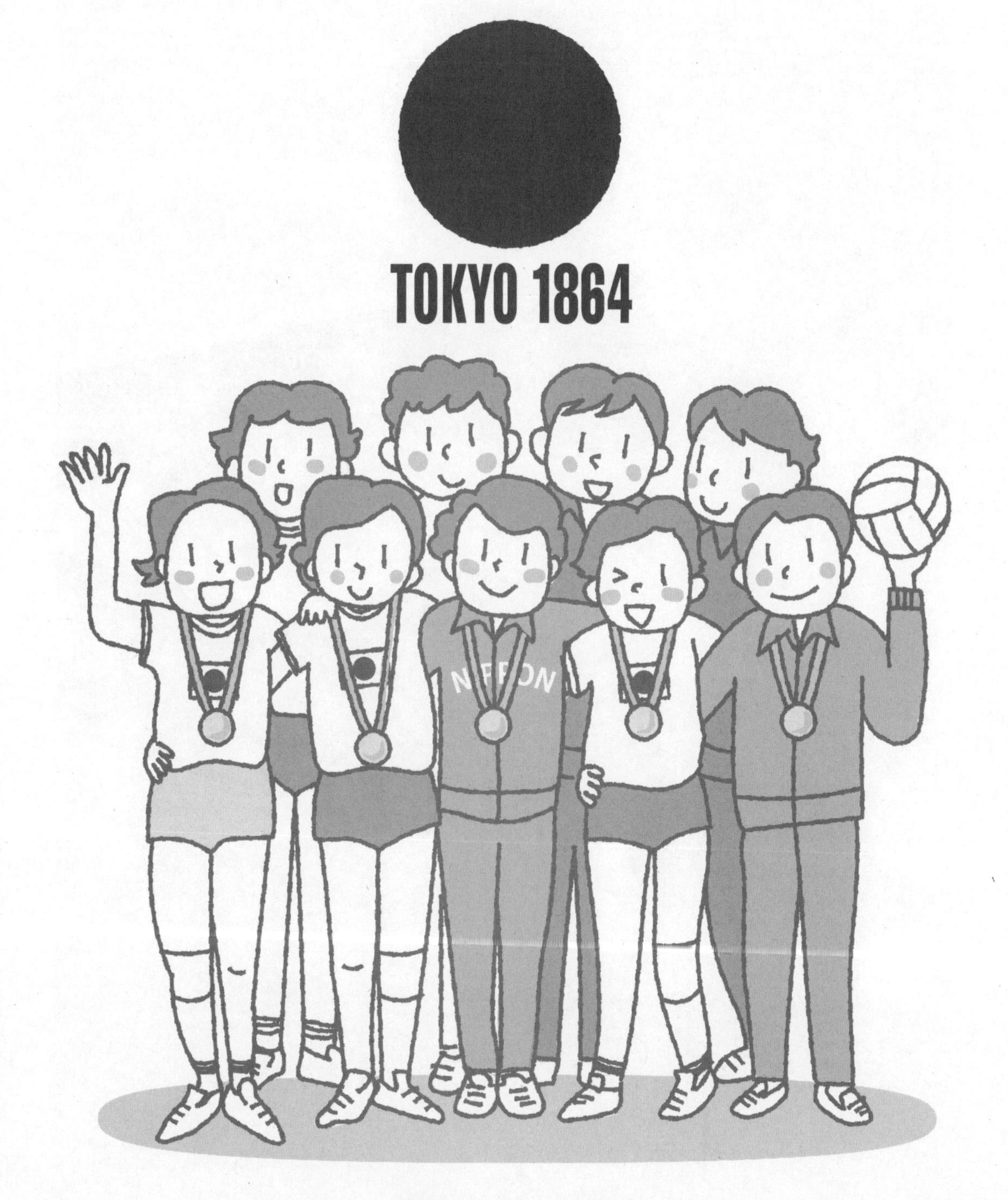

【解答は166ページ】

64
ニュース

月　日

開始　時　分　秒
終了　時　分　秒
所要時間　分　秒

難易度 ★★★
まちがい 10コ

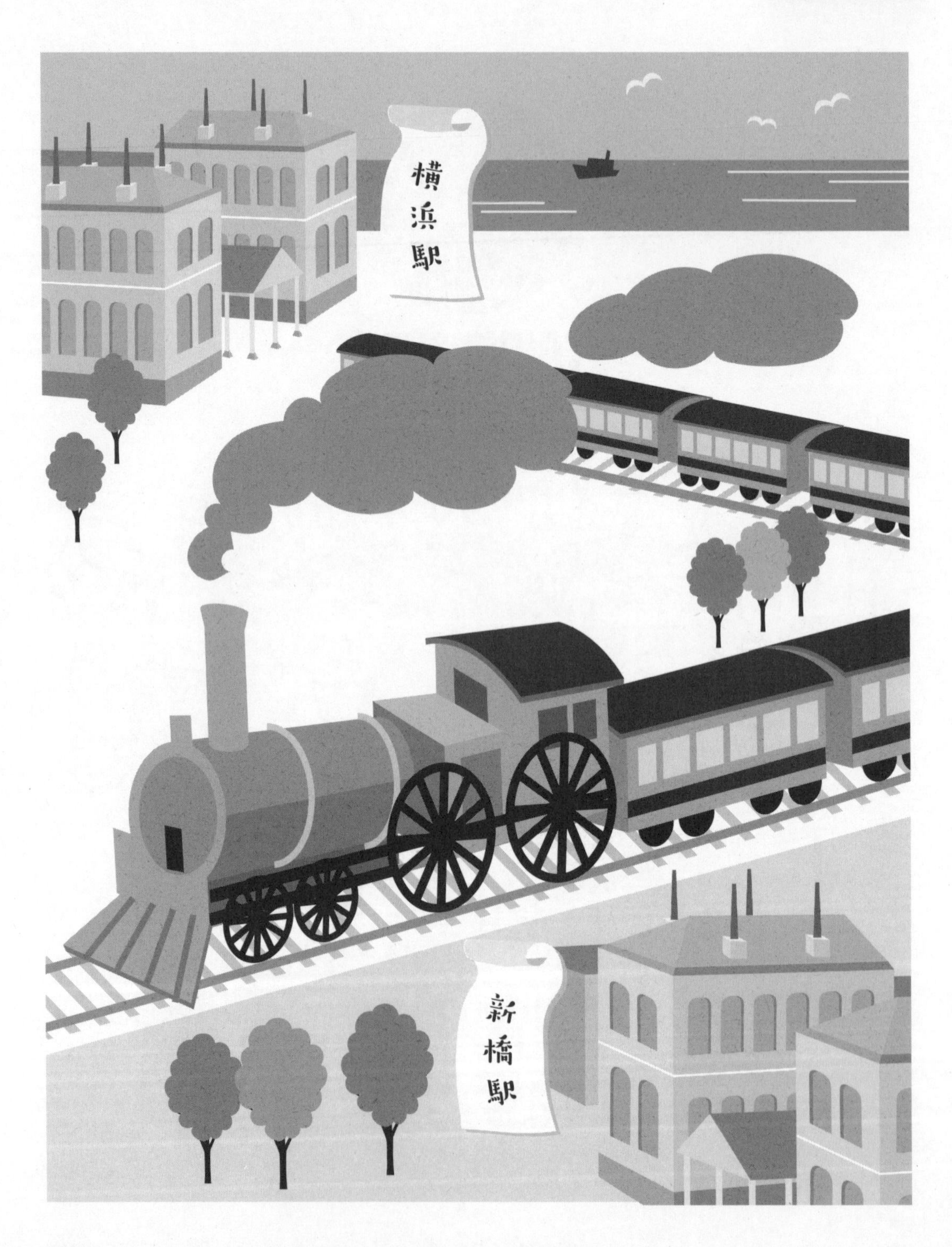

イギリスの支援を受け、着工から2年半後の明治5(1872)年、新橋―横浜間に日本で最初の鉄道が完成しました。鉄道開通をモチーフにした問題です。左と右の絵を見くらべて、ちがっている部分をさがし、右の絵に丸をつけましょう。

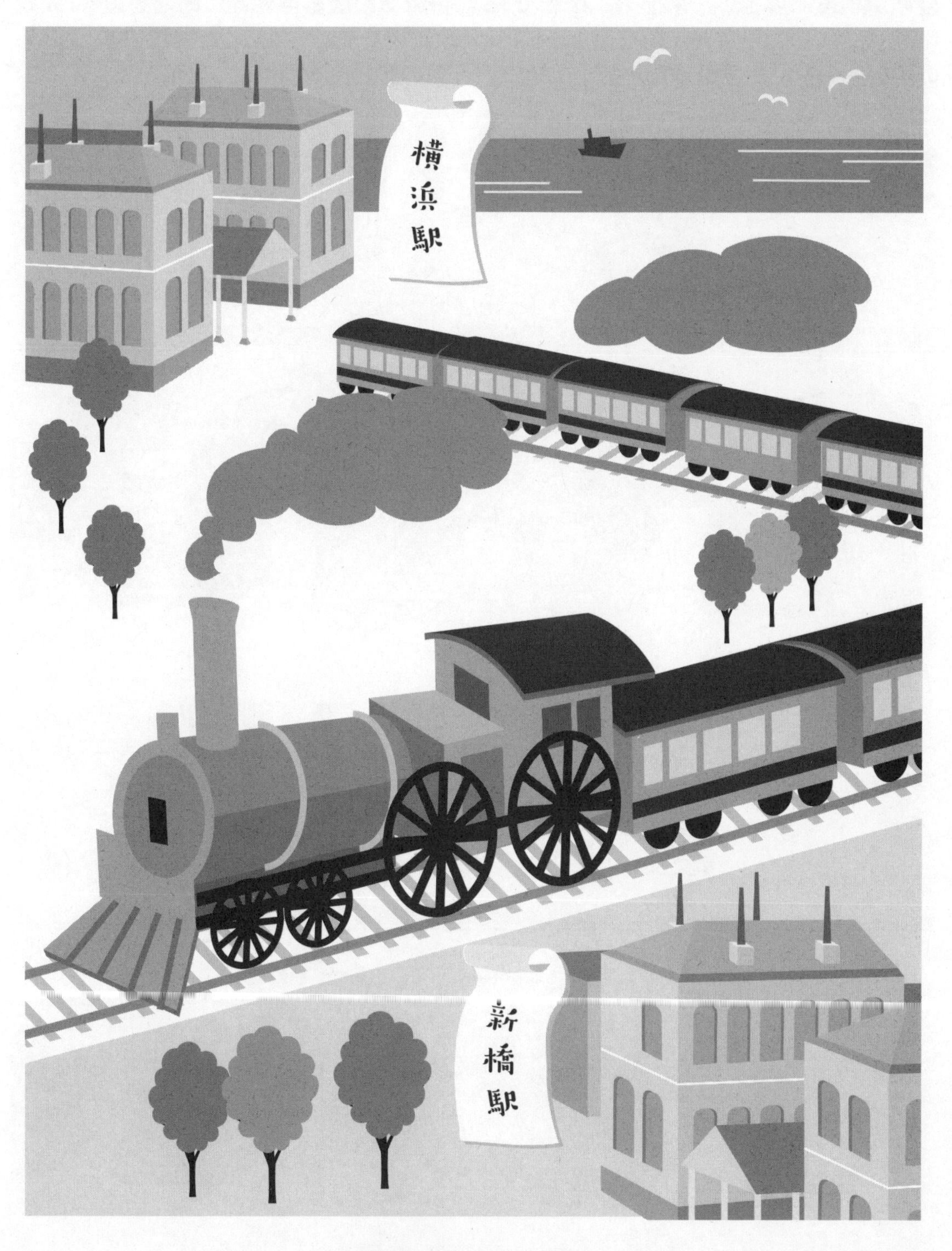

【解答は166ページ】

65
ニュース

月　日

開始　時　分　秒

終了　時　分　秒

所要時間　分　秒

慶応3（1867）年10月、京都の二条城で15代将軍徳川慶喜は朝廷に政権を返す「大政奉還」を行い、江戸時代が幕を閉じました。大政奉還をモチーフにした問題です。上と下の絵を見くらべて、ちがっている部分をさがし、下の絵に丸をつけましょう。

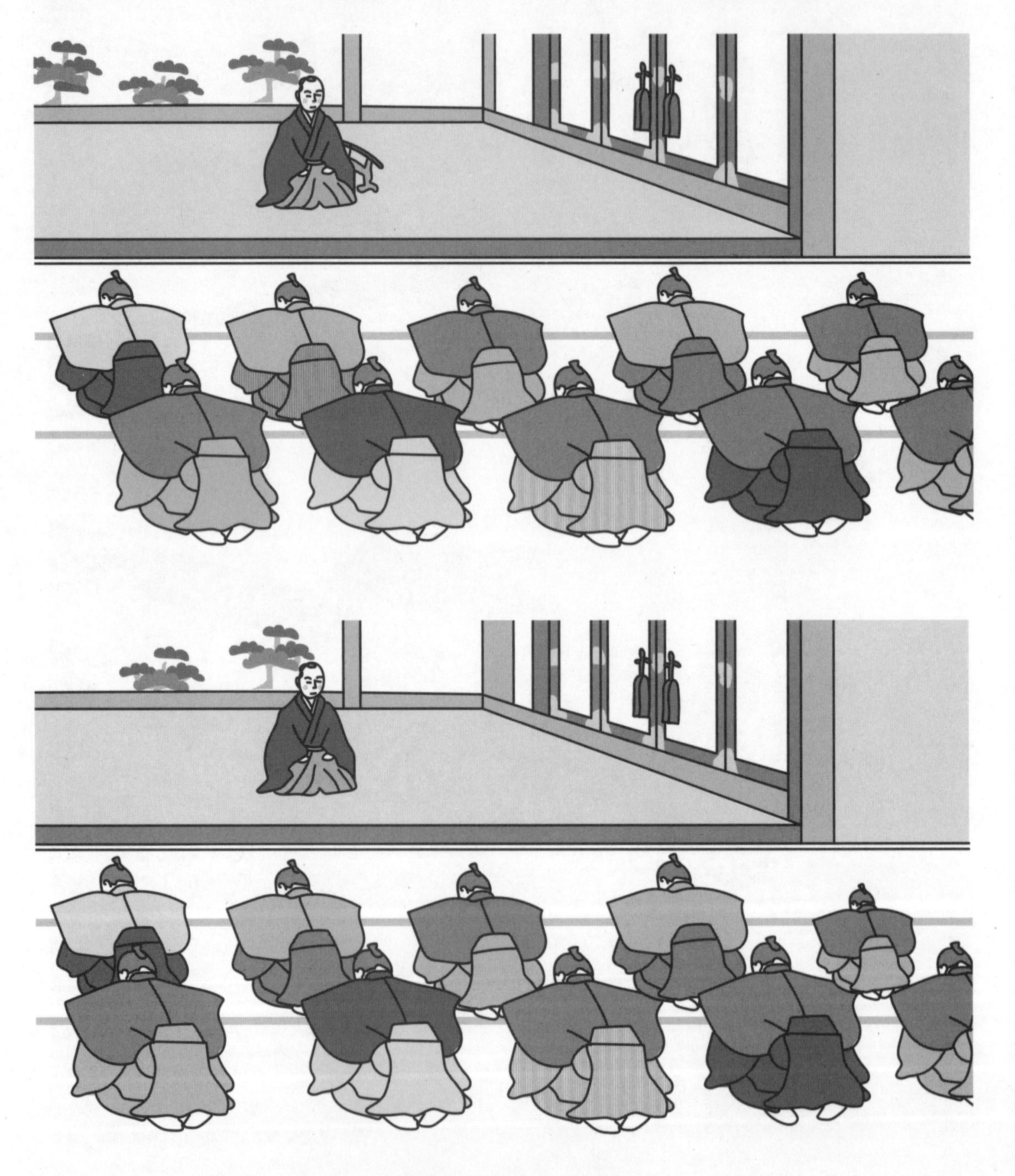

【解答は166ページ】

66 世界の名画

月　日

開始　時　分　秒

終了　時　分　秒

所要時間　分　秒

L・ダ・ヴィンチの『最後の晩餐』をモチーフにした問題です。上と下の絵を見くらべて、ちがっている部分をさがし、下の絵に丸をつけましょう。

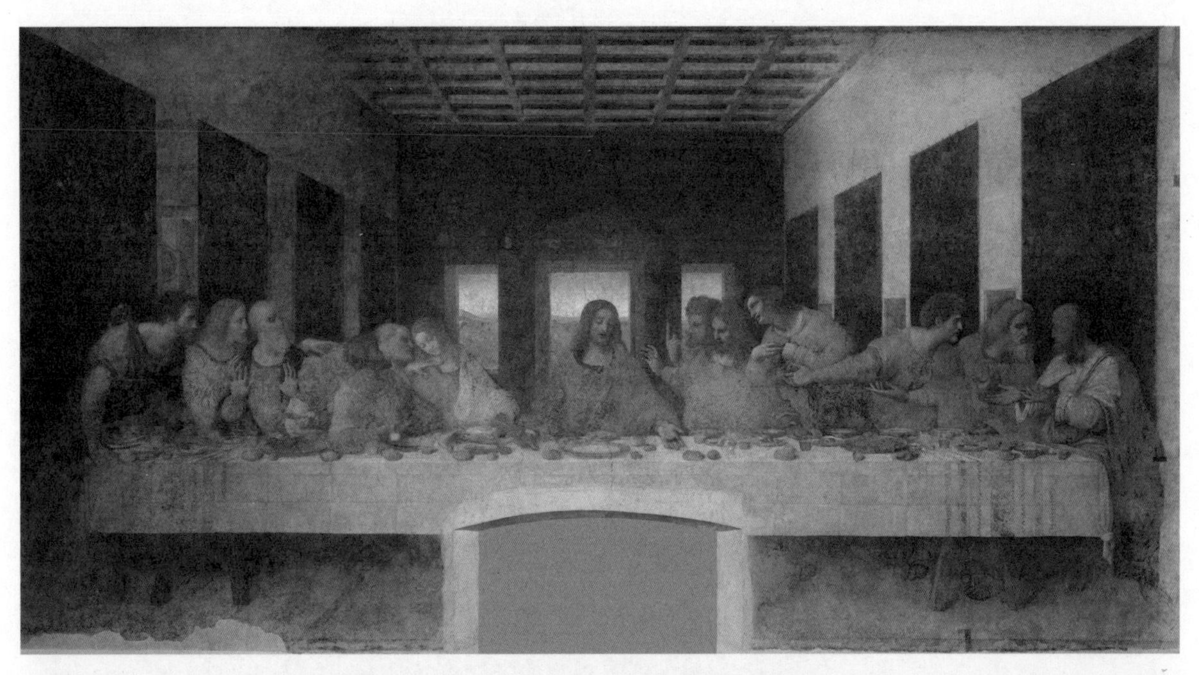

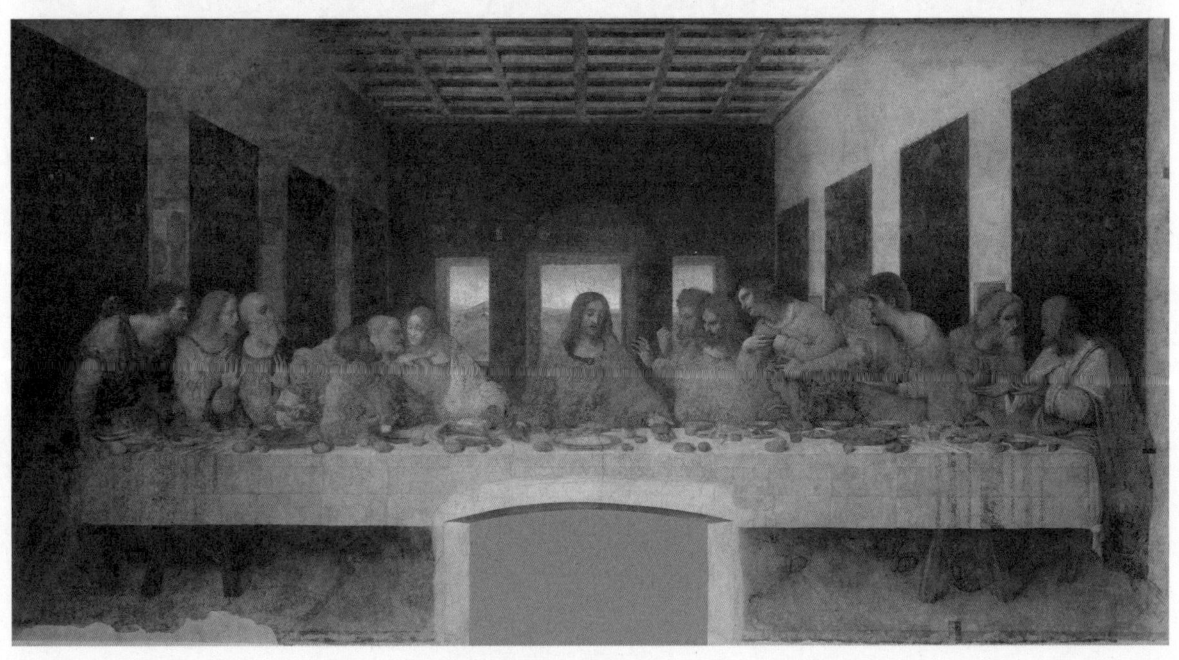

【解答は166ページ】

67 世界の名画

月　日

開始　時　分　秒

終了　時　分　秒

所要時間　分　秒

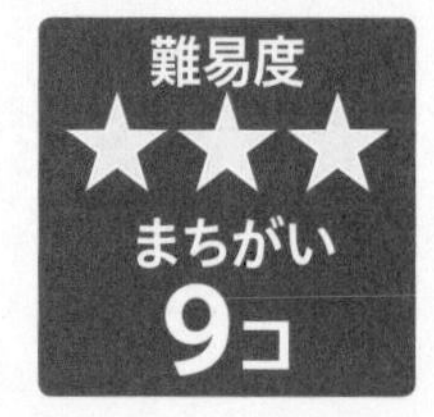

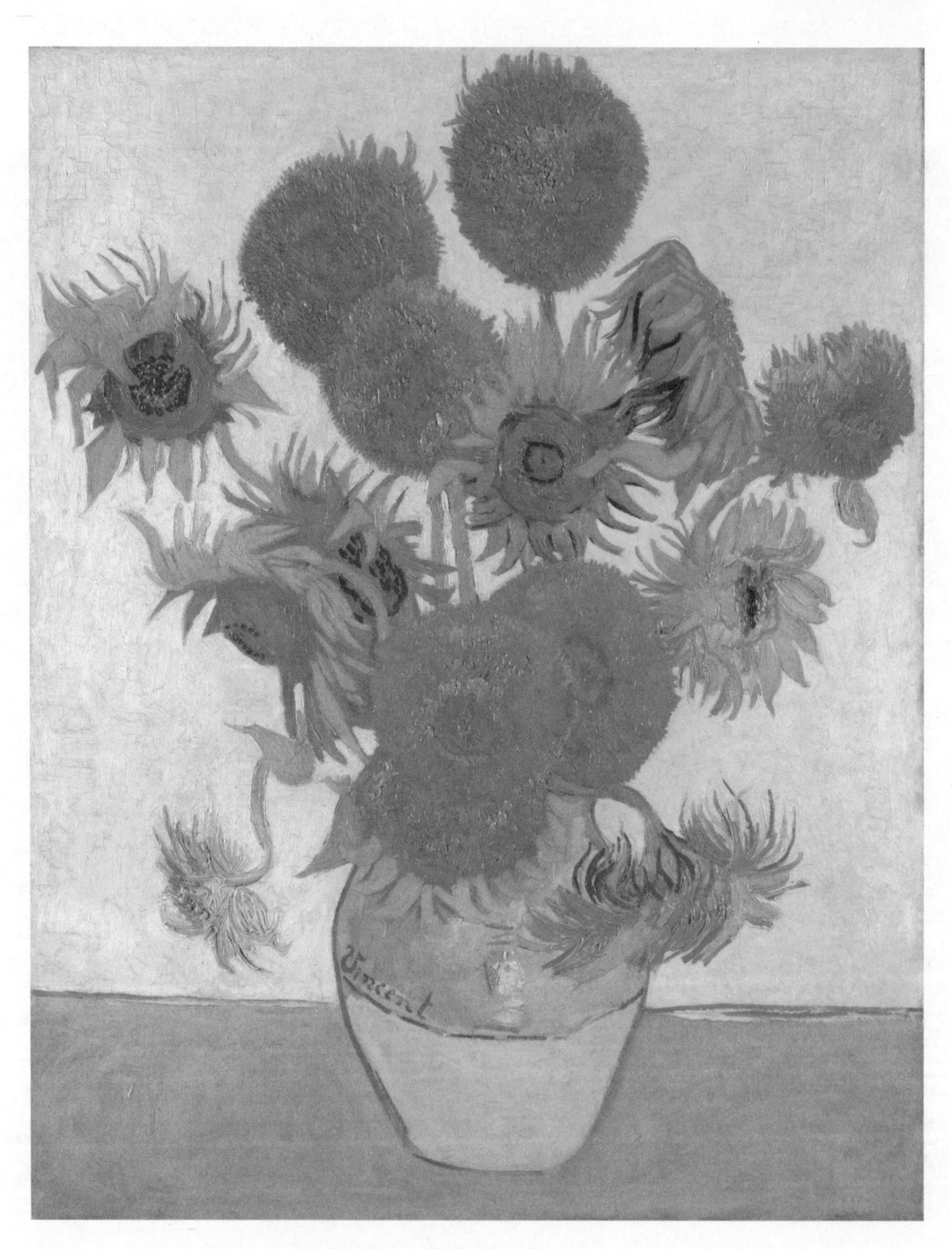

V・V・ゴッホの『ひまわり』をモチーフにした問題です。左と右の絵を見くらべて、ちがっている部分をさがし、右の絵に丸をつけましょう。

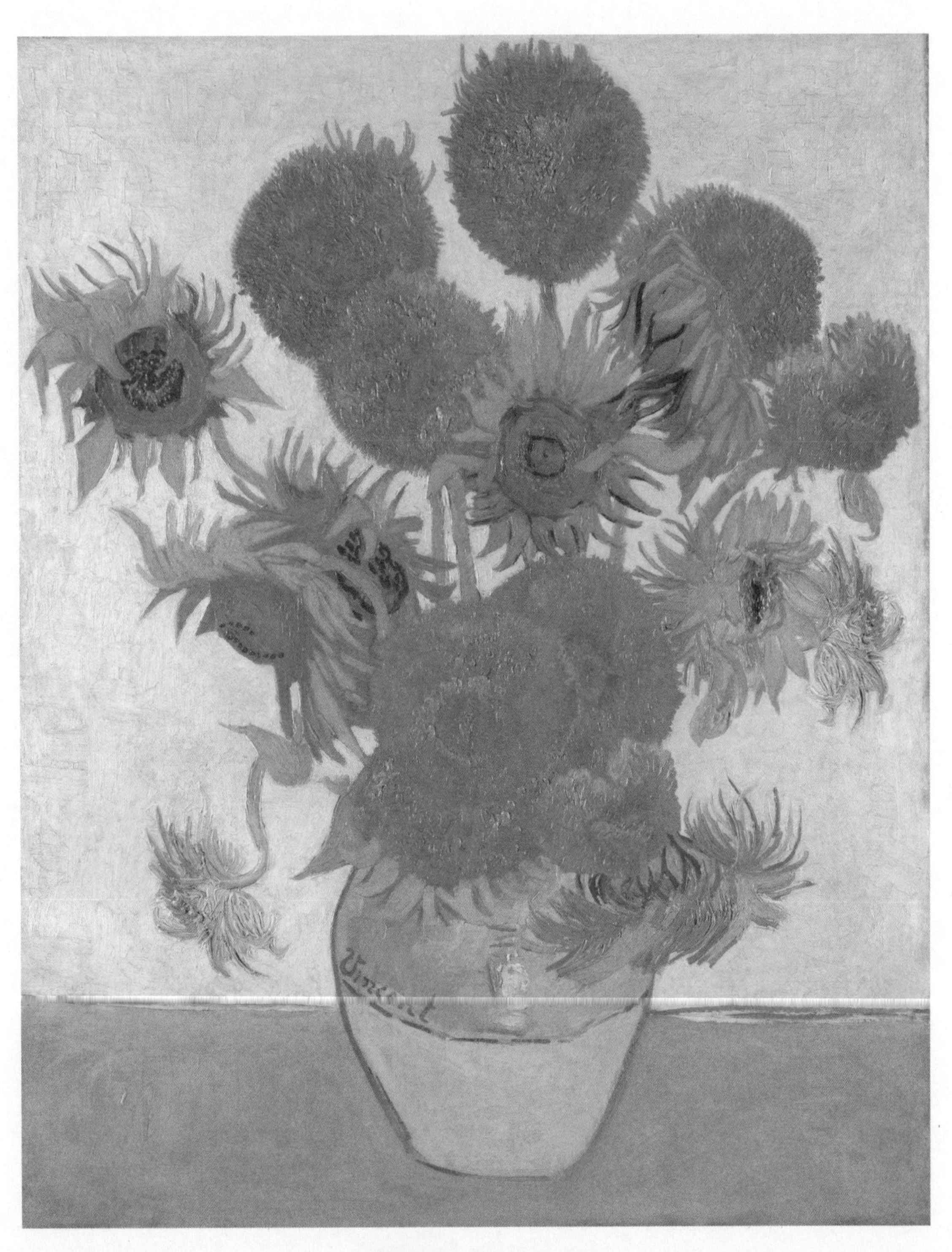

【解答は167ページ】

68 暮らし

月	日

開始　　時　分　秒

終了　　時　分　秒

所要時間　　分　秒

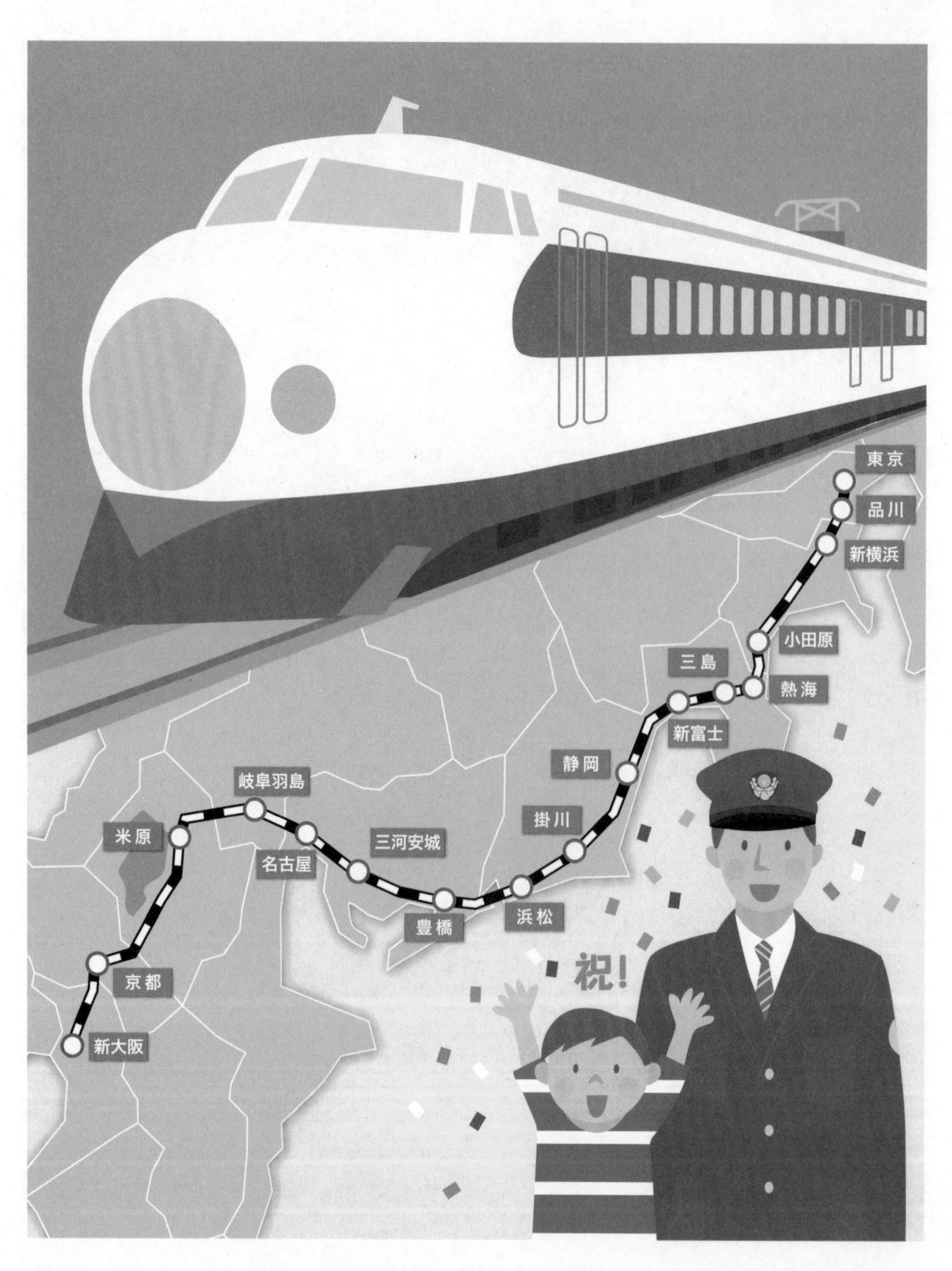

東京オリンピック開会直前の昭和39（1964）年10月1日、東京―新大阪間に「東海道新幹線」が開業。“夢の超特急”といわれ、日本初の新幹線であると同時に世界初の高速鉄道でもありました。東海道新幹線をモチーフにした問題です。左と右の絵を見くらべて、ちがっている部分をさがし、右の絵に丸をつけましょう。

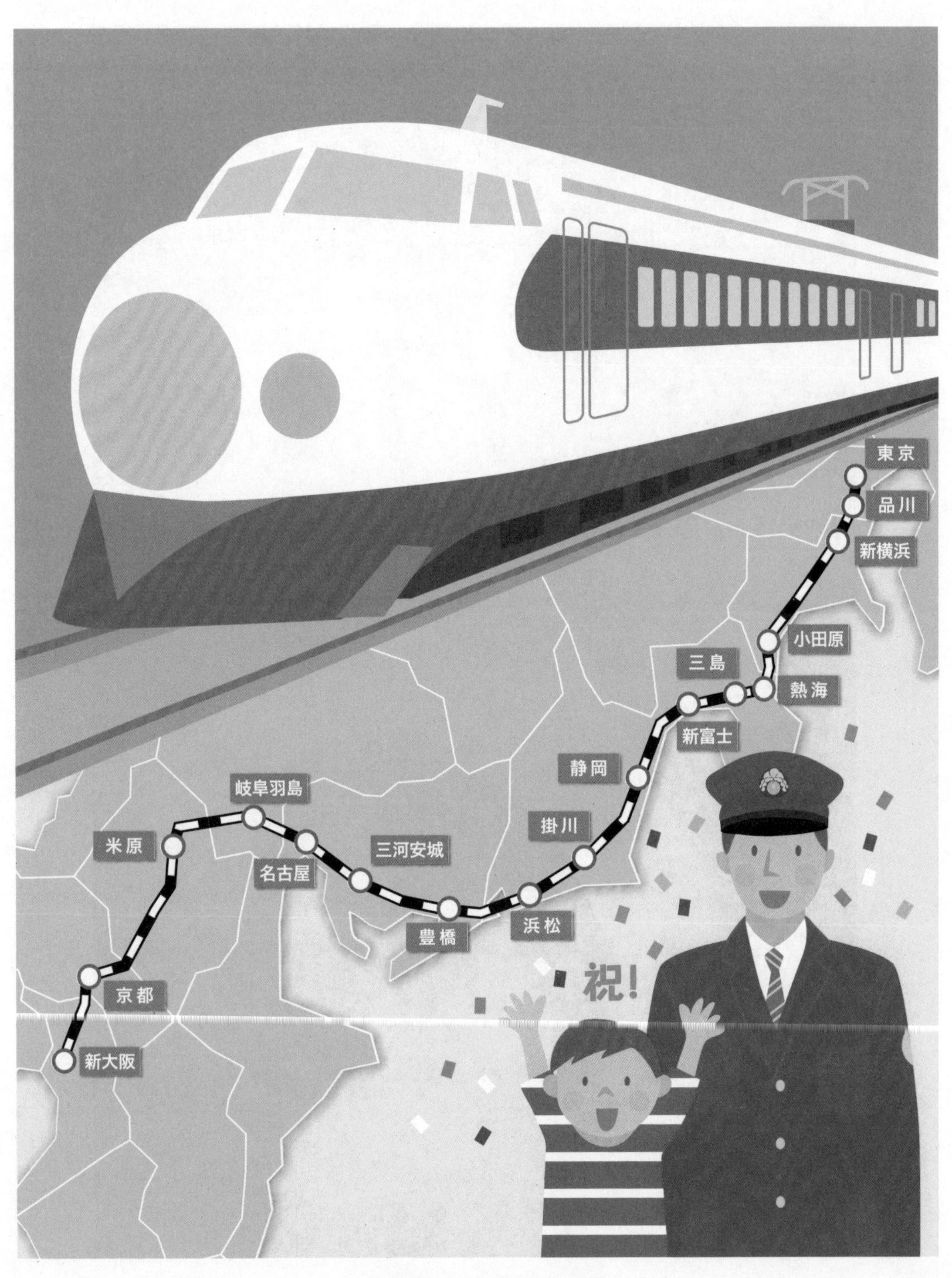

【解答は167ページ】

69
日本の名画

月　　日

開始　　時　　分　　秒

終了　　時　　分　　秒

所要時間　　分　　秒

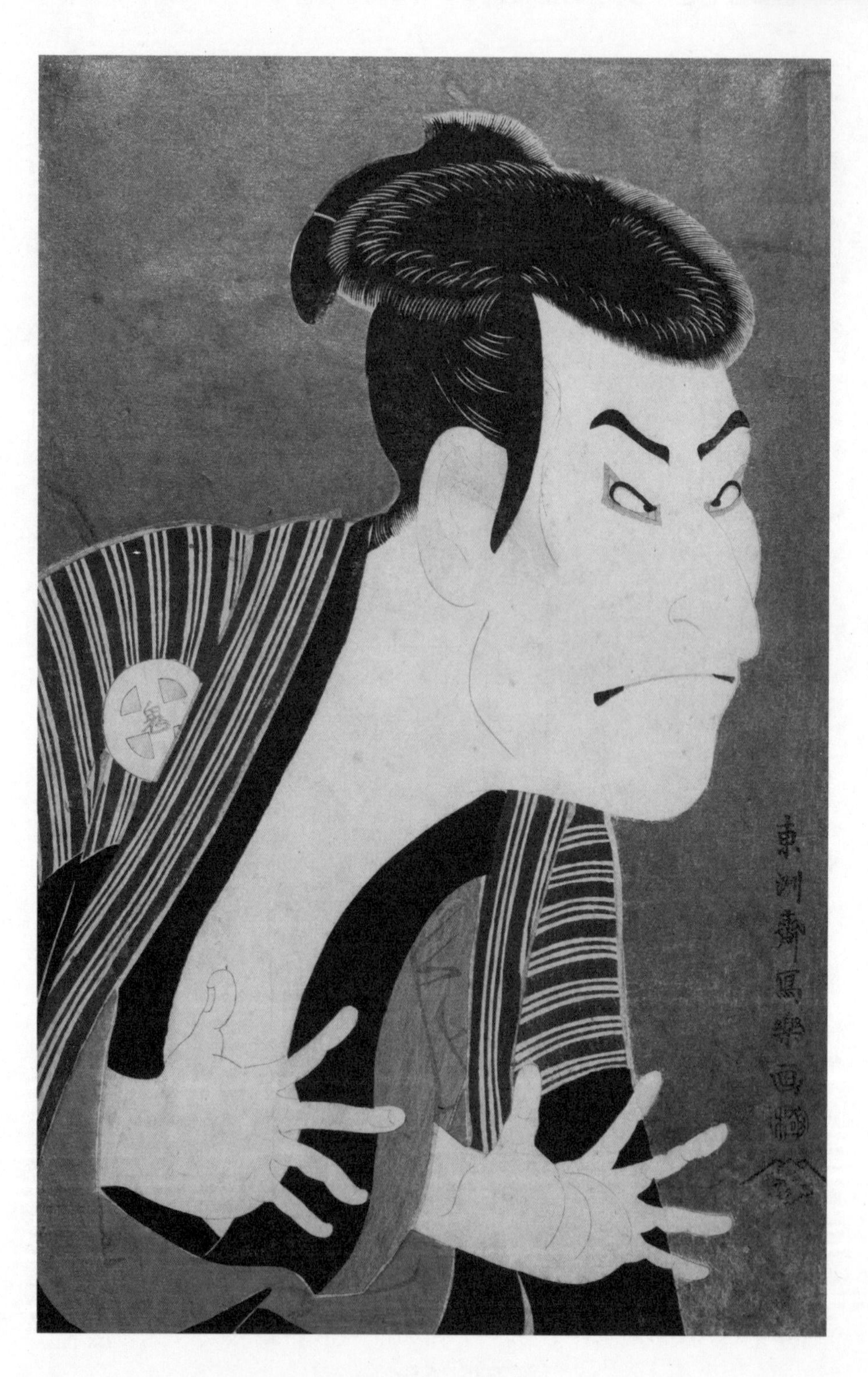

東洲斎写楽の浮世絵をモチーフにした問題です。左と右の絵を見くらべて、ちがっている部分をさがし、右の絵に丸をつけましょう。

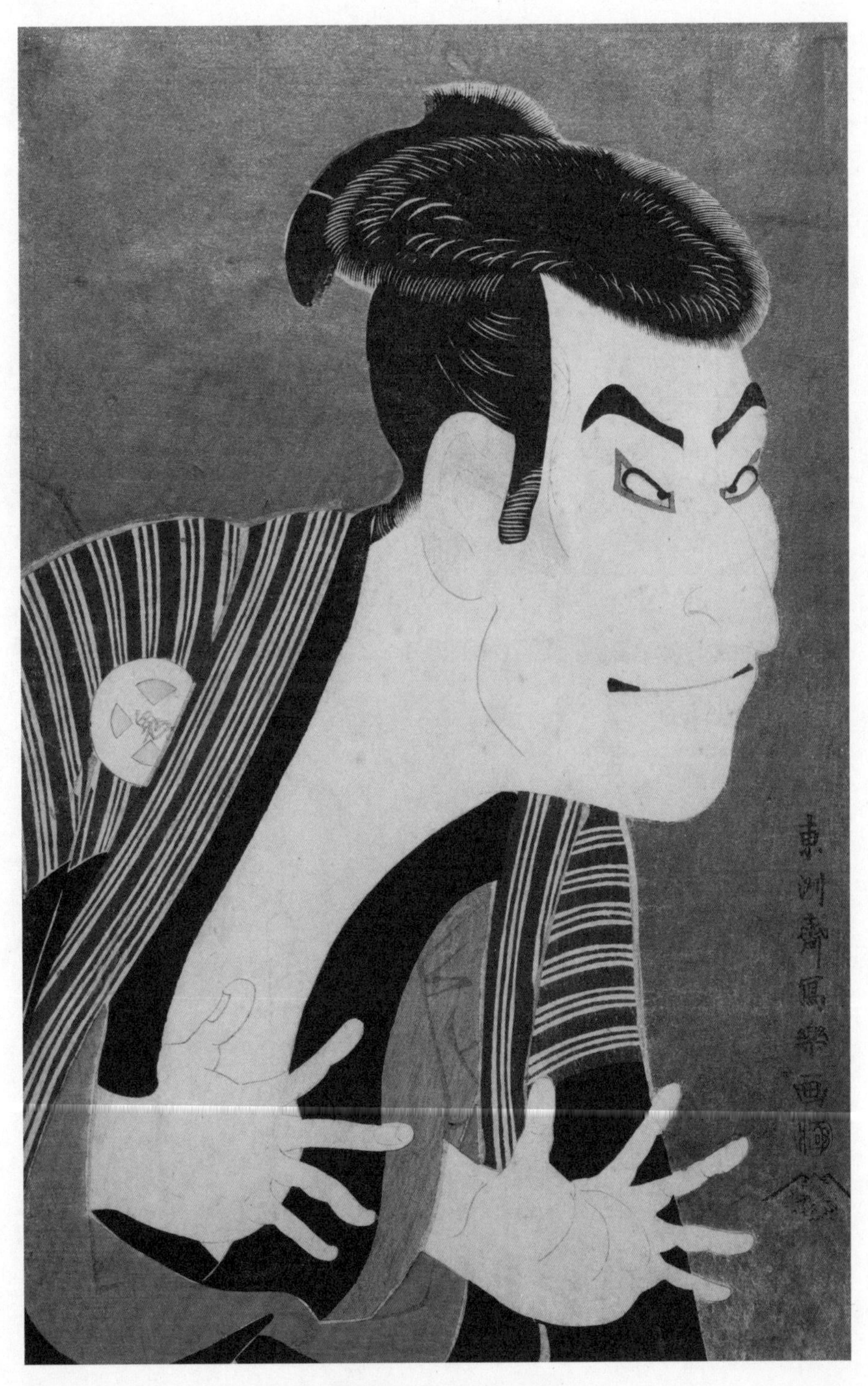

【解答は167ページ】

70 歴史

月　日

開始　時　分　秒
終了　時　分　秒
所要時間　分　秒

難易度 ★★★
まちがい 9コ

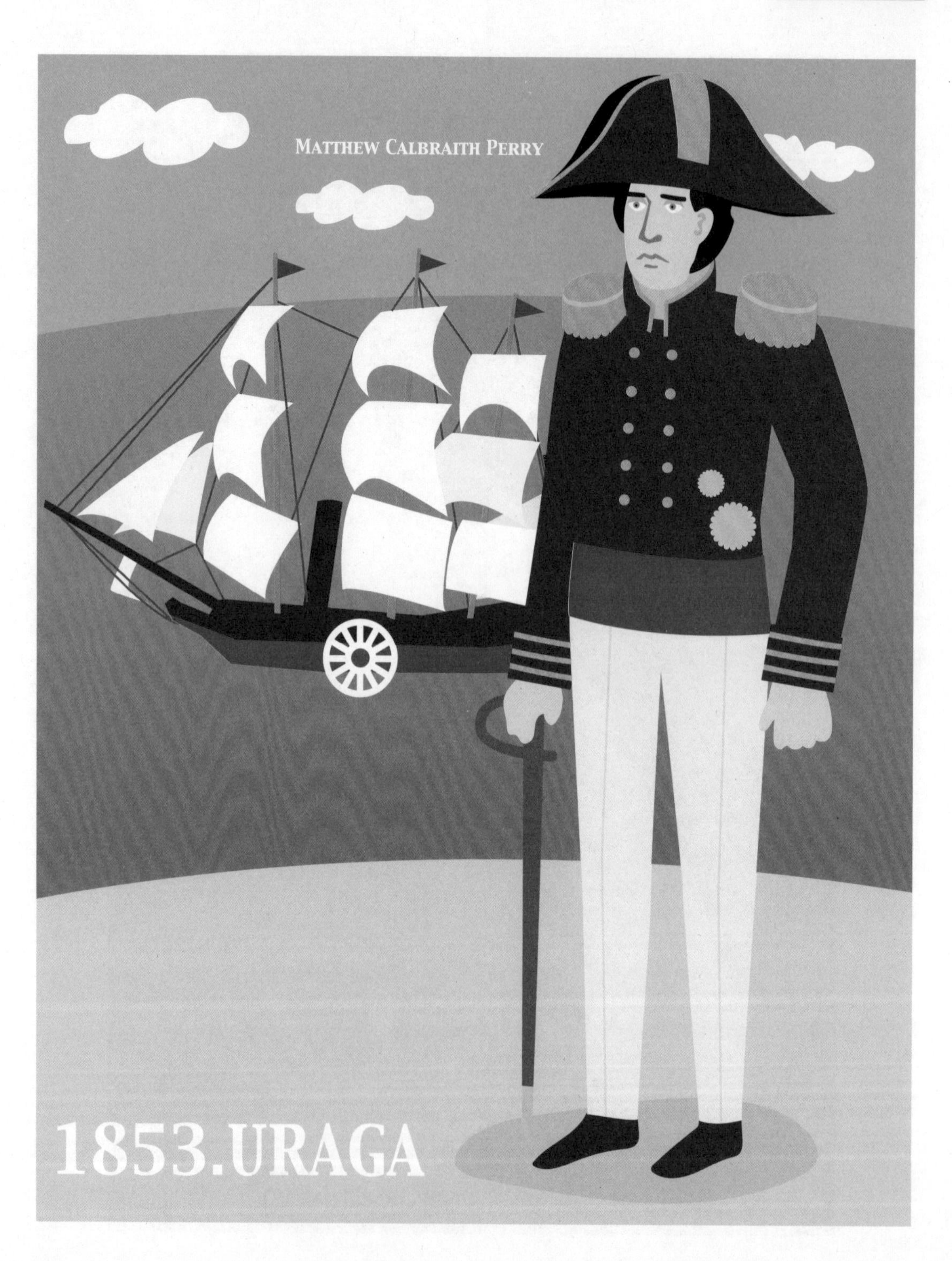

嘉永6(1853)年、アメリカ海軍東インド艦隊の司令長官ペリーが4隻の黒船を率いて浦賀沖に来航し開国を迫りました。黒船来航をモチーフにした問題です。左と右の絵を見くらべて、ちがっている部分をさがし、右の絵に丸をつけましょう。

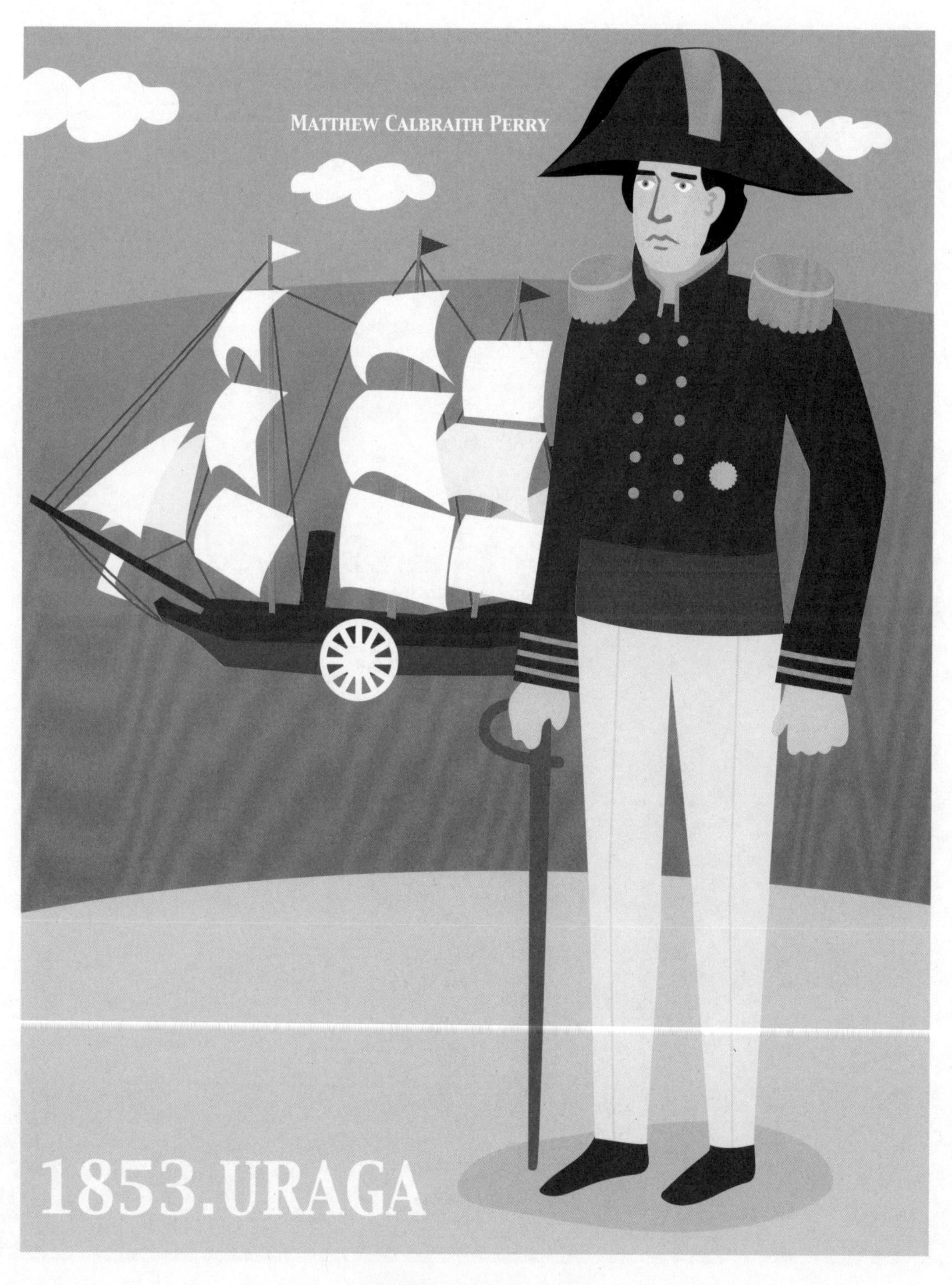

【解答は167ページ】

71 世界の名画

月　日

開始　時　分　秒

終了　時　分　秒

所要時間　分　秒

難易度 ★★★

まちがい 13コ

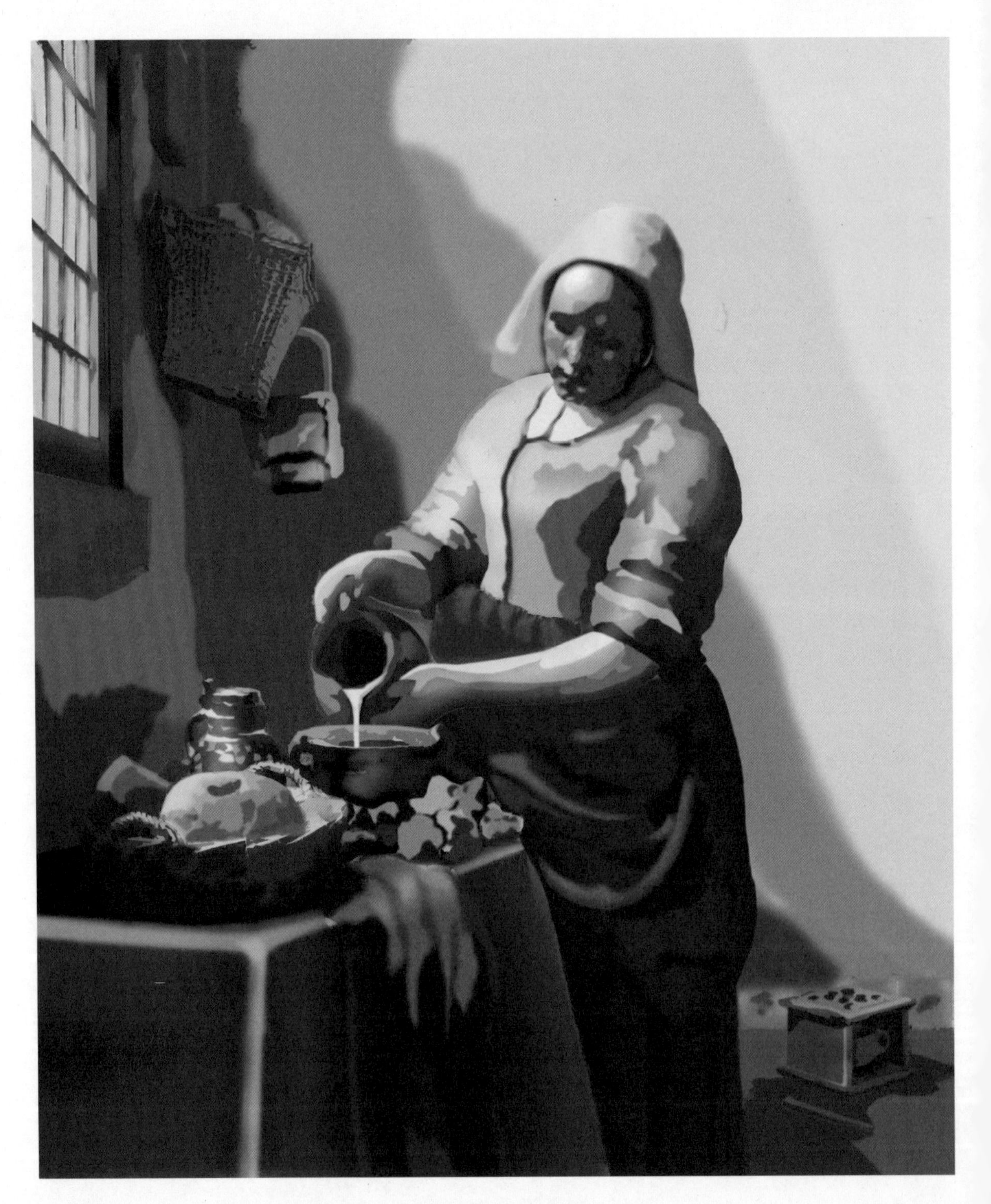

J・フェルメールの『牛乳を注ぐ女』をモチーフにした問題です。左と右の絵を見くらべて、ちがっている部分をさがし、右の絵に丸をつけましょう。

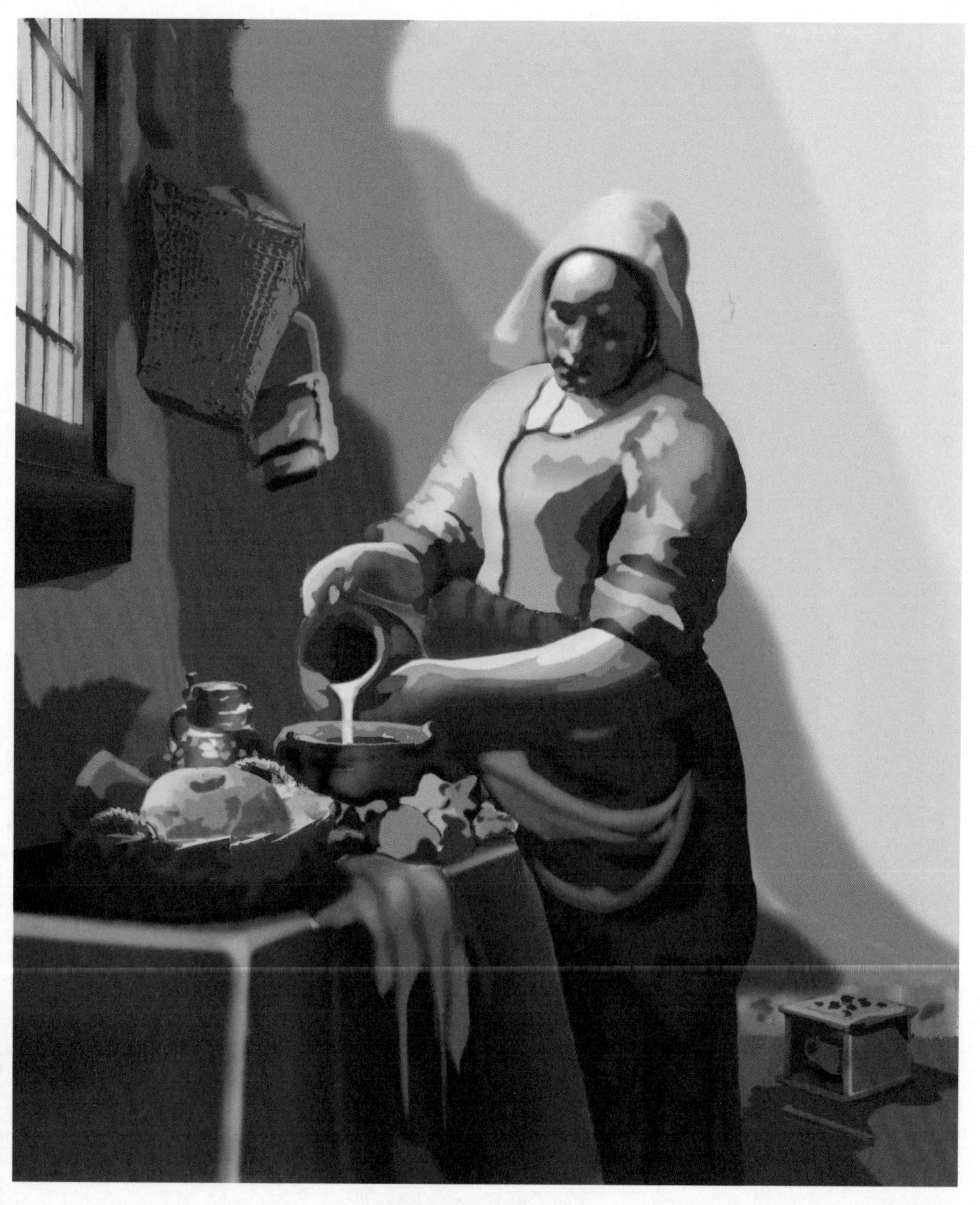

【解答は168ページ】

72
世界の名所

月　　日

開始　　時　　分　　秒

終了　　時　　分　　秒

所要時間　　分　　秒

難易度 ★★★
まちがい 12コ

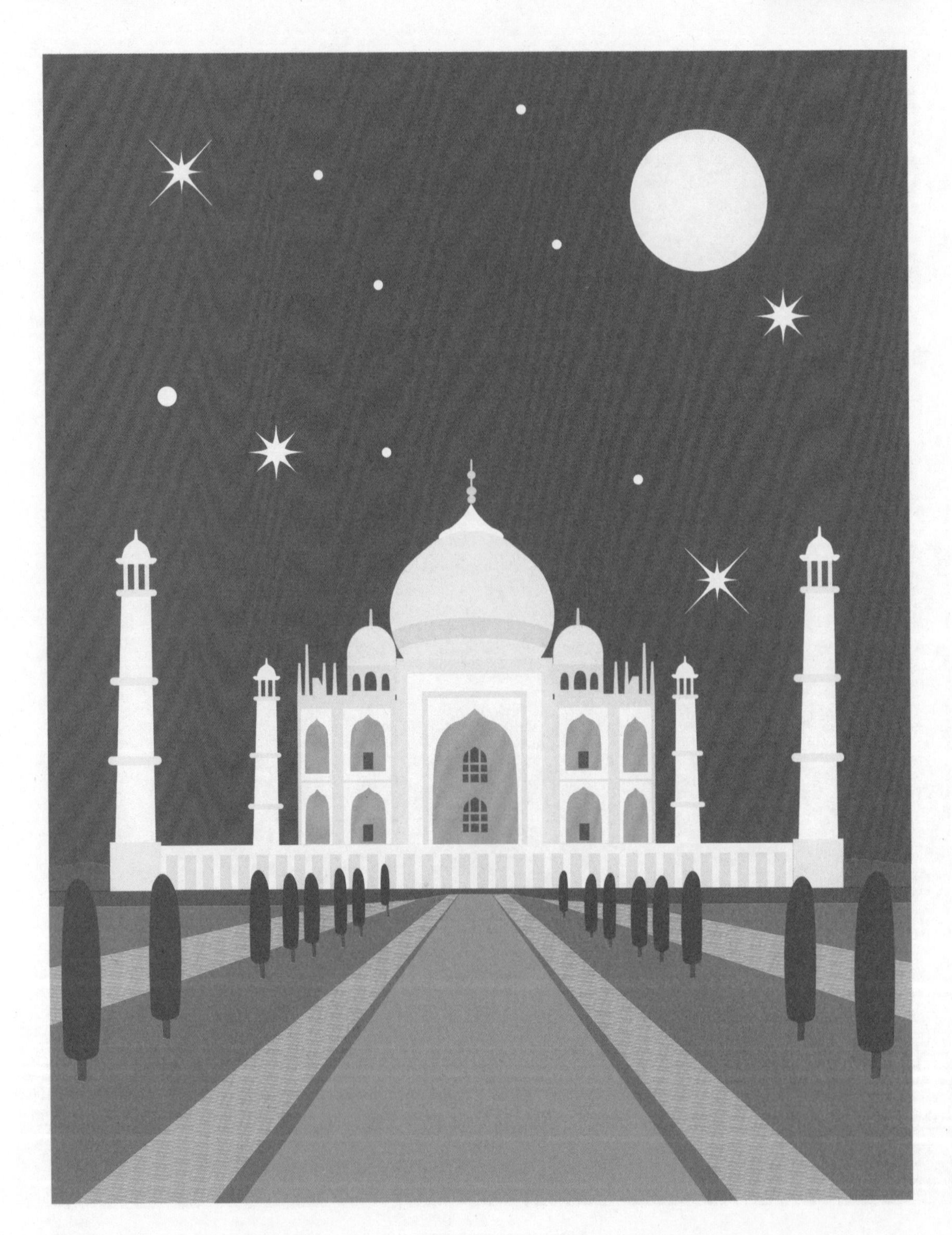

インドの「タージ・マハル」を描いた問題です。左と右の絵を見くらべて、ちがっている部分をさがし、右の絵に丸をつけましょう。

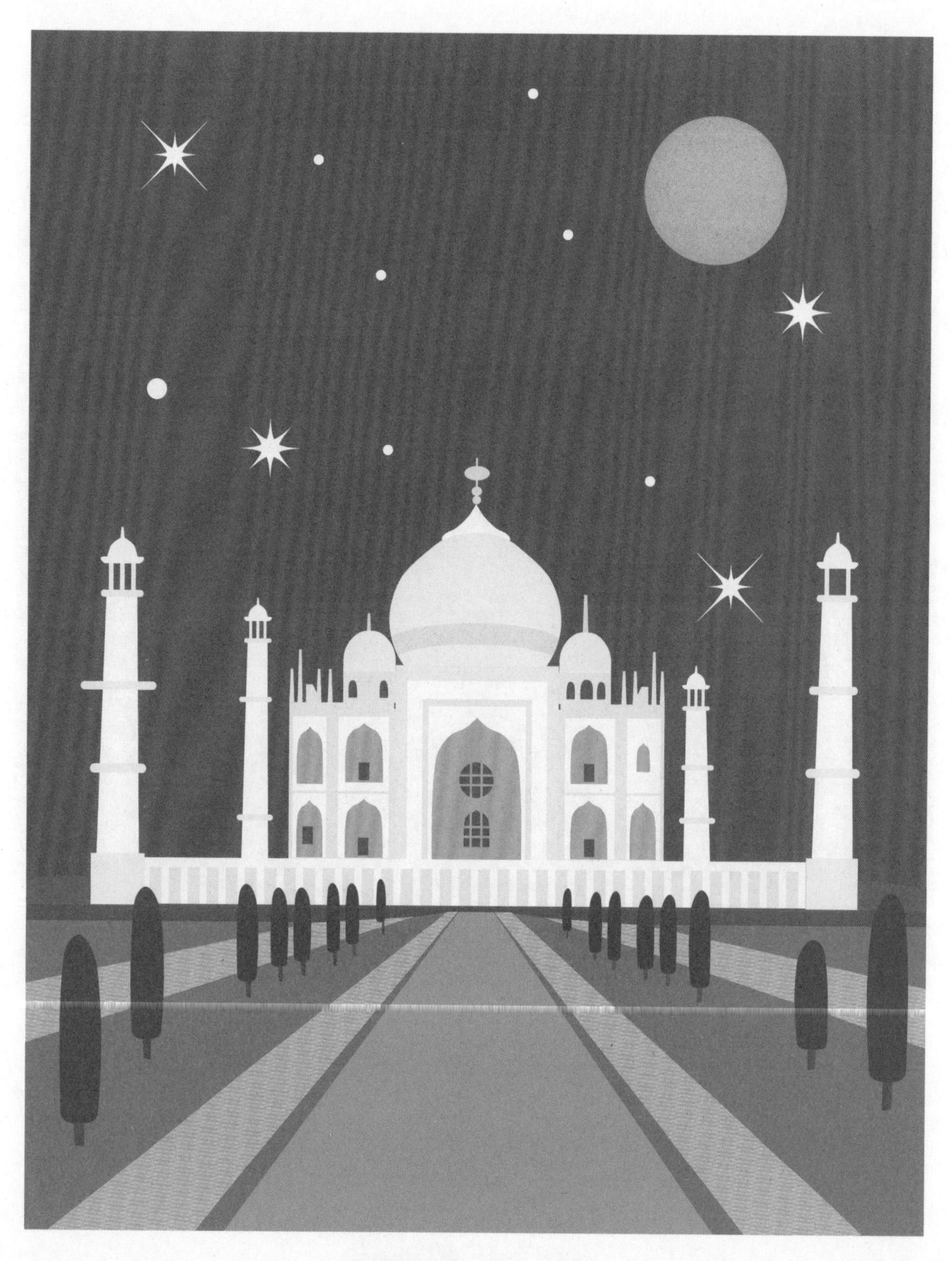

【解答は168ページ】

73 日本の名画

月　日

開始　時　分　秒

終了　時　分　秒

所要時間　分　秒

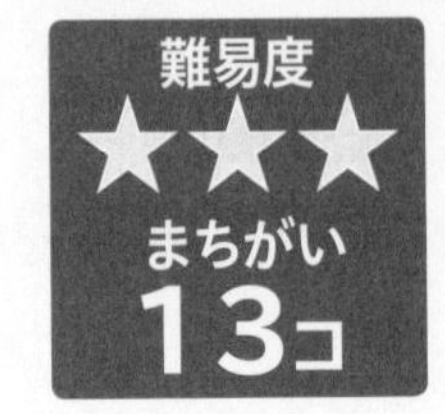

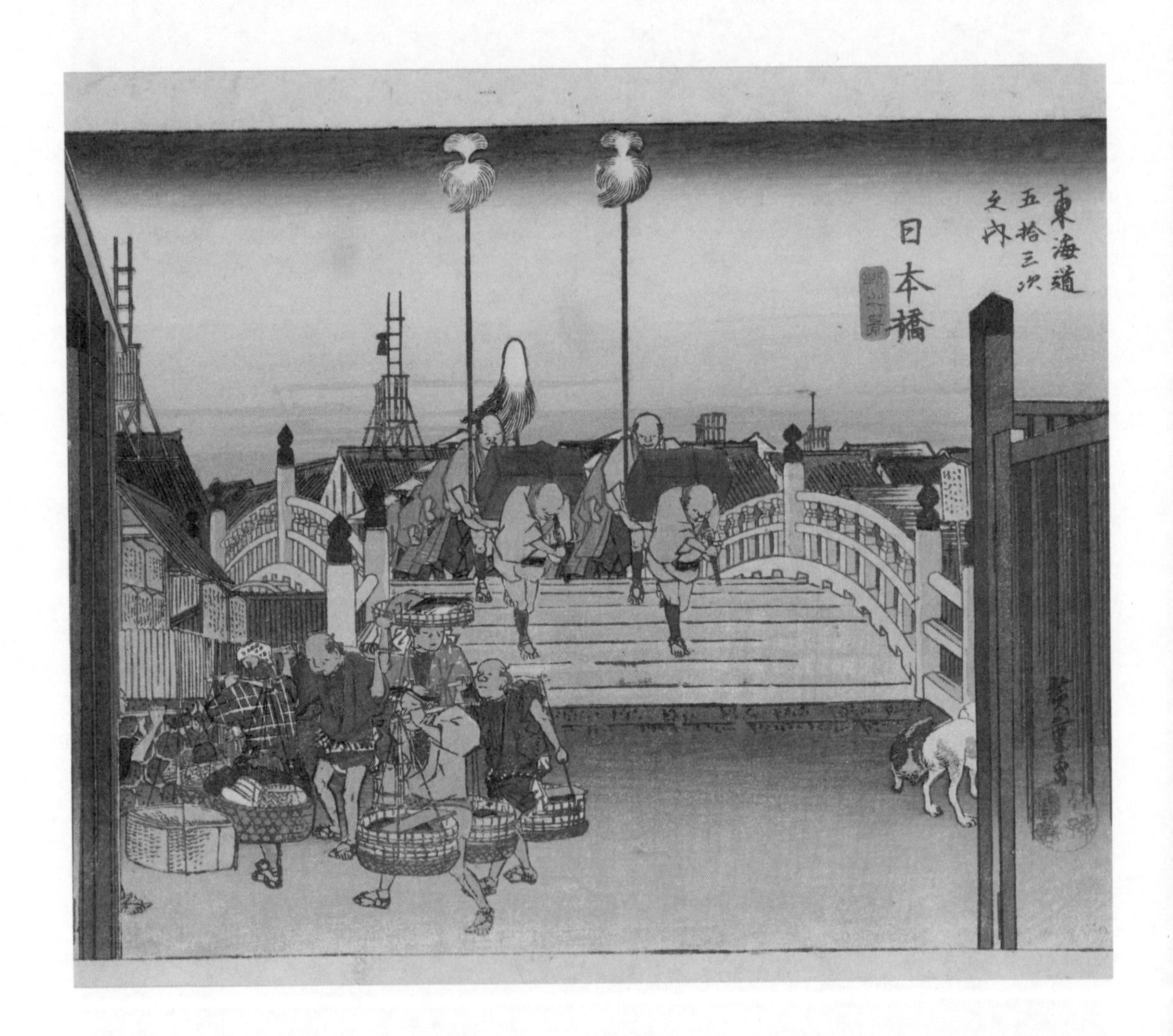

歌川広重の『東海道五十三次』の「日本橋」をモチーフにした問題です。左と右の絵を見くらべて、ちがっている部分をさがし、右の絵に丸をつけましょう。

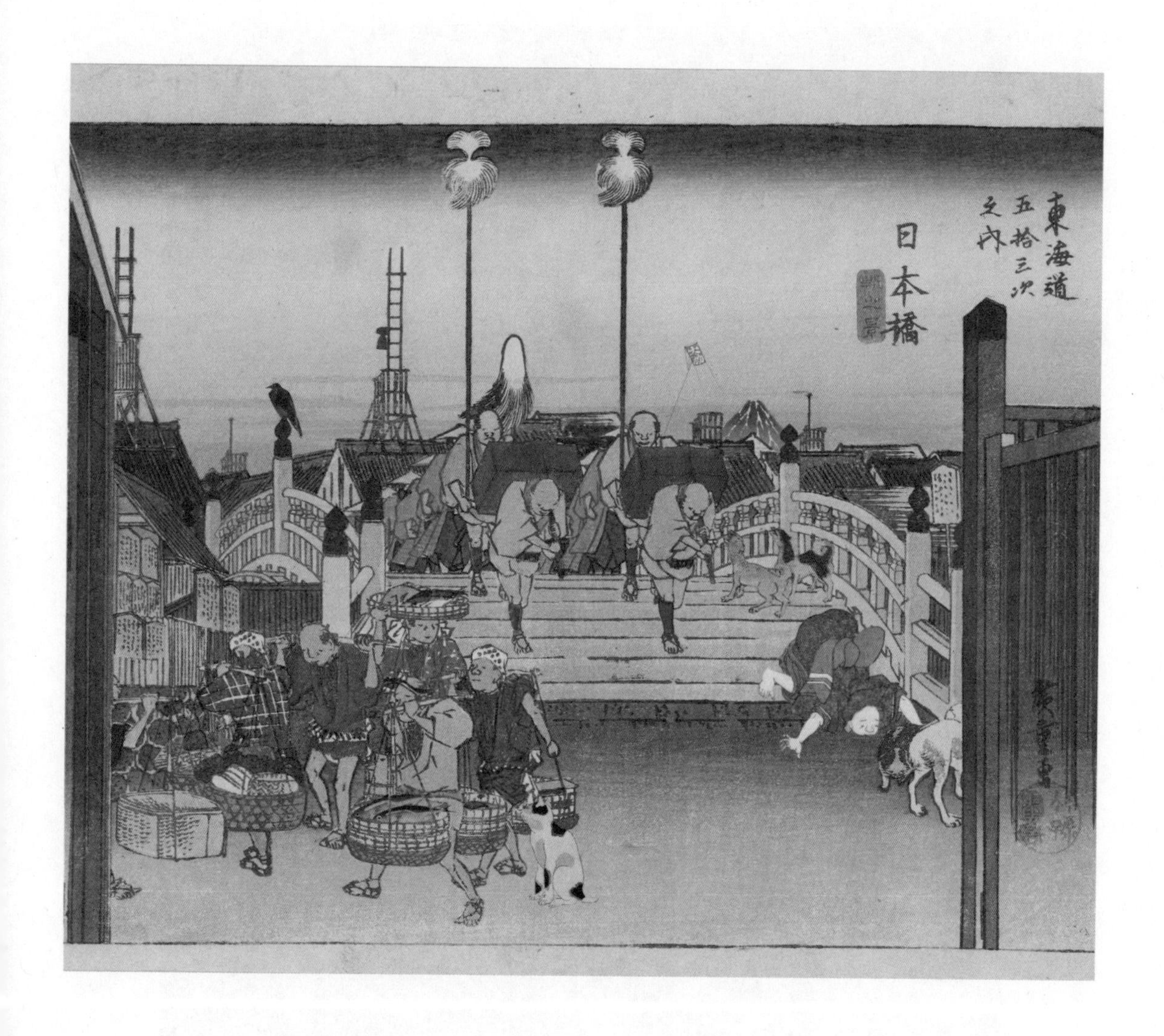

【解答は168ページ】

74 世界の名画

月　日

開始	時	分	秒
終了	時	分	秒
所要時間		分	秒

難易度 ★★★
まちがい 10コ

P・A・ルノワールの『ムーラン・ド・ラ・ギャレットの舞踏会』をモチーフにした問題です。上と下の絵を見くらべて、ちがっている部分をさがし、下の絵に丸をつけましょう。

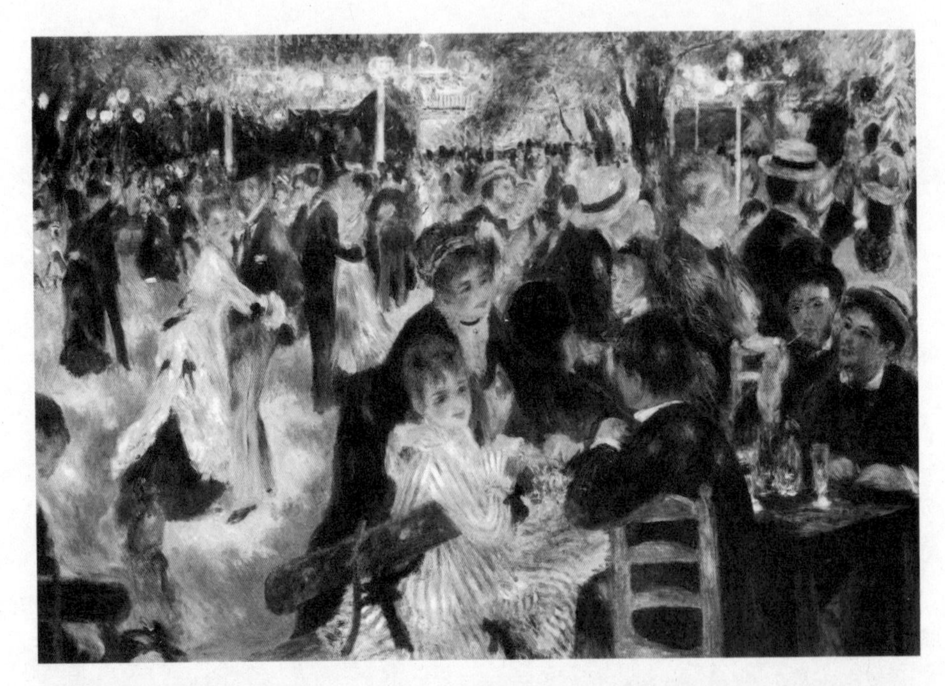

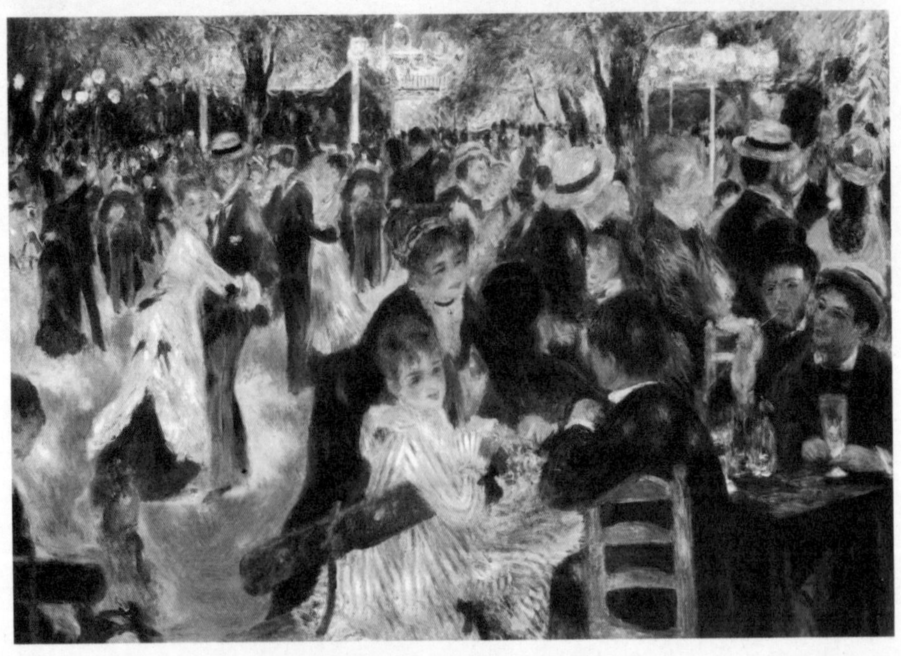

【解答は168ページ】

75 ニュース

月　日

開始　時　分　秒
終了　時　分　秒
所要時間　分　秒

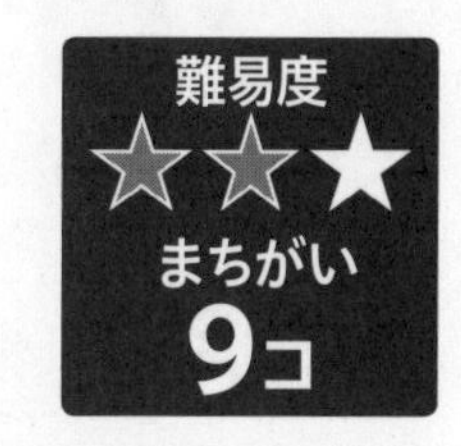

明仁天皇の退位により平成31（2019）年5月1日、「平成」から「令和」に改元されました。4月1日の記者会見でのちに首相となる菅義偉官房長官が新元号を発表しました。上と下の絵を見くらべて、ちがっている部分をさがし、下の絵に丸をつけましょう。

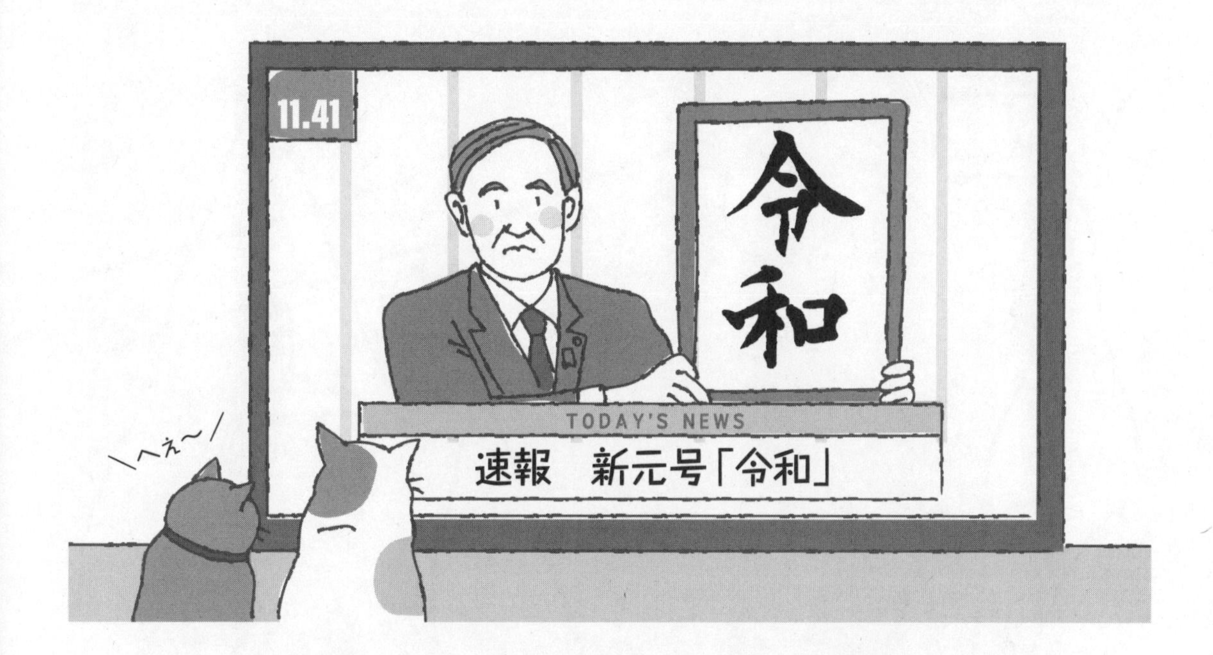

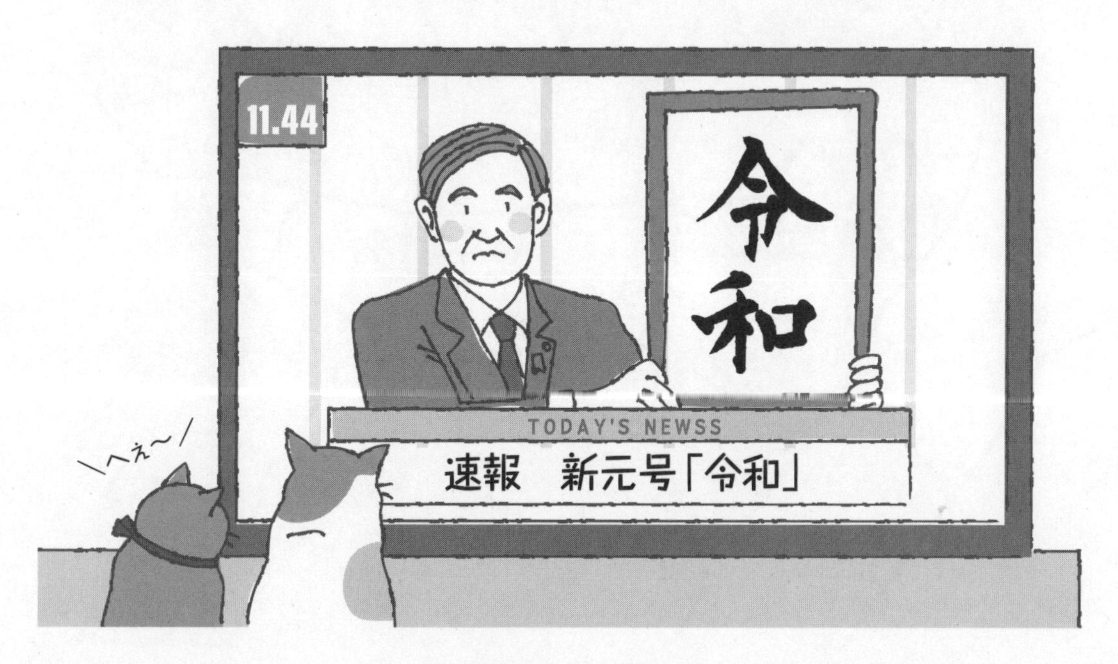

【解答は169ページ】

76
乗り物

月　日

開始　時　分　秒

終了　時　分　秒

所要時間　分　秒

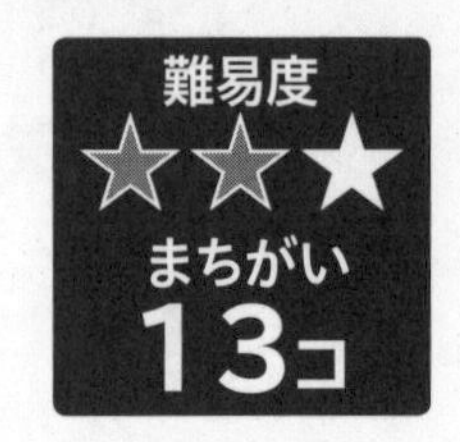

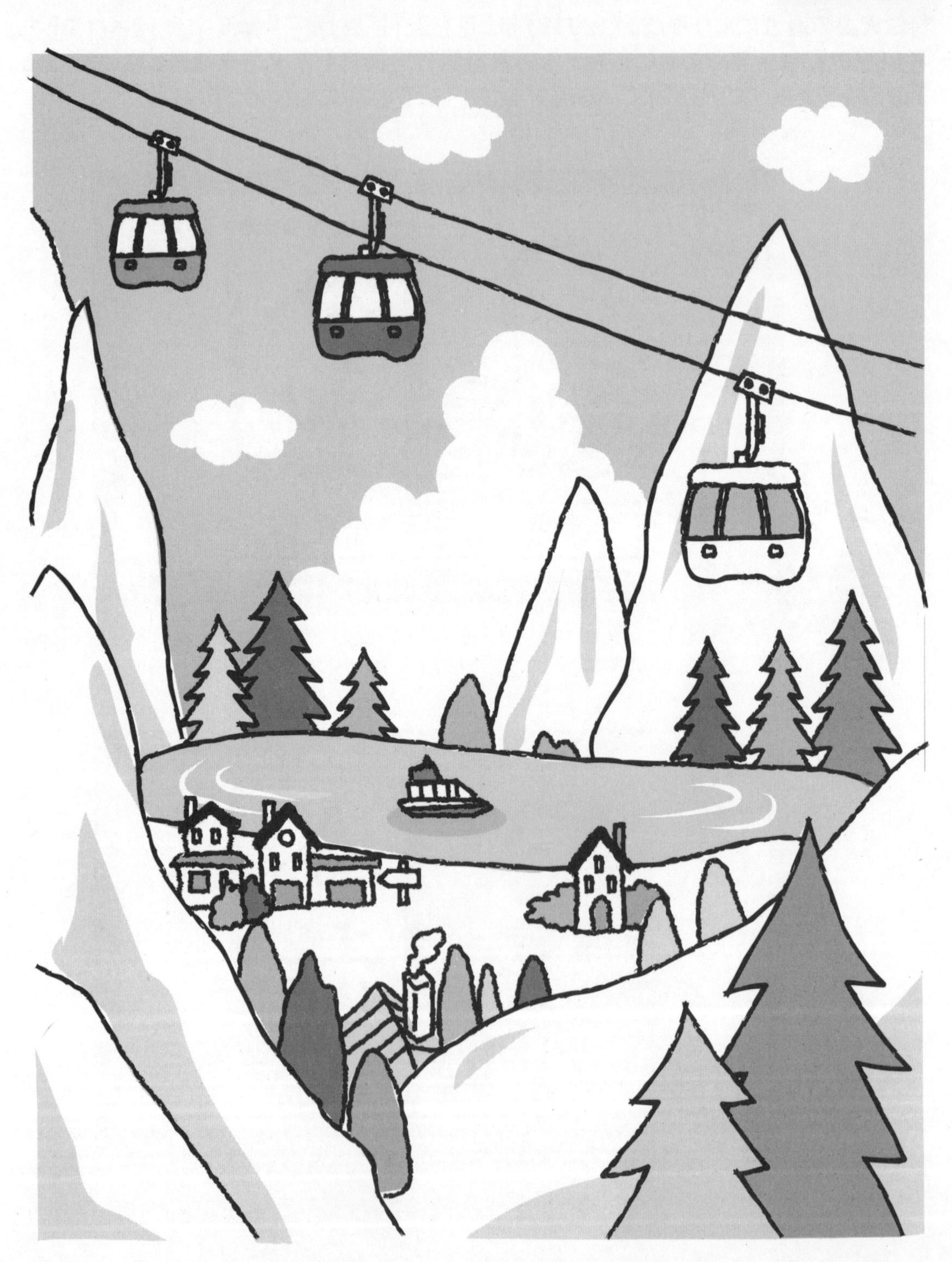

ロープウェイとまわりの景色を描いた問題です。左と右の絵を見くらべて、ちがっている部分をさがし、右の絵に丸をつけましょう。

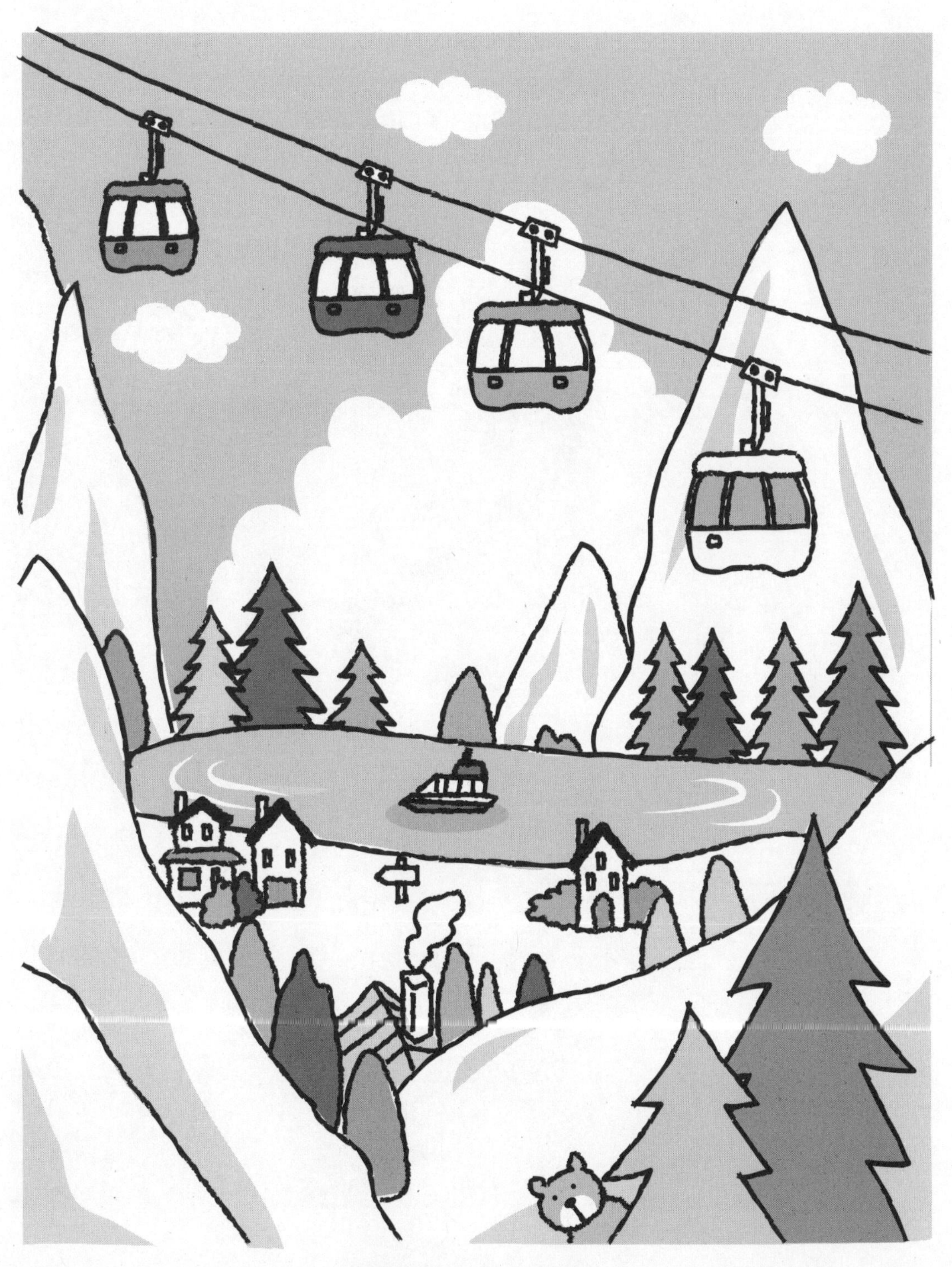

【解答は169ページ】

77
世界の名所

月　　日

開始　　時　　分　　秒

終了　　時　　分　　秒

所要時間　　分　　秒

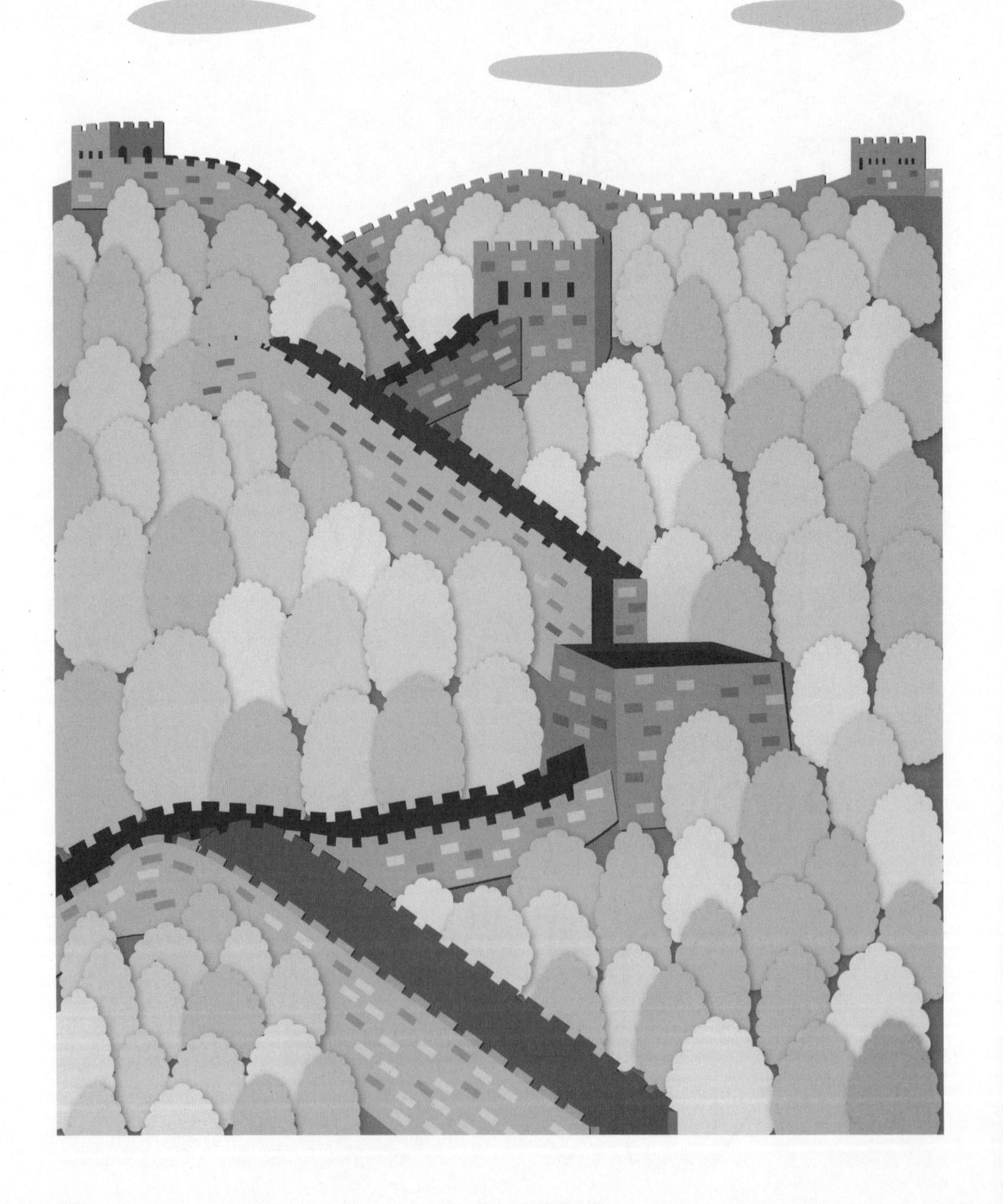

中国の「万里の長城」を描いた問題です。左と右の絵を見くらべて、ちがっている部分をさがし、右の絵に丸をつけましょう。

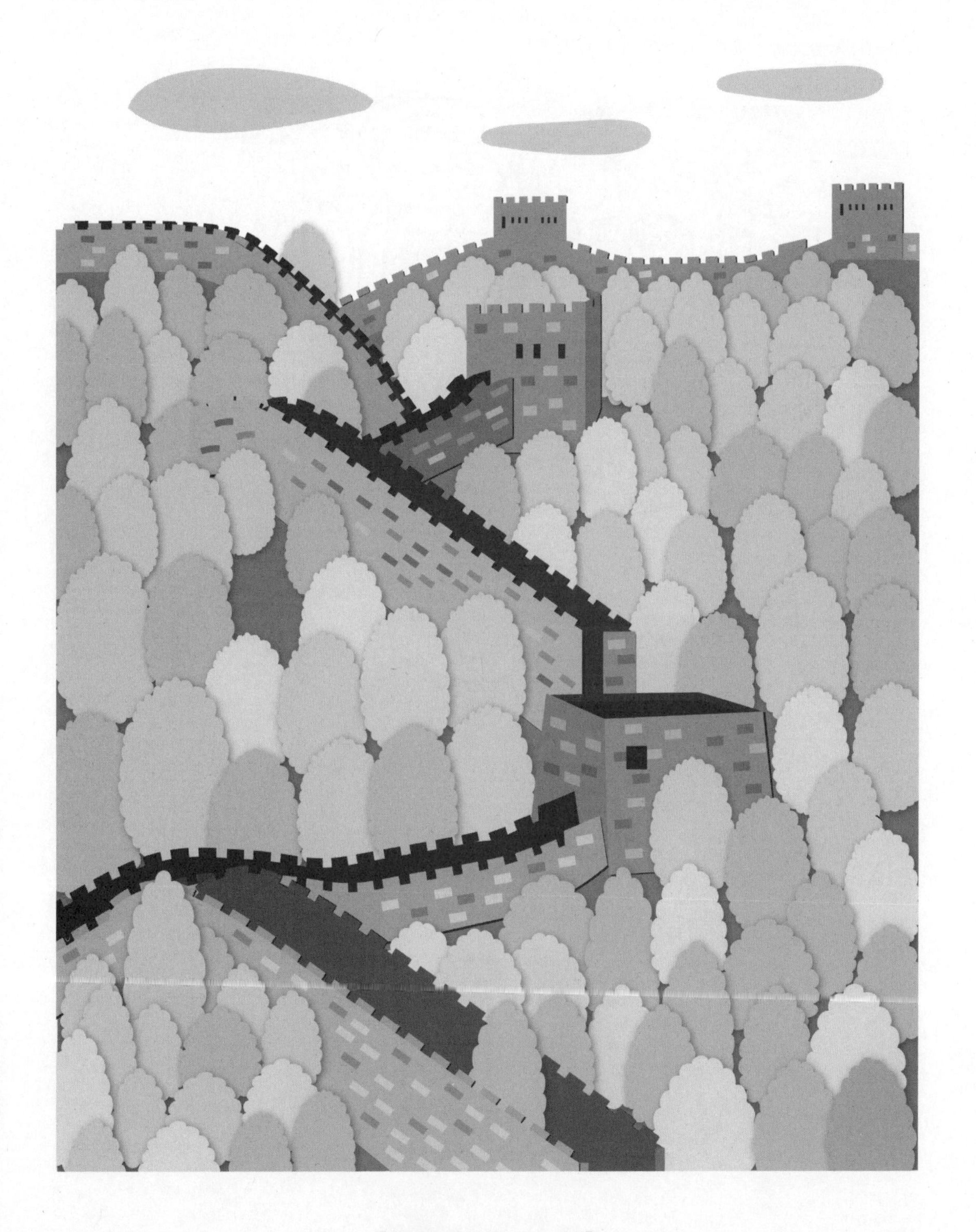

【解答は169ページ】

78 世界の童話

月　日

開始　時　分　秒

終了　時　分　秒

所要時間　分　秒

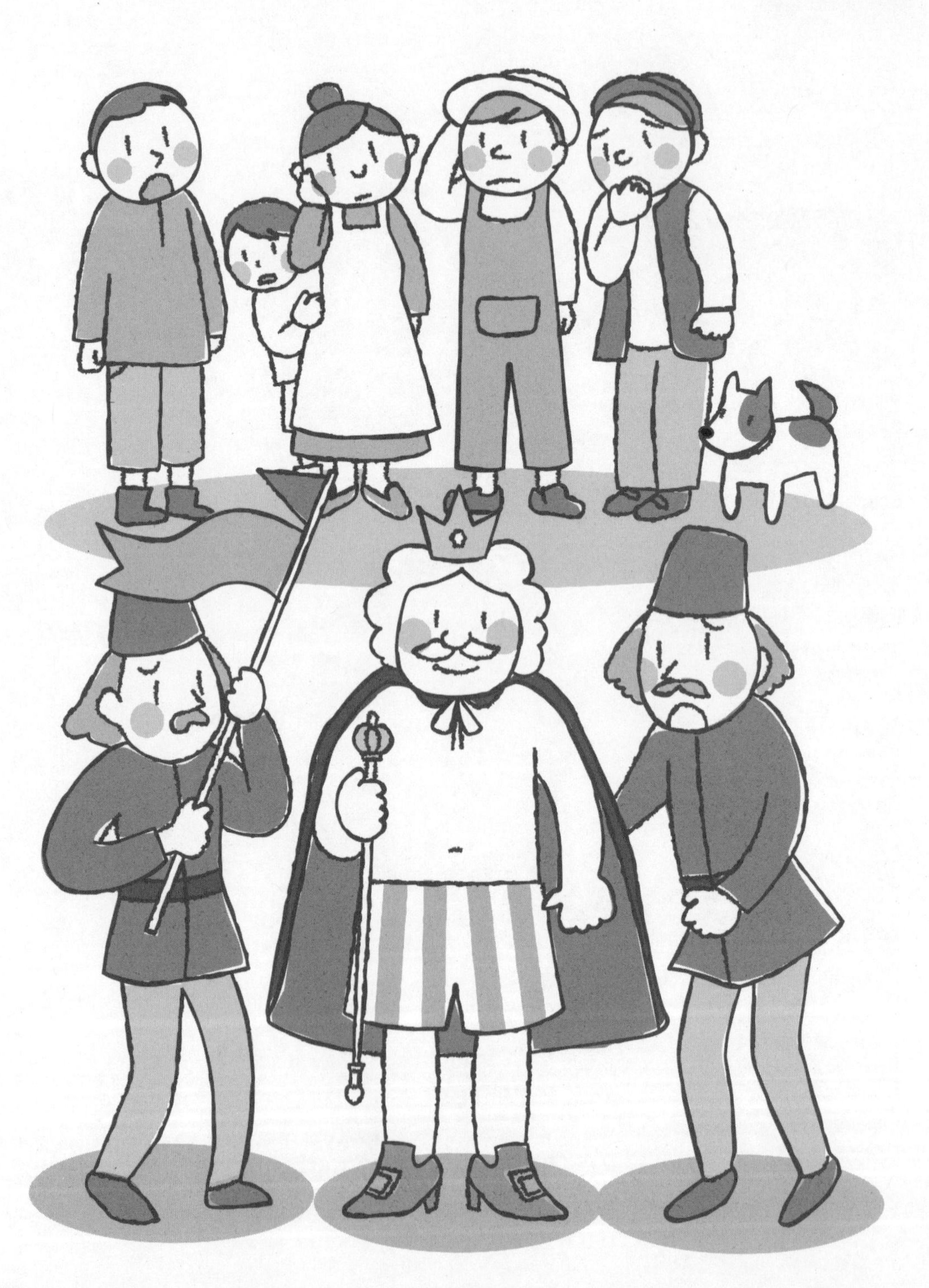

アンデルセン童話の『裸の王様』をモチーフにした問題です。左と右の絵を見くらべて、ちがっている部分をさがし、右の絵に丸をつけましょう。

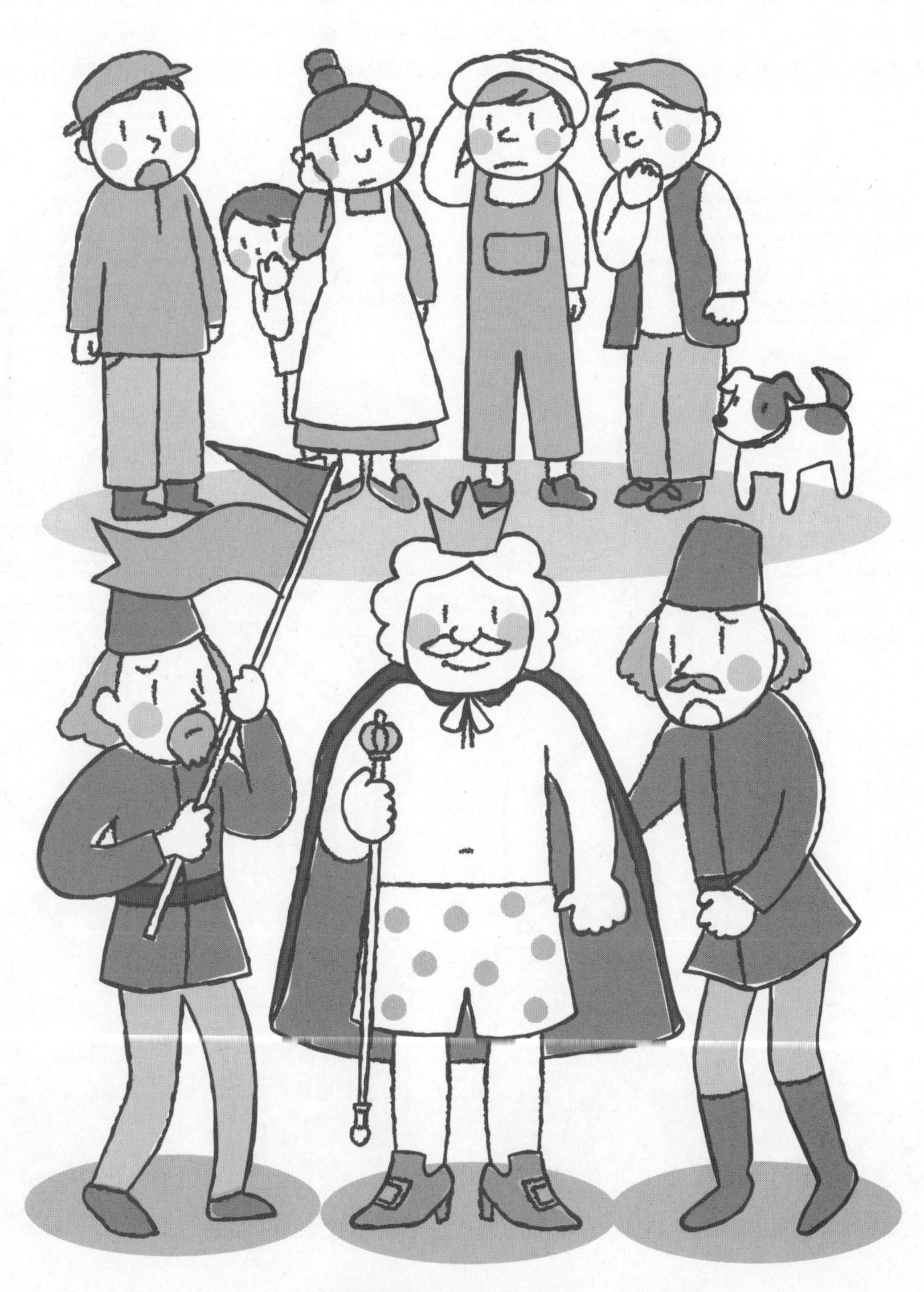

【解答は169ページ】

79 ニュース

月　日

開始　時　分　秒

終了　時　分　秒

所要時間　分　秒

昭和47（1972）年、長野県軽井沢で連合赤軍による「あさま山荘事件」が発生。機動隊と犯人の攻防がテレビで生中継されました。鉄球で山荘を破壊する様子を描いた問題です。左と右の絵を見くらべて、ちがっている部分をさがし、右の絵に丸をつけましょう。

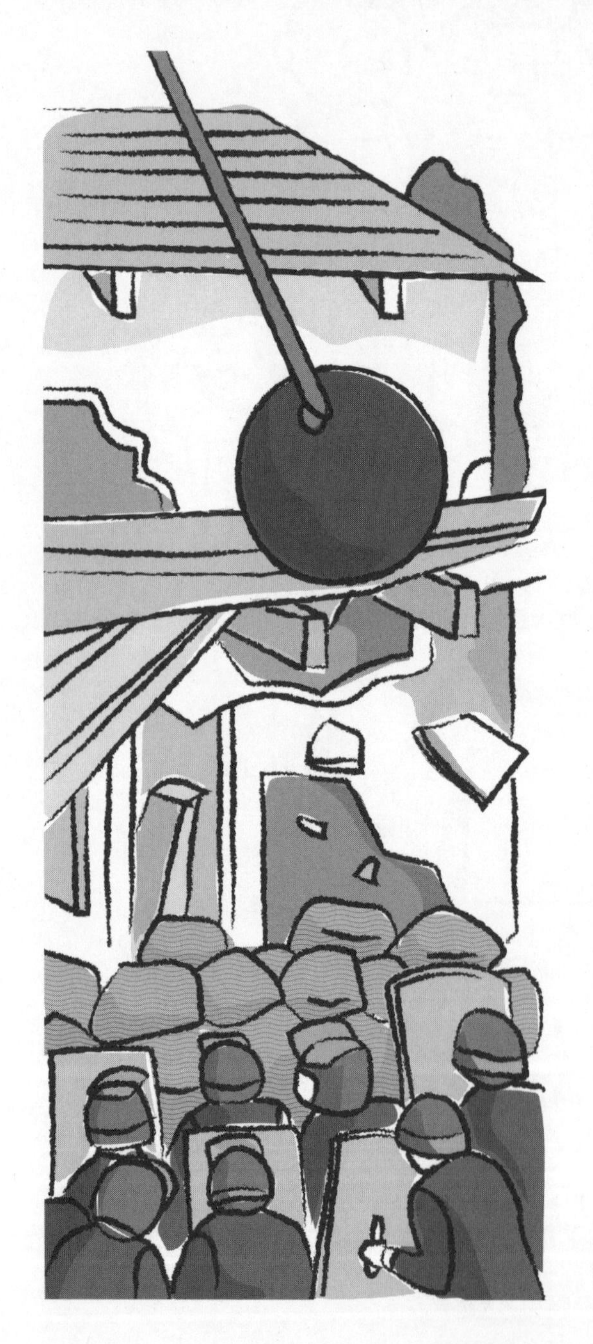

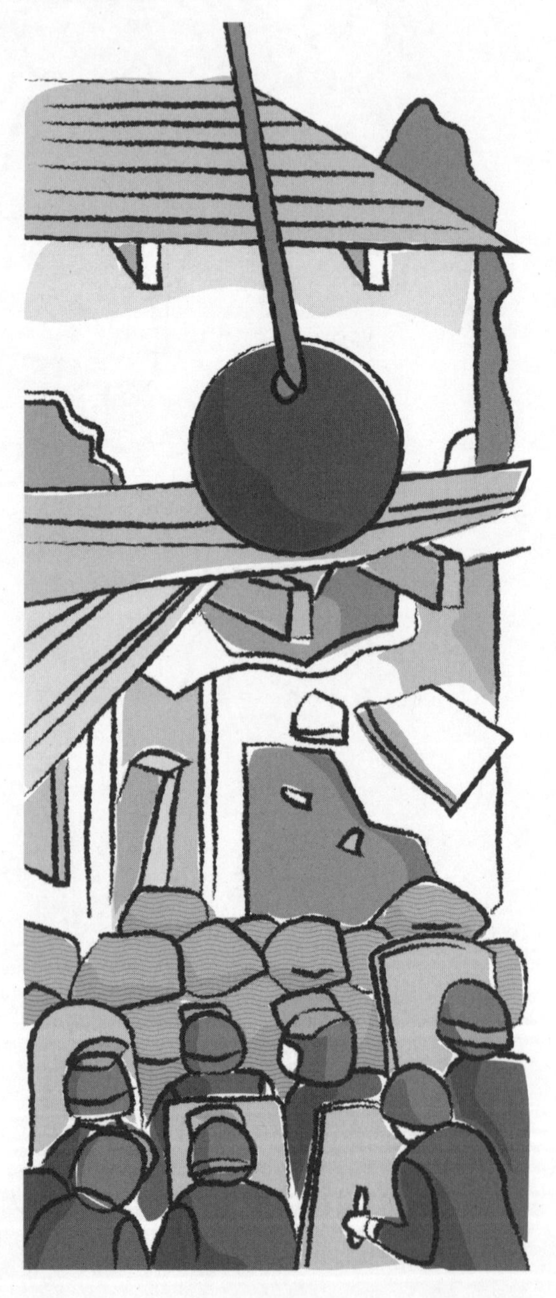

【解答は170ページ】

80 日本の名作

月　日

開始　時　分　秒

終了　時　分　秒

所要時間　分　秒

明治28（1895）年、樋口一葉が『たけくらべ』や『にごりえ』などの短編小説を次々と発表。才能を認められ、これからというときに亡くなった一葉をモチーフにした問題です。左と右の絵を見くらべて、ちがっている部分をさがし、右の絵に丸をつけましょう。

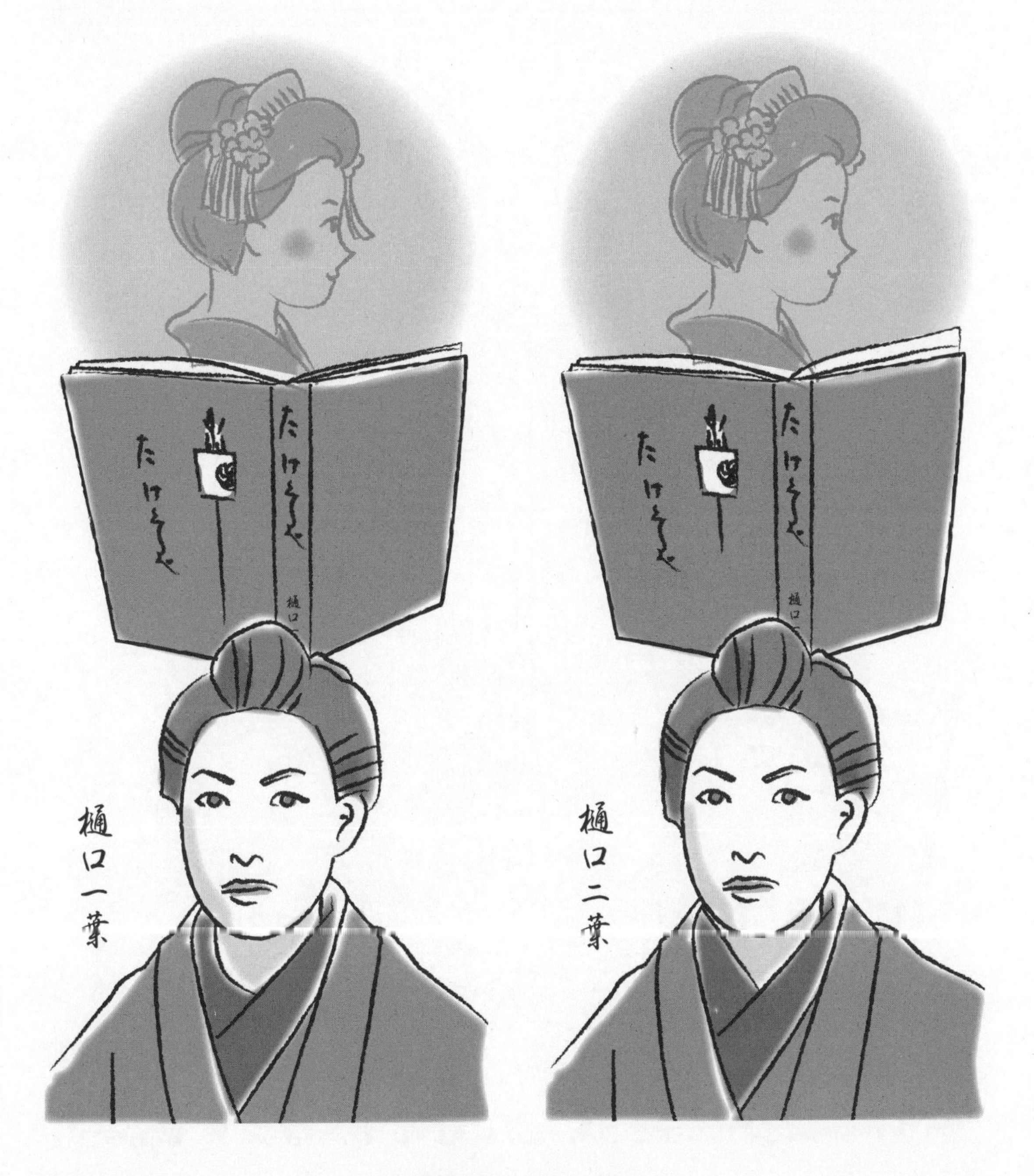

【解答は170ページ】

81
建物

月　　日

開始　　時　　分　　秒

終了　　時　　分　　秒

所要時間　　分　　秒

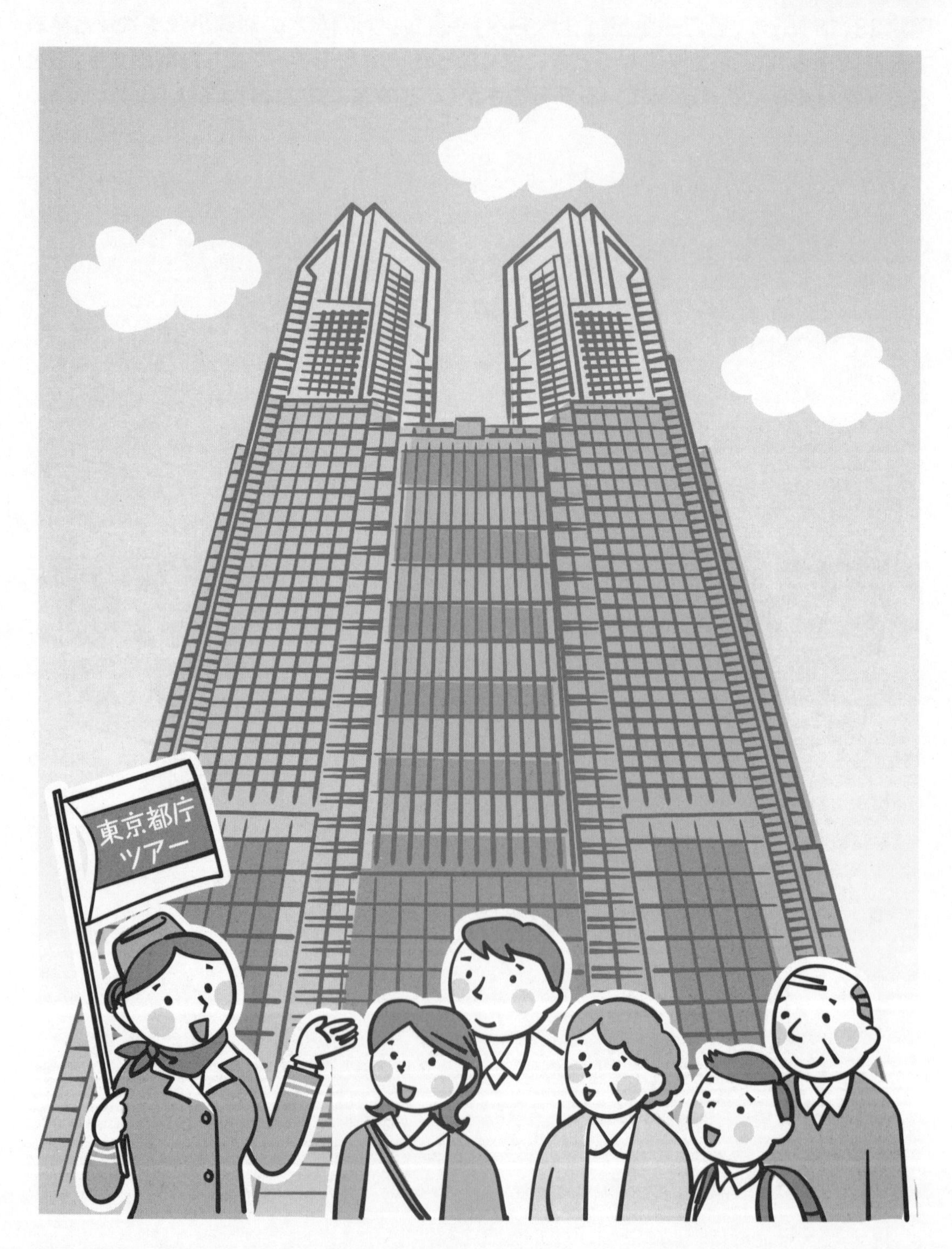

丸の内の旧都庁舎の老朽化に伴い、新庁舎は新宿に場所を移し、丹下健三の設計により平成2(1990)年12月に完成しました。完工時、サンシャイン60を抜き日本一の高さを誇った新東京都庁舎を描いた問題です。左と右の絵を見くらべて、ちがっている部分をさがし、右の絵に丸をつけましょう。

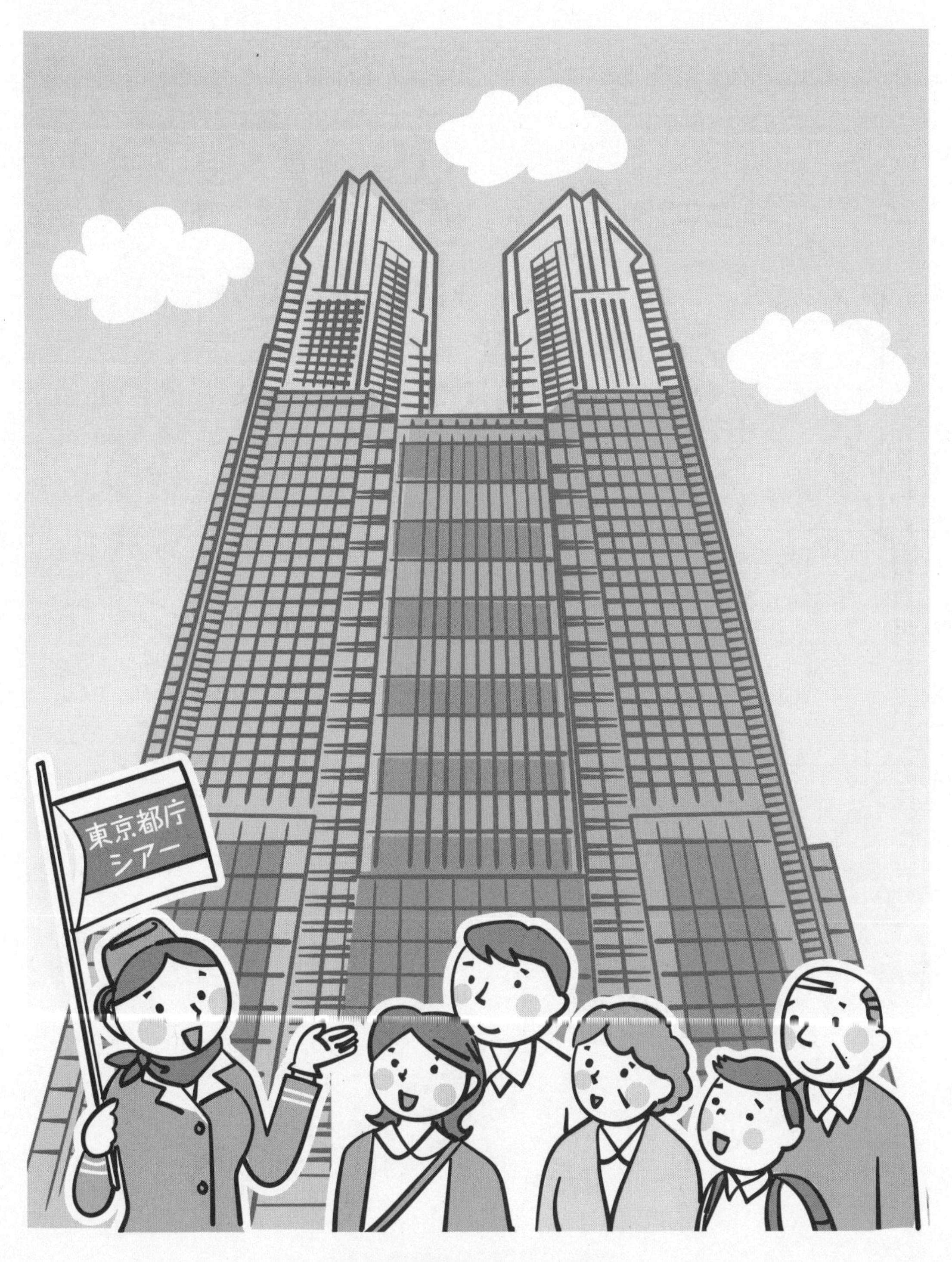

【解答は170ページ】

82
世界の童話

月　日

開始　時　分　秒

終了　時　分　秒

所要時間　分　秒

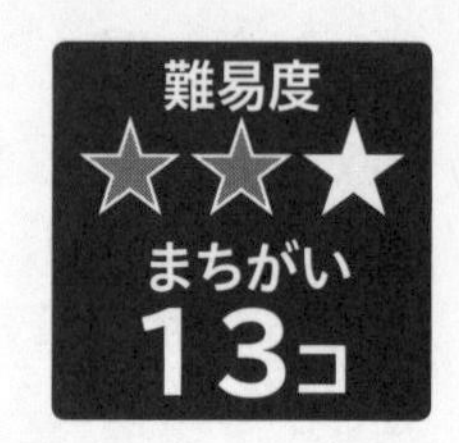

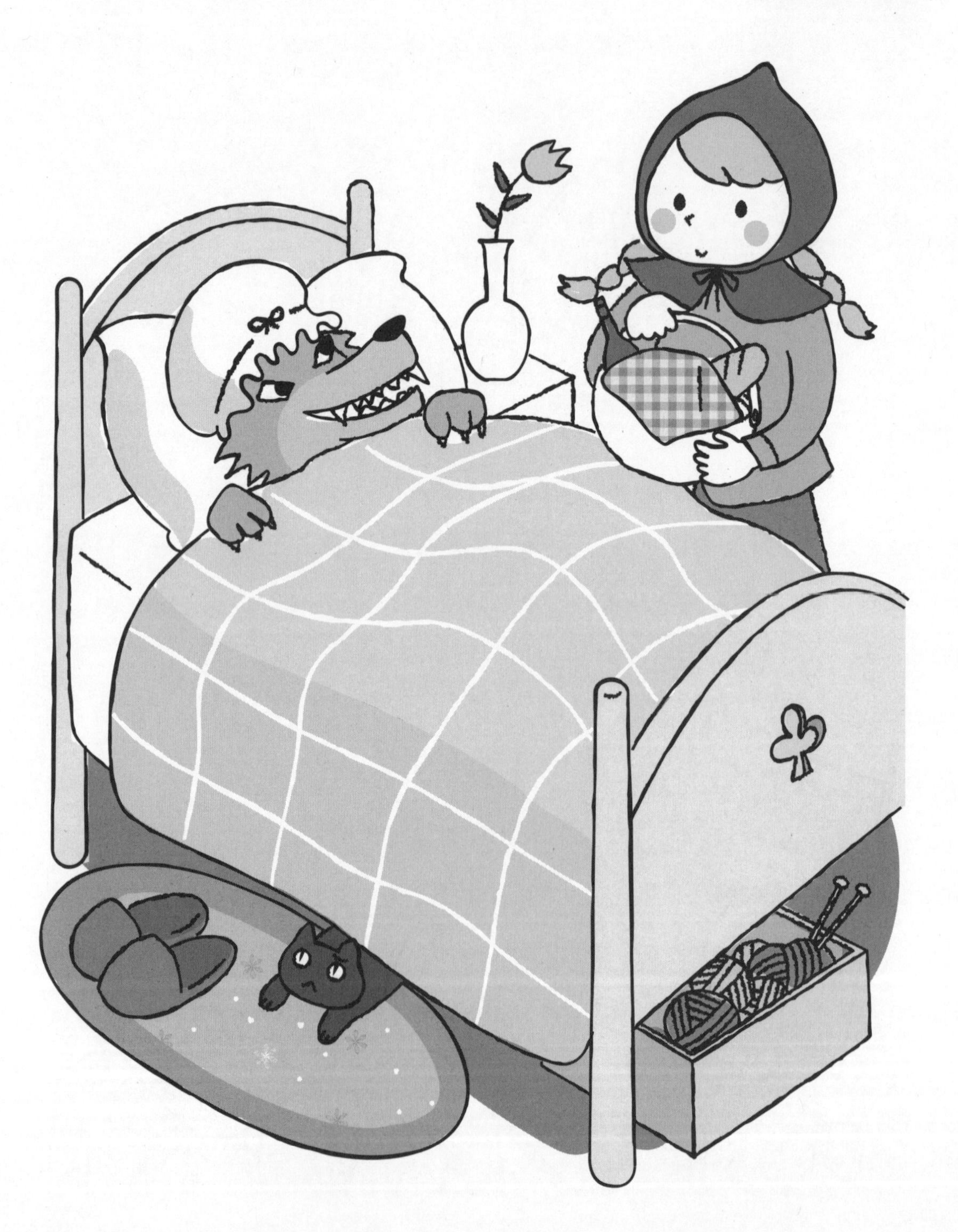

グリム童話の『赤ずきん』をモチーフにした問題です。左と右の絵を見くらべて、ちがっている部分をさがし、右の絵に丸をつけましょう。

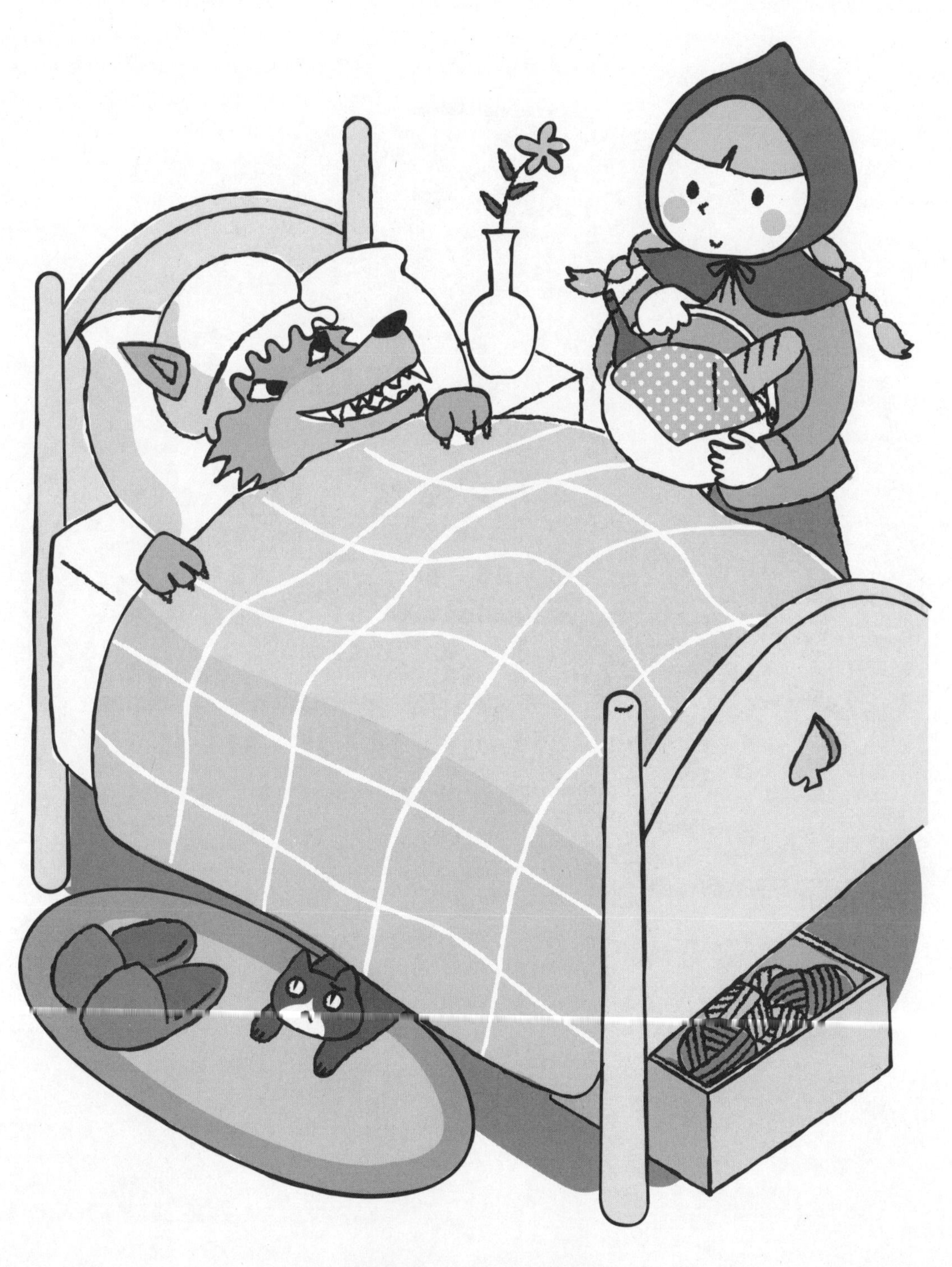

【解答は170ページ】

83 日本の名所

月　日

開始　時　分　秒
終了　時　分　秒
所要時間　分　秒

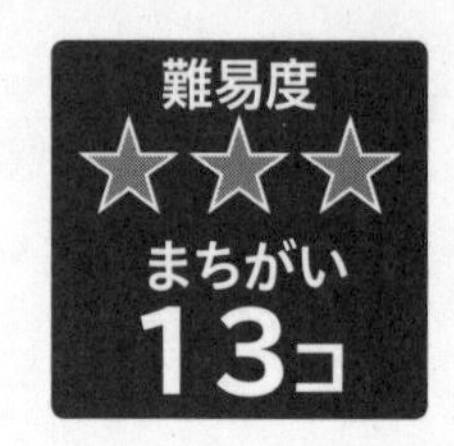

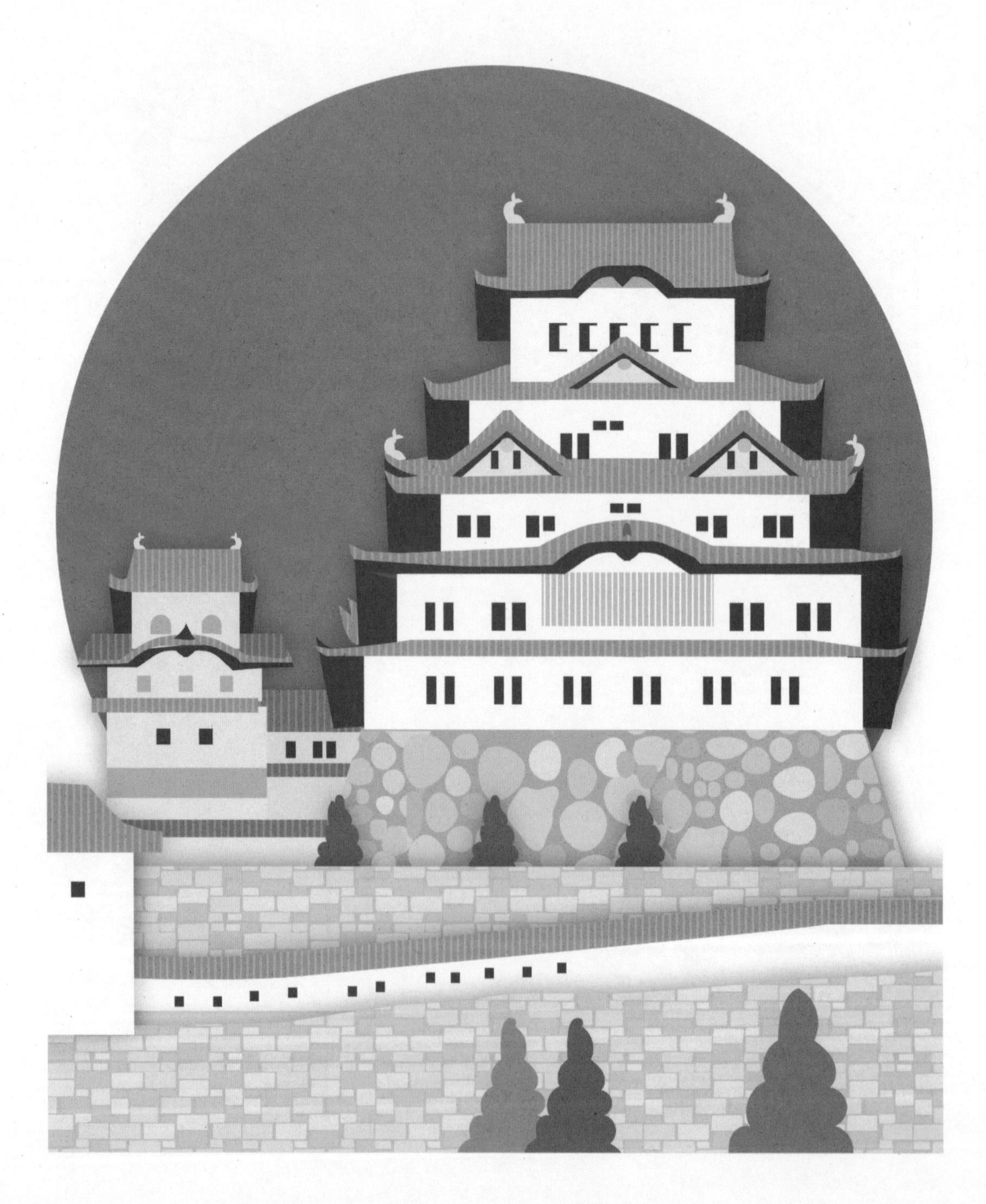

兵庫県の「姫路城」を描いた問題です。左と右の絵を見くらべて、ちがっている部分をさがし、右の絵に丸をつけましょう。

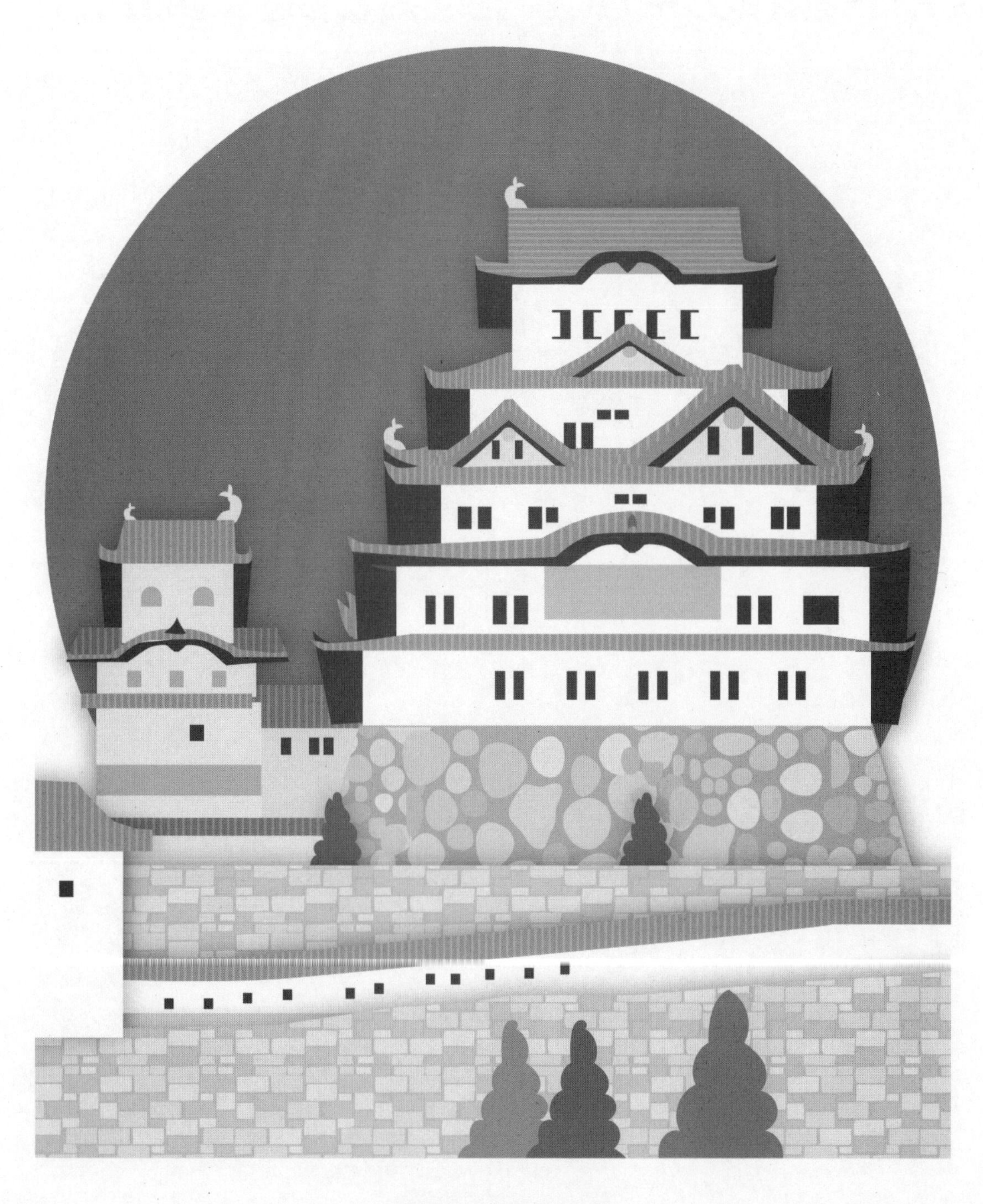

【解答は171ページ】

84
映画

月　日

開始　時　分　秒

終了　時　分　秒

所要時間　分　秒

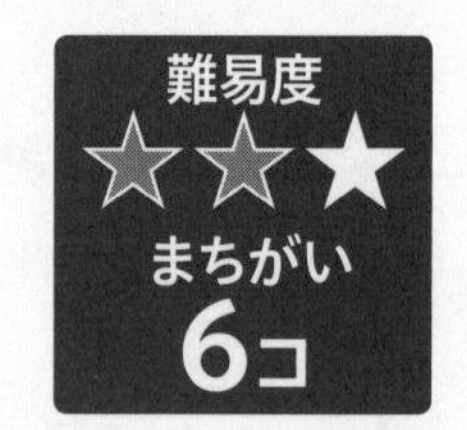

昭和29（1954）年4月、黒澤明監督による映画『七人の侍』が公開。迫力あるアクションシーンなど、以後の映画に多大な影響をあたえました。この映画をモチーフにした問題です。上と下の絵を見くらべて、ちがっている部分をさがし、下の絵に丸をつけましょう。

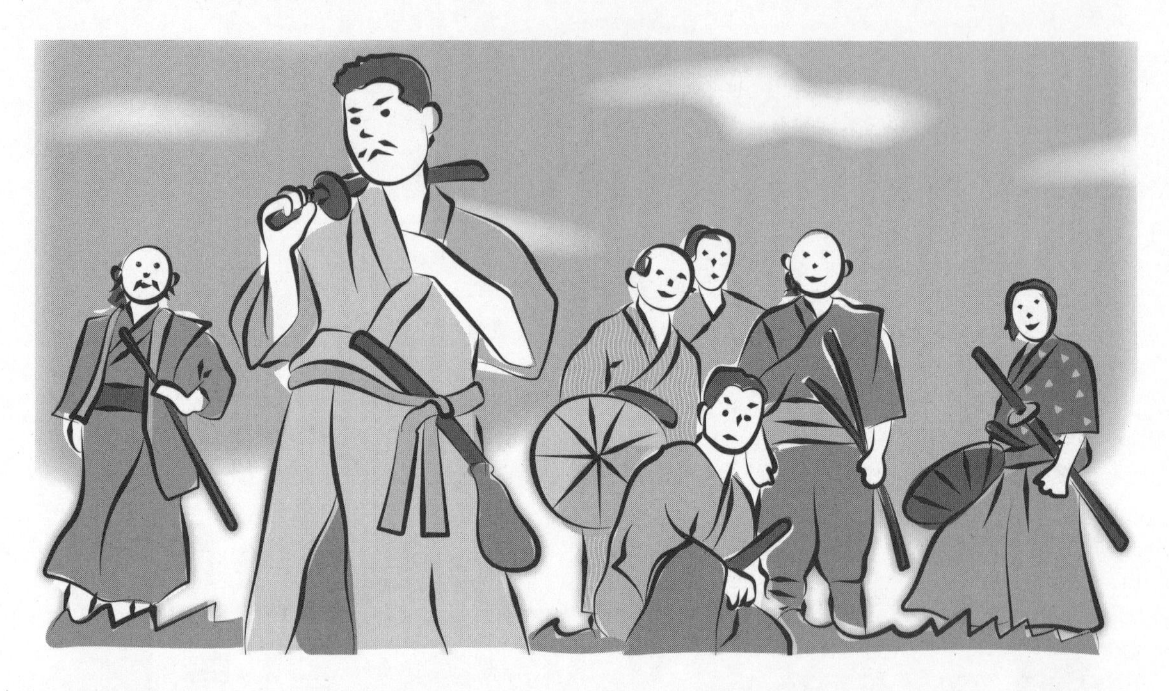

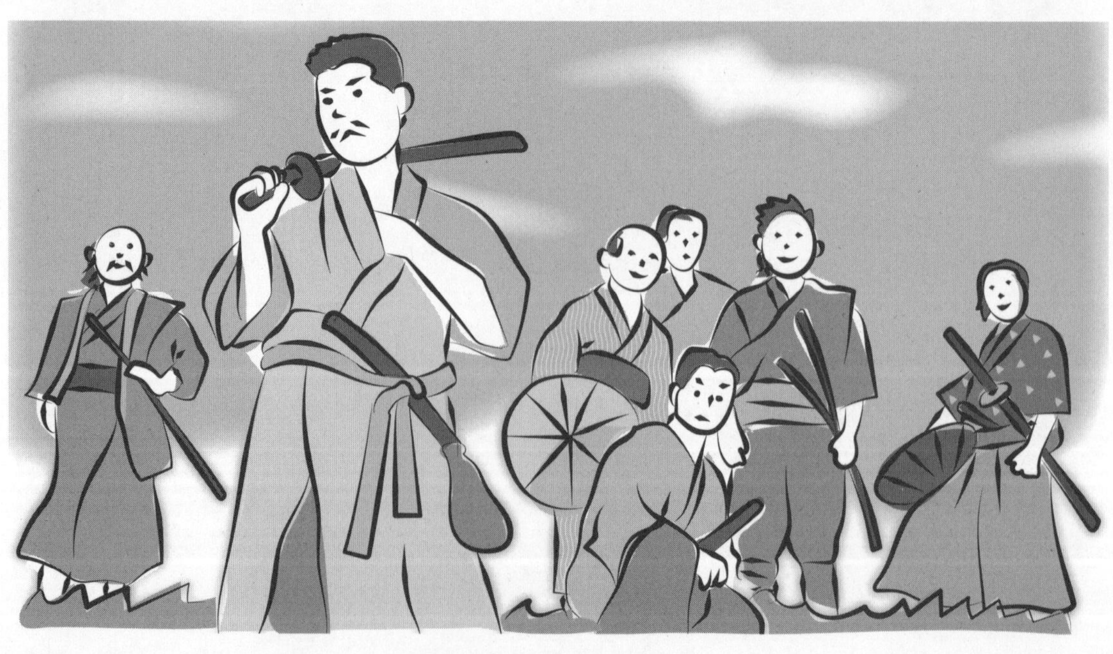

【解答は171ページ】

85
国際政治

月　日

開始	時　分　秒
終了	時　分　秒
所要時間	分　秒

平成14(2002)年9月、平壌で小泉純一郎首相と北朝鮮の金正日総書記が初の日朝首脳会談を行いました。金正日は日本人を拉致した事実を認め謝罪しました。上と下の絵を見くらべて、ちがっている部分をさがし、下の絵に丸をつけましょう。

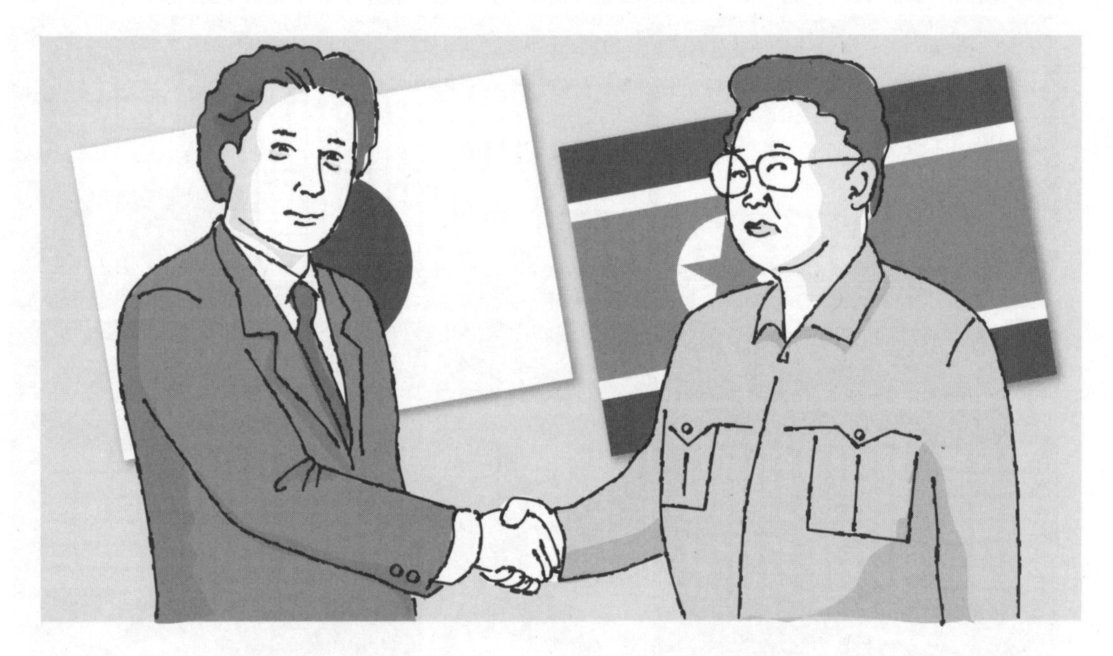

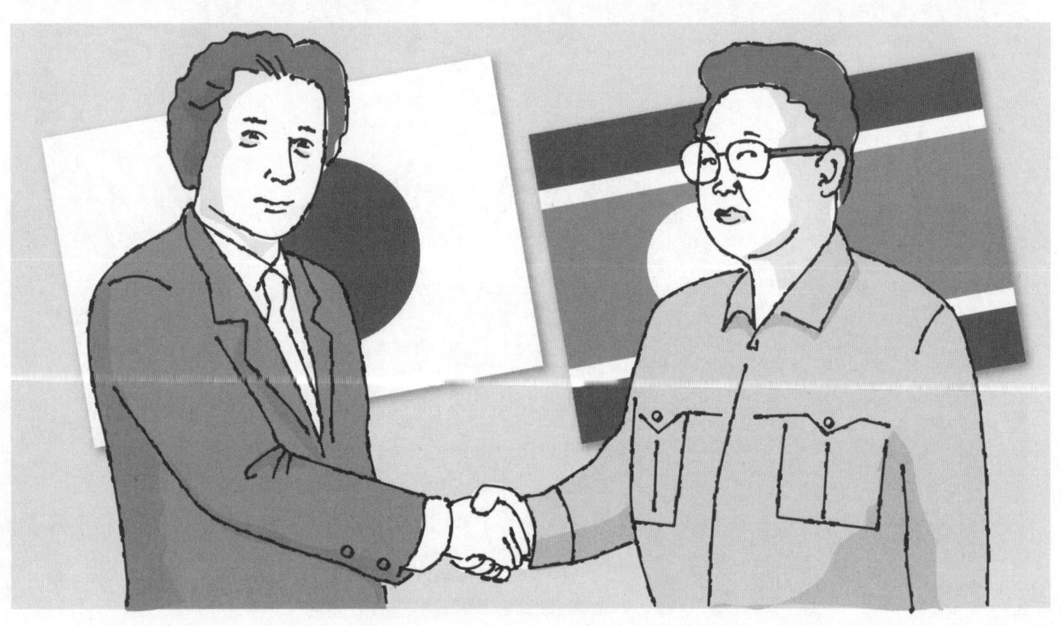

【解答は171ページ】

86
歴史

月　日

開始　時　分　秒

終了　時　分　秒

所要時間　分　秒

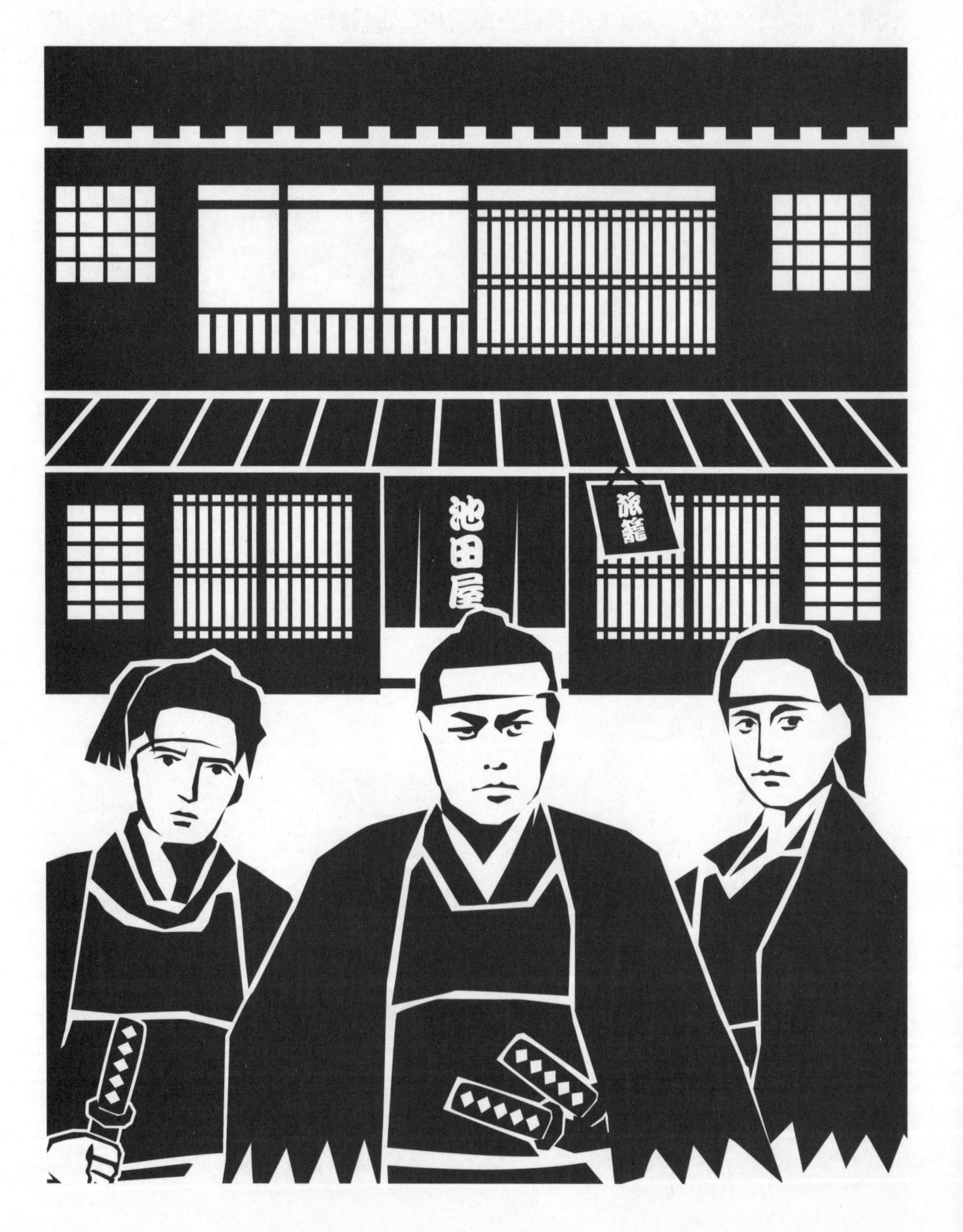

文久4(1864)年幕末、勢いを増す京都の攘夷(じょうい)派を取り締まるため、新選組が結成されました。新選組が名をはせた池田屋事件をモチーフにした問題です。左と右の絵を見くらべて、ちがっている部分をさがし、右の絵に丸をつけましょう。

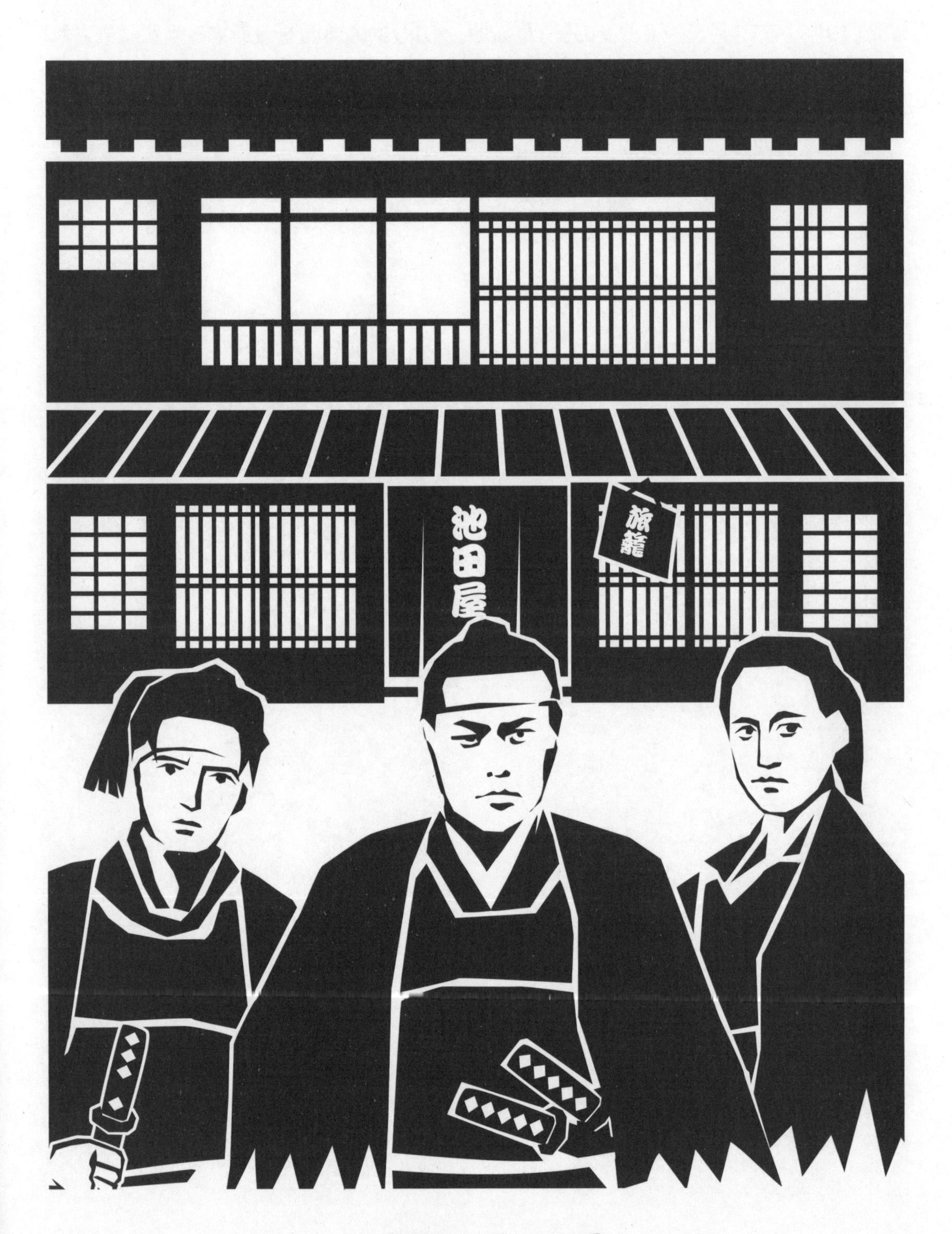

【解答は171ページ】

87
ニュース

月　日

開始　時　分　秒
終了　時　分　秒
所要時間　分　秒

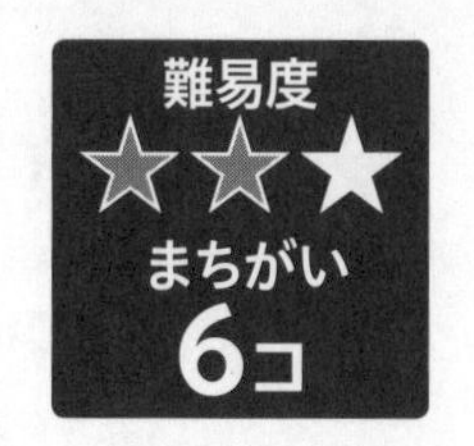

平成元(1989)年11月、「ベルリンの壁」が崩壊。ベルリンの東西を分断する壁が撤去され、翌年、東西のドイツを統一しドイツ連邦共和国が誕生。壁に殺到する人々を描いた問題です。左と右の絵を見くらべて、ちがっている部分をさがし、右の絵に丸をつけましょう。

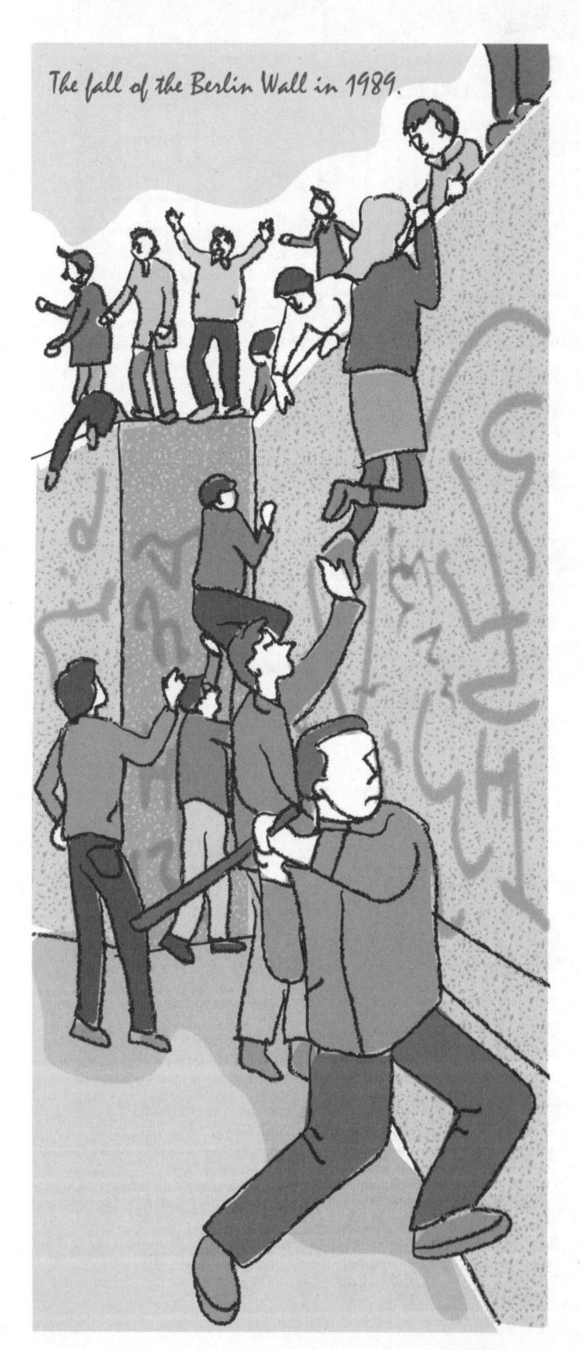

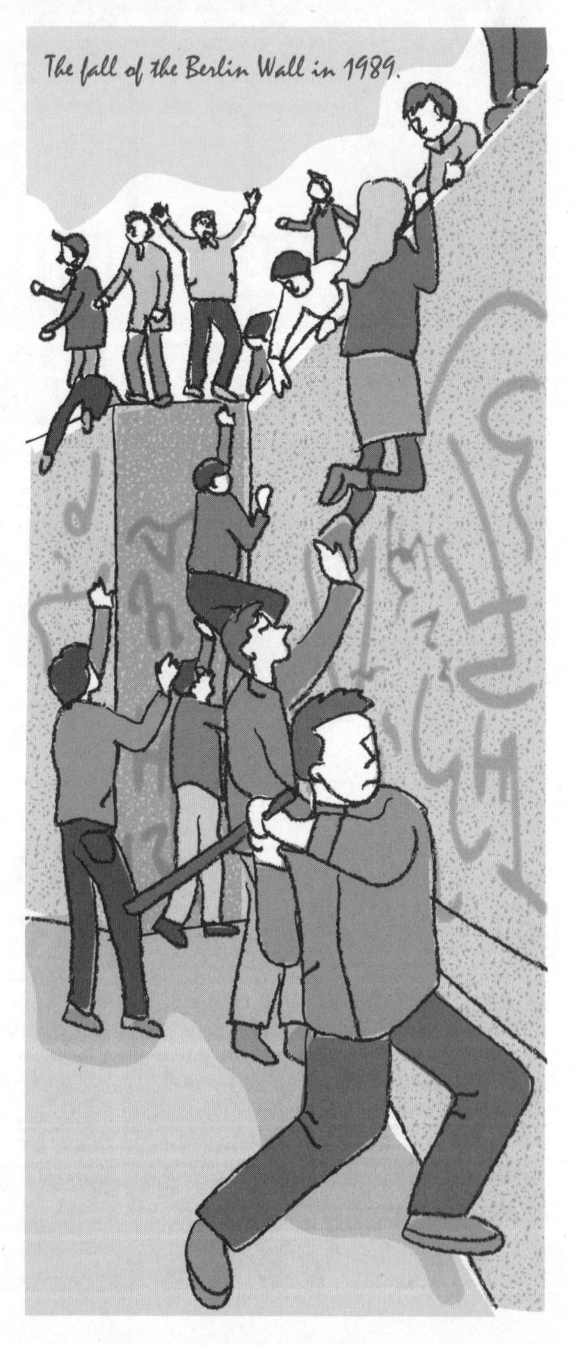

【解答は171ページ】

88
日本の名所

月　日

開始　時　分　秒
終了　時　分　秒
所要時間　分　秒

京都の「清水寺」を描いた問題です。上と下の絵を見くらべて、ちがっている部分をさがし、下の絵に丸をつけましょう。

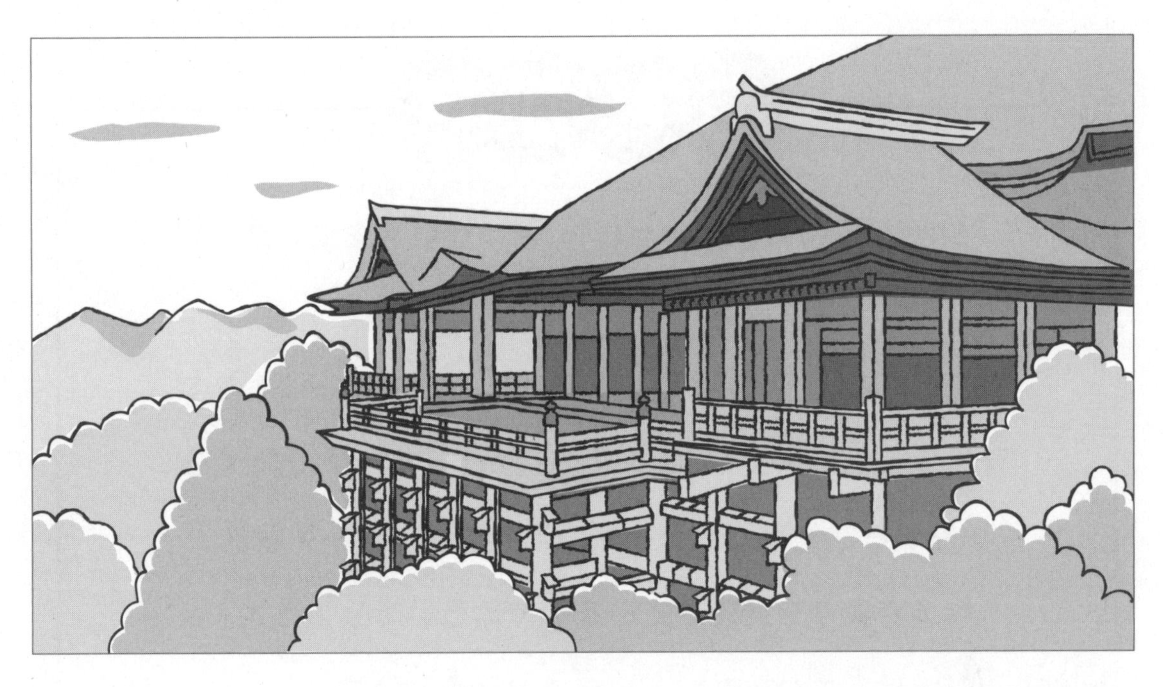

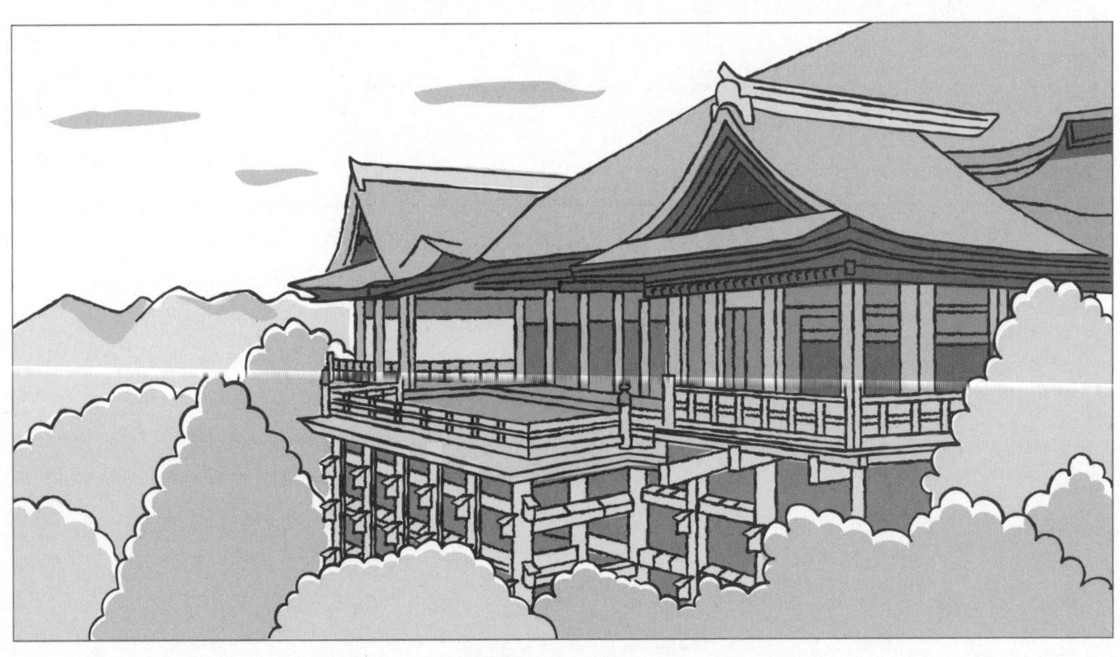

【解答は171ページ】

あとがき

88問の「まちがいさがし」、おつかれさまでした！

楽しみながら取り組めましたか？

あなたの脳は、以前より確実に鍛えられているはずです。

忘れっぽくなくなった、人の名前がスラスラと出てくる、

いろいろな物事に興味をもつようになった……など、

脳の若返りを実感しているのではないでしょうか。

これからも、トレーニングを続けて、

若々しい脳で人生を楽しみましょう。

川島隆太教授の

脳力を鍛えるまちがいさがし

読者が選んだ傑作集 DX

解答

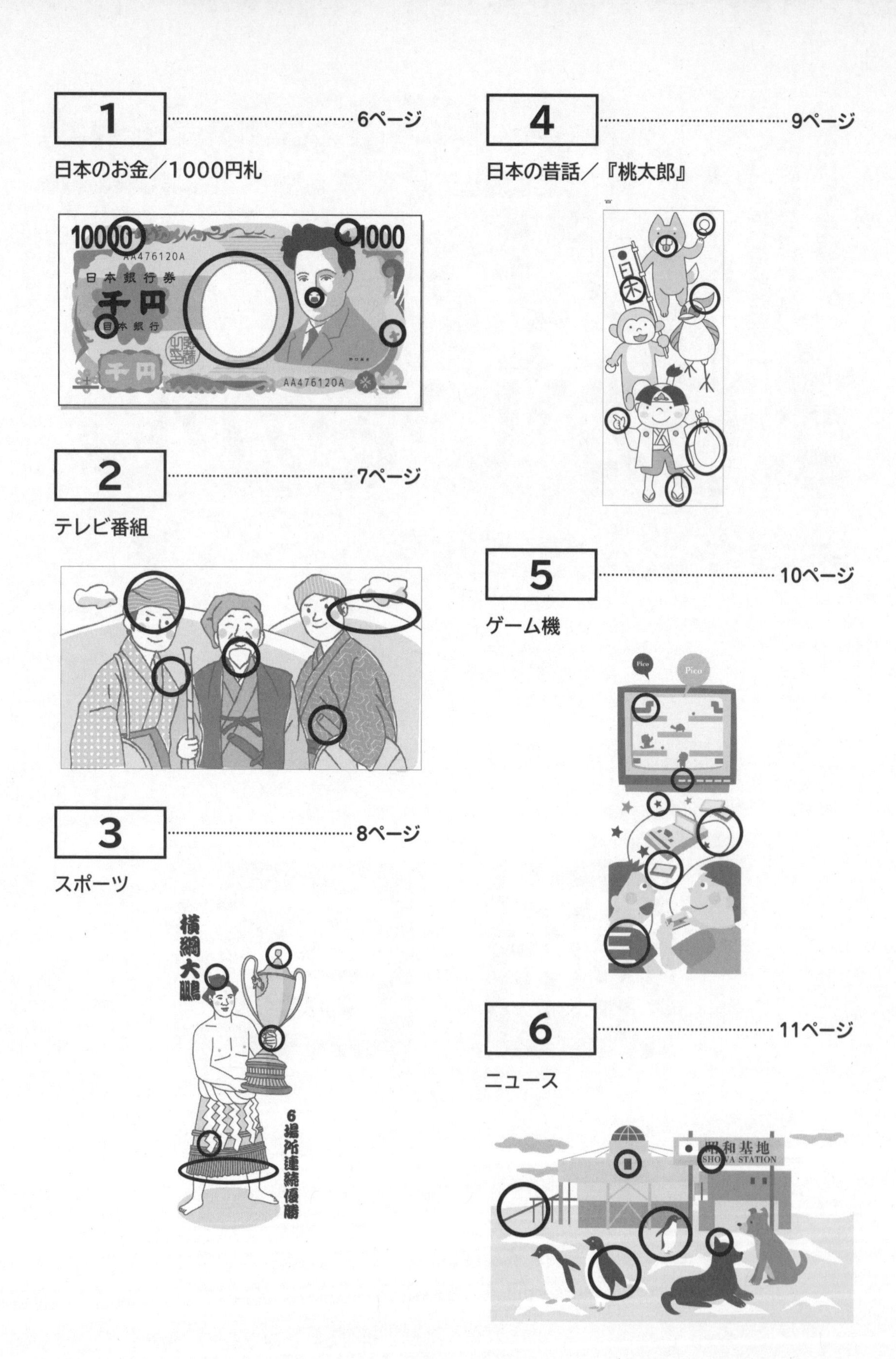
1
6ページ
日本のお金／1000円札
10000
1000
AA476120A
日本銀行券
千円
日本銀行
2
7ページ
テレビ番組
3
8ページ
スポーツ
横綱大鵬
6場所連続優勝
4
9ページ
日本の昔話／『桃太郎』
日本
5
10ページ
ゲーム機
Pico
Pico
6
11ページ
ニュース
昭和基地
SHOWA STATION

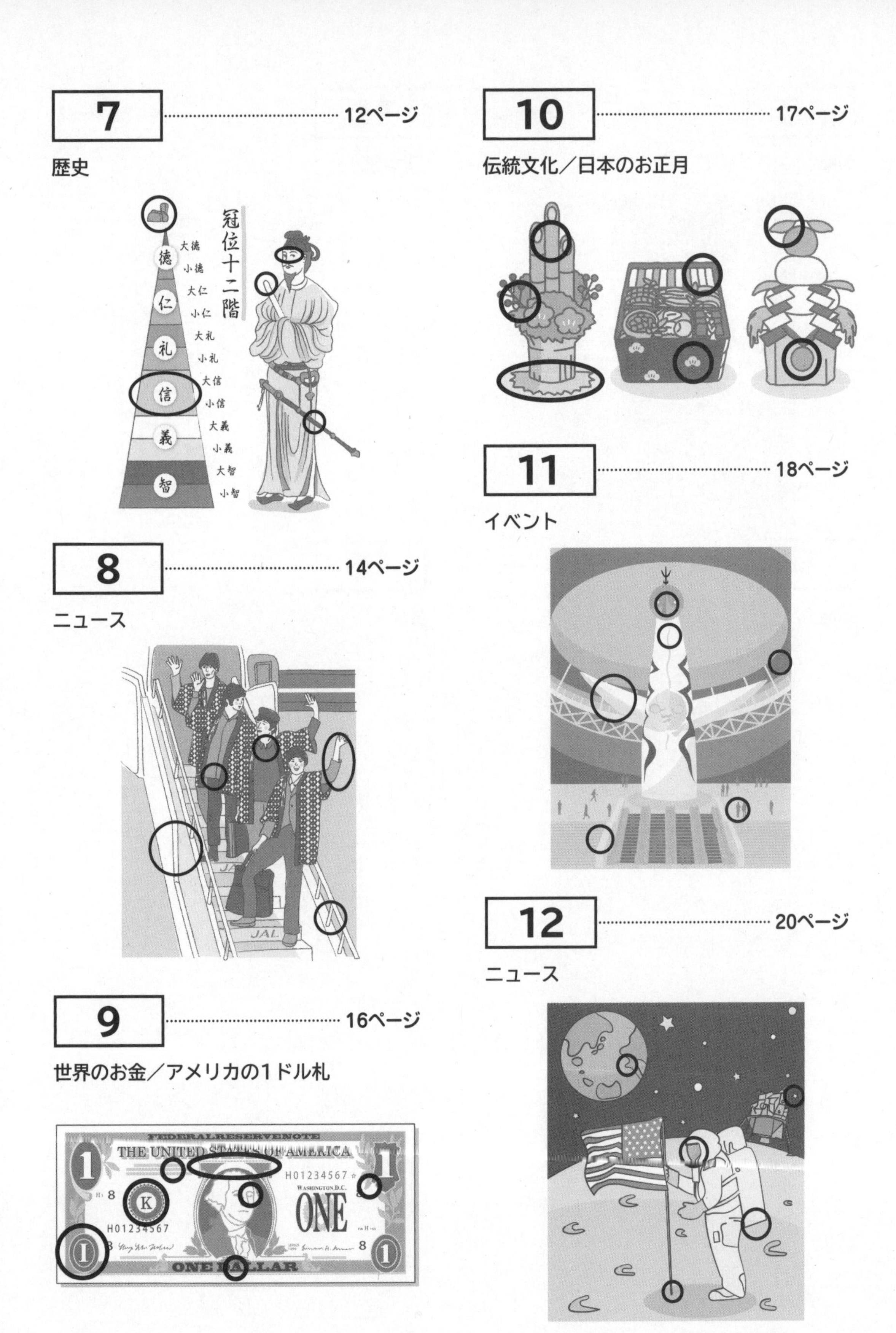
7
12ページ
歴史
冠位十二階
大徳
小徳
大仁
小仁
大礼
小礼
大信
小信
大義
小義
大智
小智
徳
仁
礼
信
義
智
8
14ページ
ニュース
JAL
9
16ページ
世界のお金／アメリカの1ドル札
FEDERAL RESERVE NOTE
THE UNITED STATES OF AMERICA
H01234567
WASHINGTON, D.C.
ONE
ONE DOLLAR
10
17ページ
伝統文化／日本のお正月
11
18ページ
イベント
12
20ページ
ニュース

13 ………… 22ページ

歴史

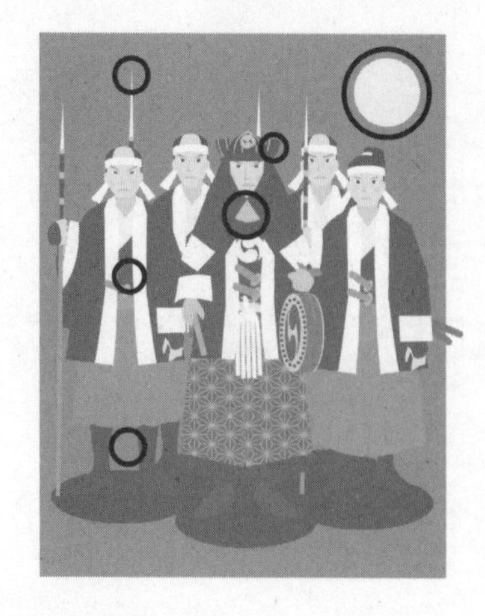

14 ………… 24ページ

芸能人

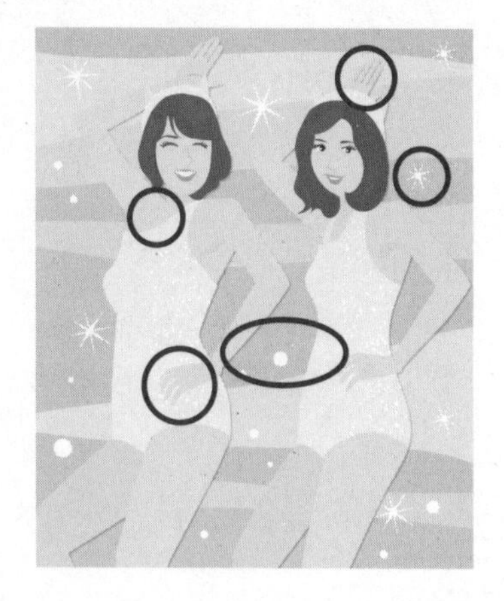

15 ………… 26ページ

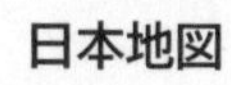

日本地図

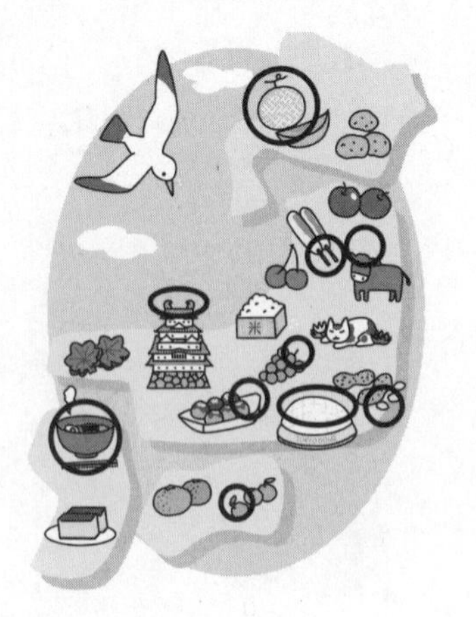

16 ………… 28ページ

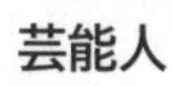

芸能人

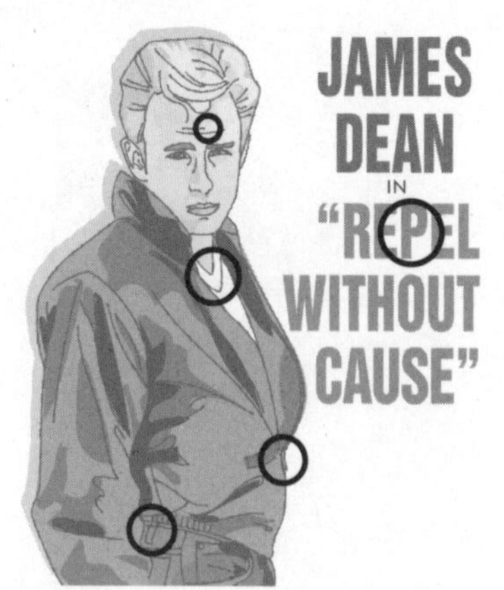

17

30ページ

歴史

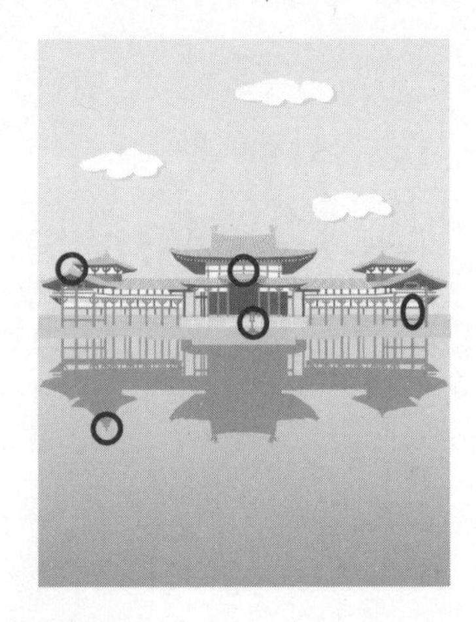

18

32ページ

スポーツ

「わが臣人軍は栄久に普滅です」
長嶋茂男
GIANTS
3

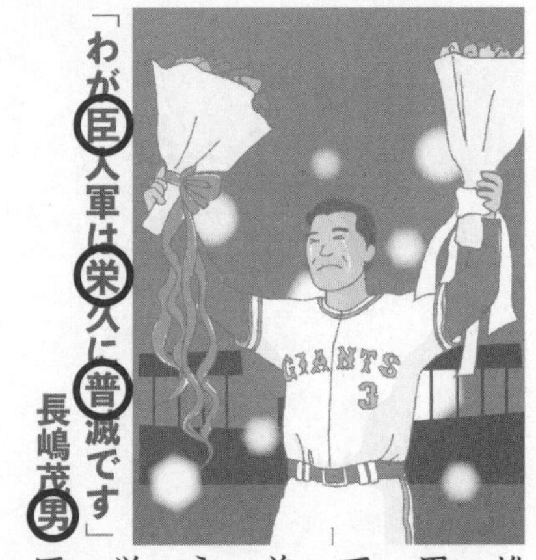

臣→巨、栄→永、普→不、男→雄

19

33ページ

テレビ番組

笑点

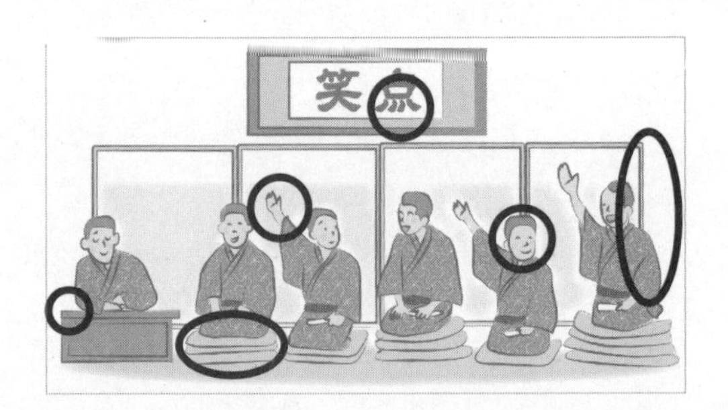

20

34ページ

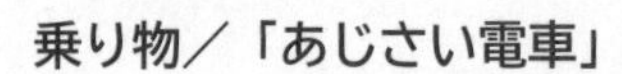

乗り物／「あじさい電車」

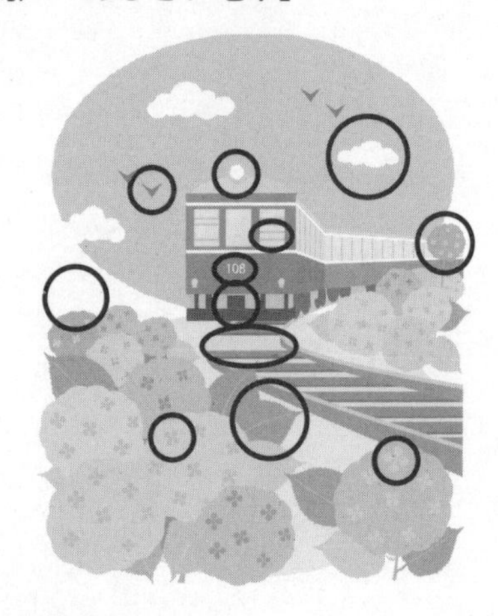

21

36ページ

世界地図／世界各地の名物

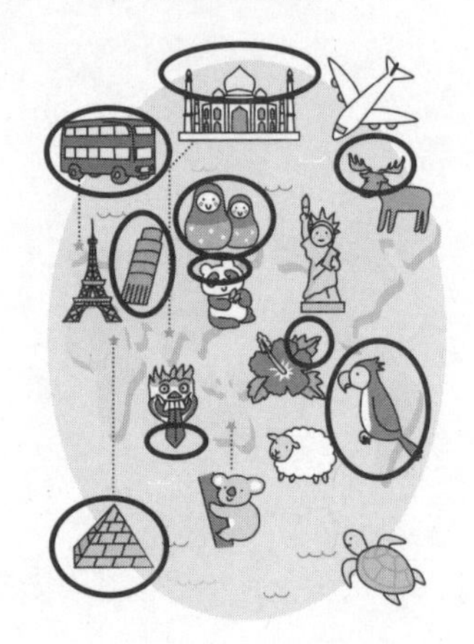

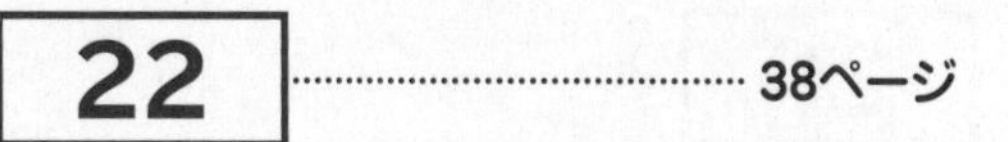

22

38ページ

歴史

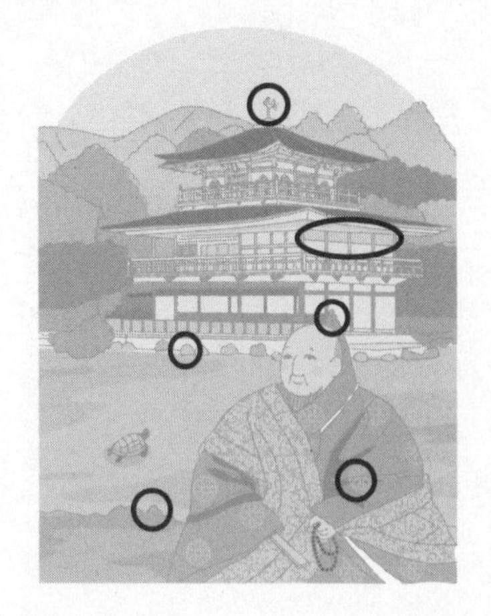

23

40ページ

スポーツ

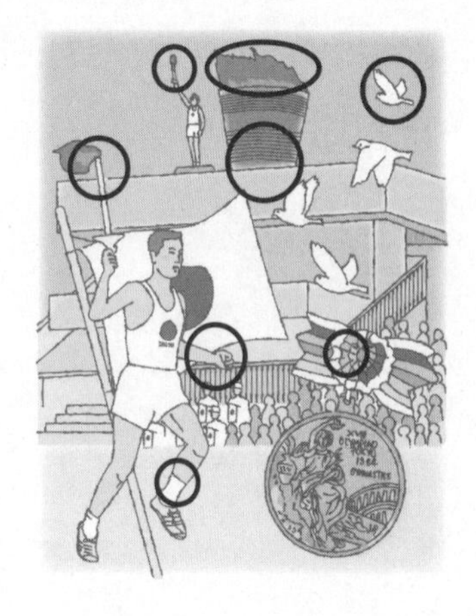

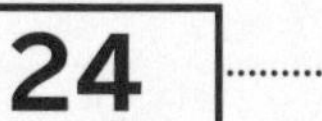

24

42ページ

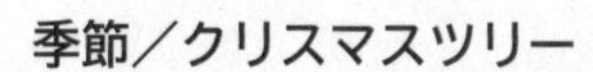

季節／クリスマスツリー

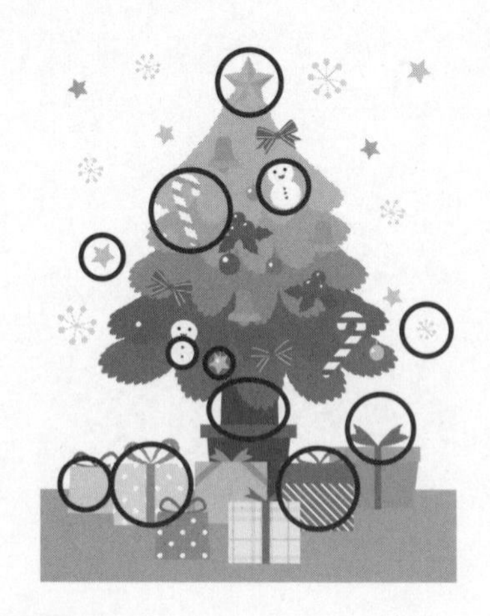

25

44ページ

歴史

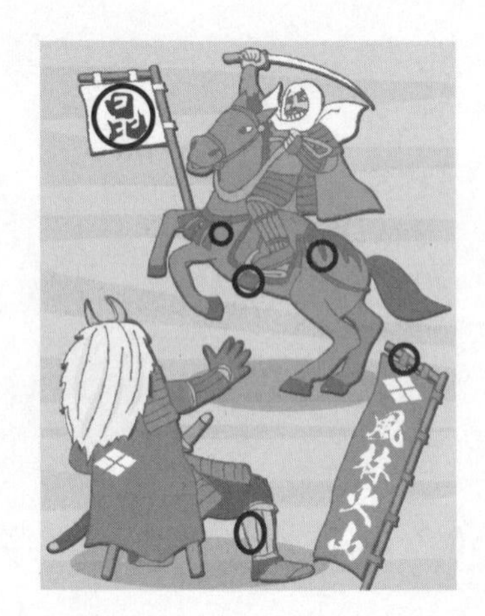

26

46ページ

乗り物／豪華客船

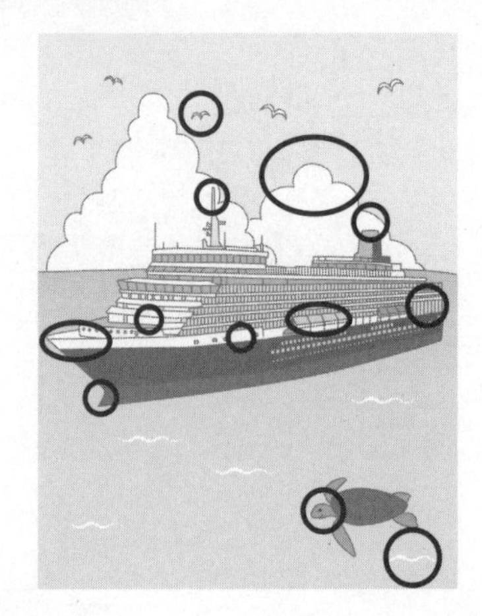

28

50ページ

伝統文化／阿波踊り

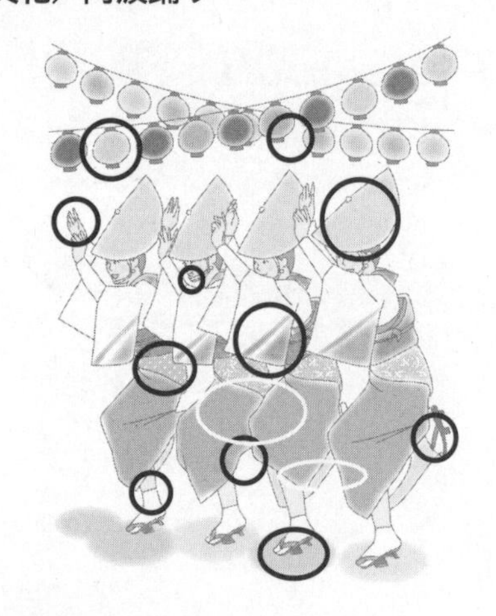

27

48ページ

宇宙／「太陽系」

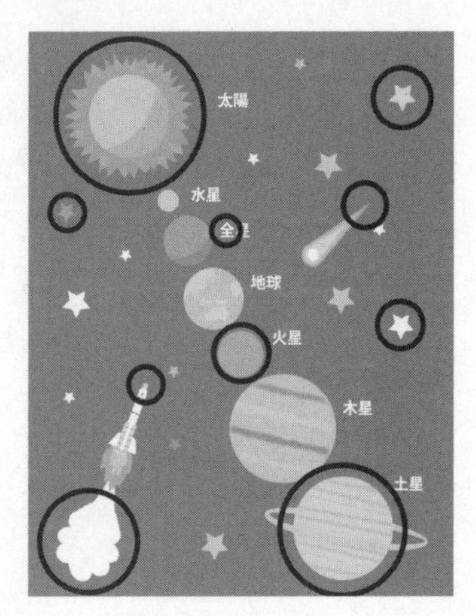

29

52ページ

日本の名画／『見返り美人図』

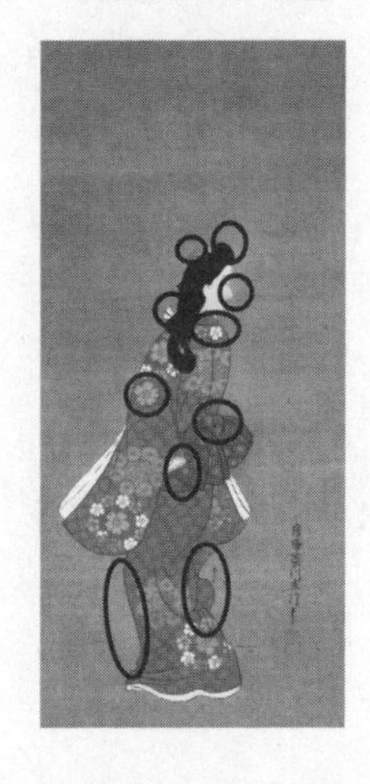

菱川師宣は、江戸時代初期に活動した浮世絵師。浮世絵を確立し、世に広める役割を果たしたといわれています。『見返り美人図』は、17世紀当時に流行した帯の結び方と着物の柄を美しく表現し、師宣の代表作に。昭和時代、記念切手の図案に採用され、広く知られるようになりました。

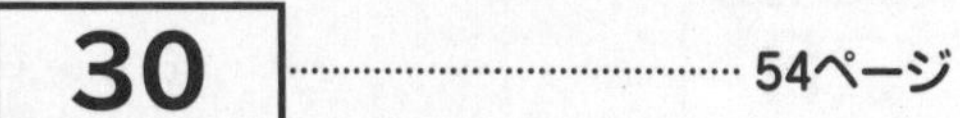
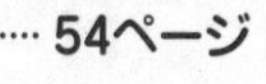

30

54ページ

伝統文化／お月見

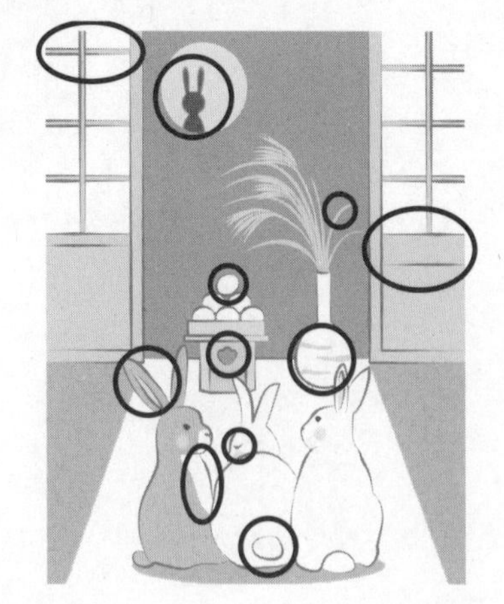

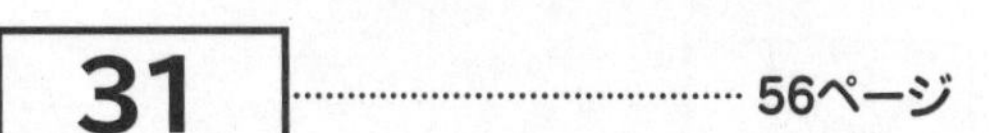

31

56ページ

歴史

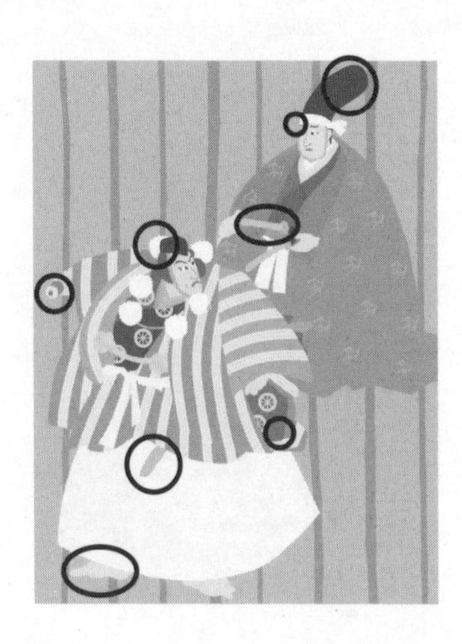

32

58ページ

テレビ番組

33

60ページ

宇宙／冬の星座

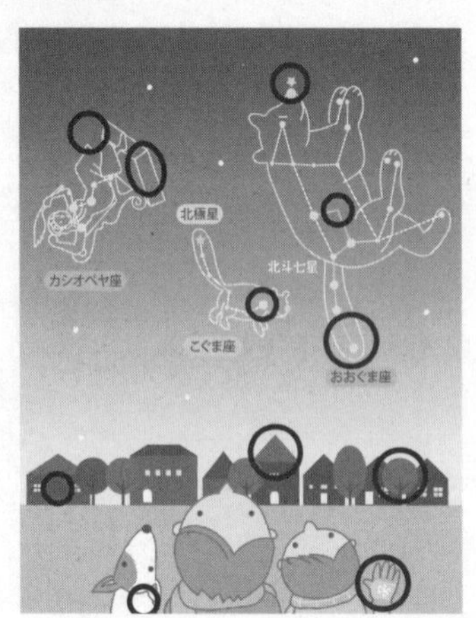

34
62ページ

日本の名所／「厳島神社」

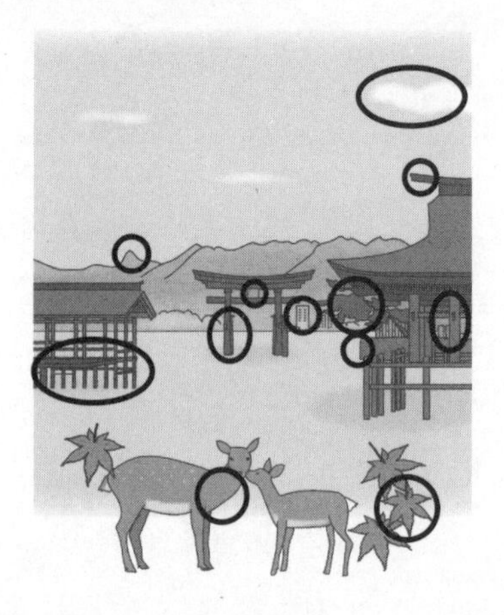

広島県にある「厳島神社」は、平安時代に建てられた日本屈指の名社。干潮時には大鳥居まで歩いていけますが、潮が満ちると朱塗りの社殿はあたかも海に浮かんでいるように見えます。ユネスコの世界文化遺産。

35
64ページ

ニュース

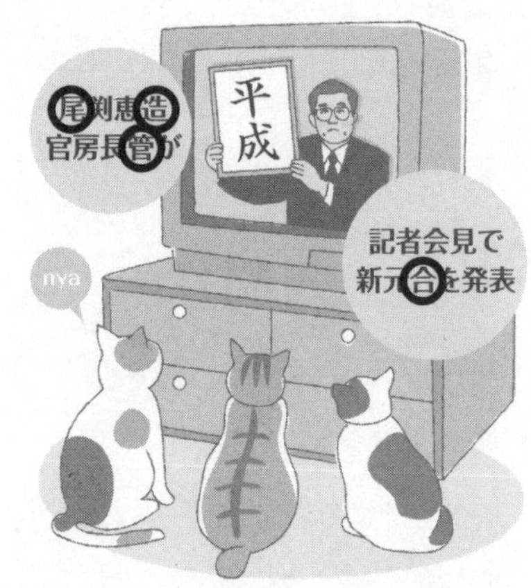

尾→小、造→三　管→官、合→号

36
65ページ

スポーツ／水泳

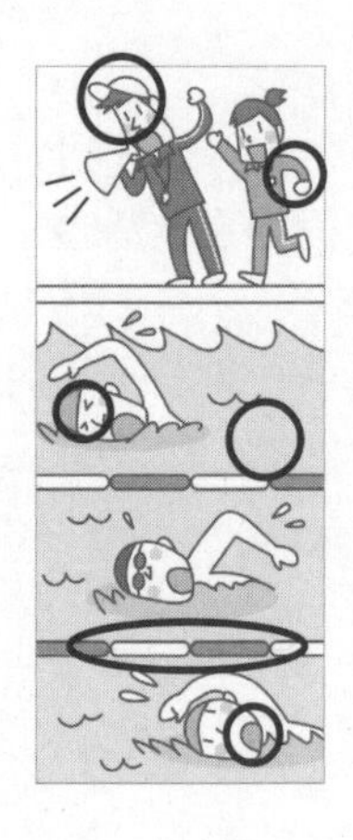

37
66ページ

日本のお金／10000円札

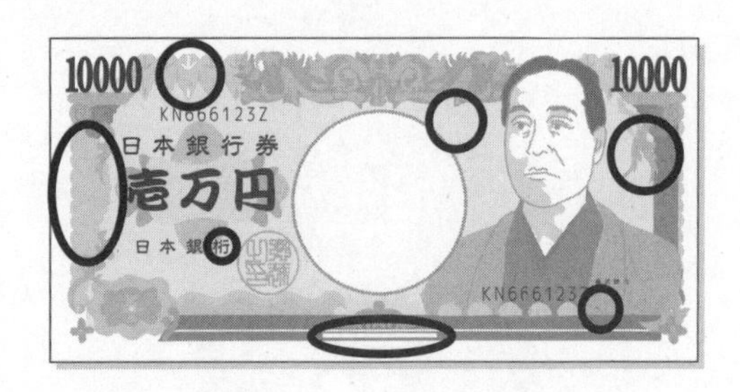

38
67ページ

スポーツ

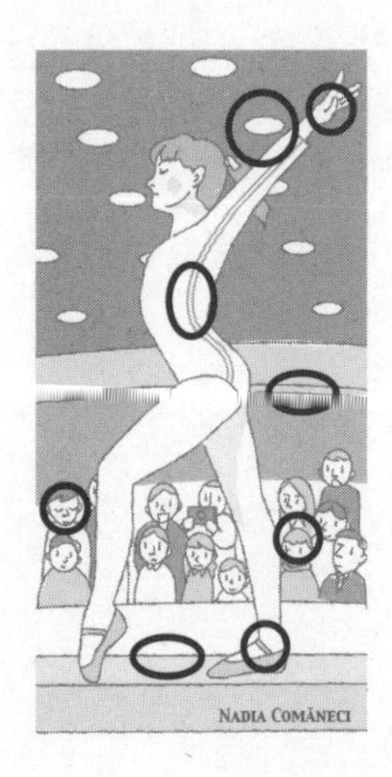

39

68ページ

伝統文化／ひな祭り

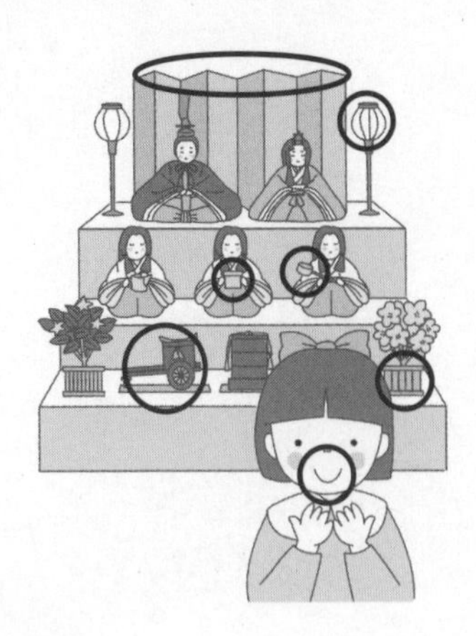

40

70ページ

日本の神話／「ヤマタノオロチ」

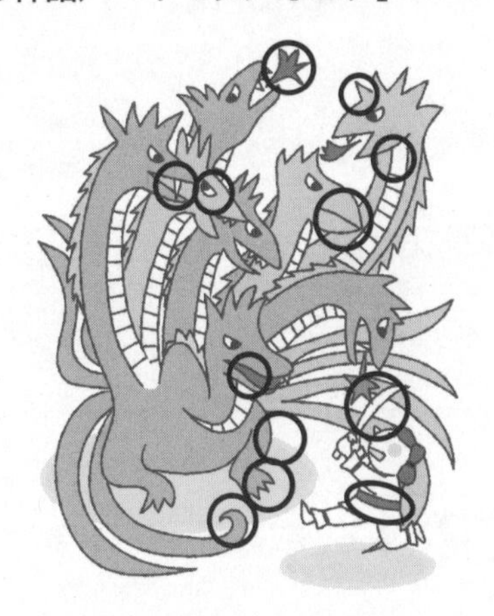

「ヤマタノオロチ」は『日本書紀』や『古事記』に登場する、8つの頭と尾をもつ大きな蛇。スサノオノミコトという神に退治されたといわれています。

41

72ページ

日本の名所／奈良公園

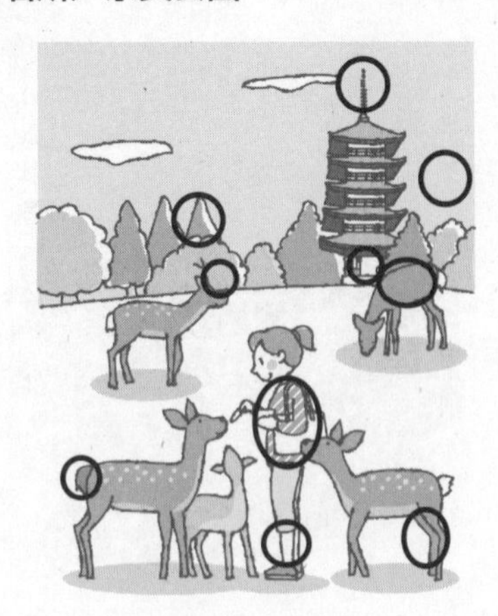

奈良公園には約1200頭もの鹿が生息しています。これらの鹿は春日大社の神使として、古くから手厚く保護され、国の天然記念物に指定されています。また、奈良公園内に点在する東大寺、興福寺、春日大社はユネスコの世界遺産「古都奈良の文化財」に登録されています。

42

74ページ

昭和／一家団らん

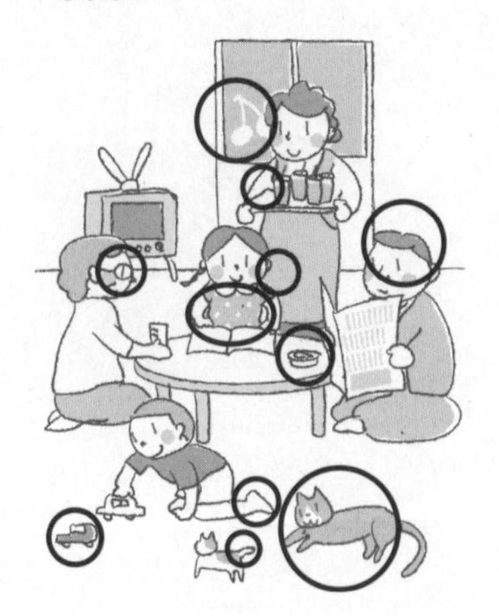

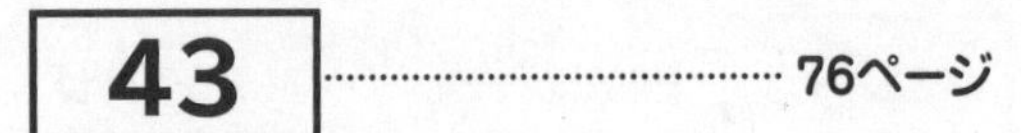

世界の名作／『不思議の国のアリス』

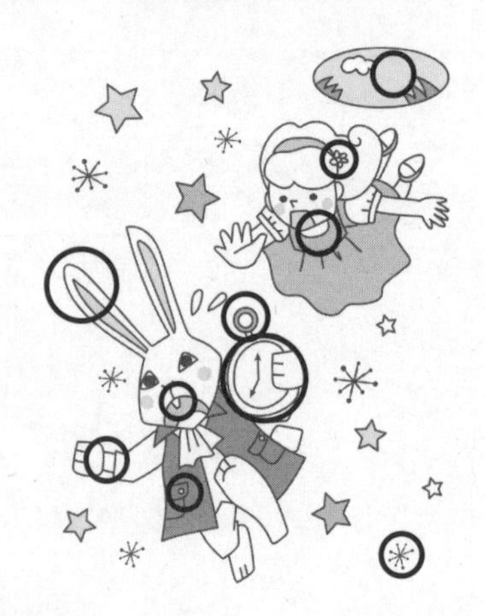

44 ……………… 78ページ

スポーツ

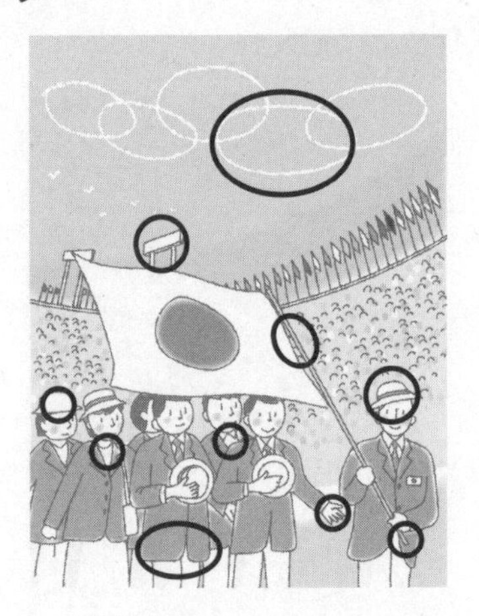

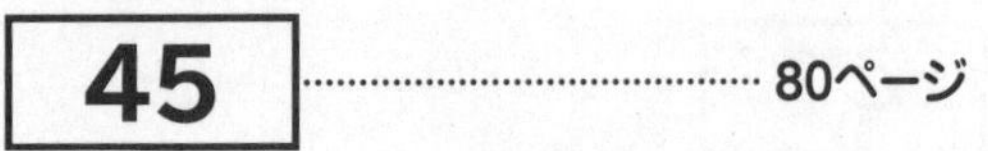

ニュース

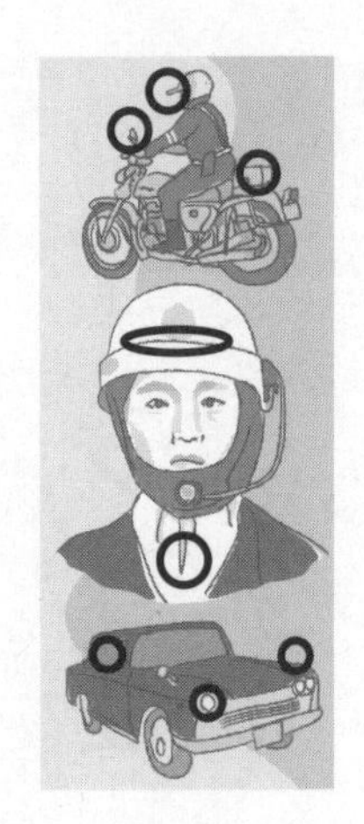

46 ……………… 81ページ

昭和～平成

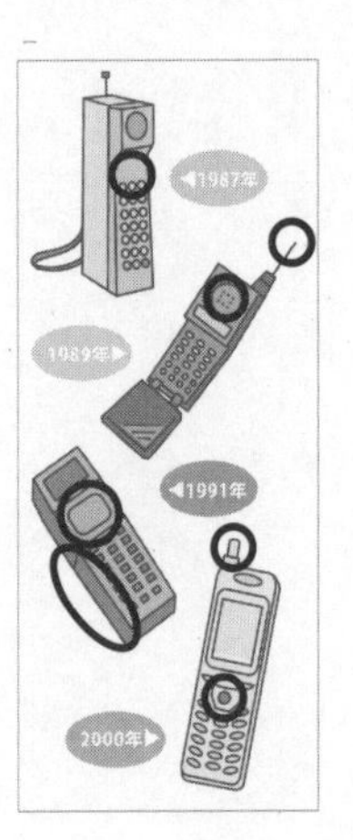

47

82ページ

映画

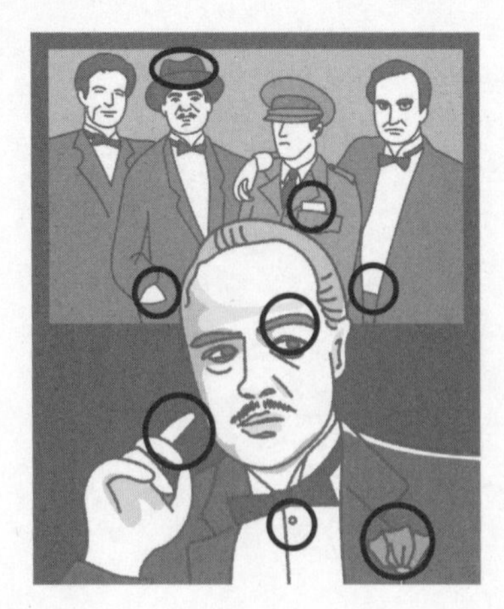

48

84ページ

日本の名所／「東京タワー」

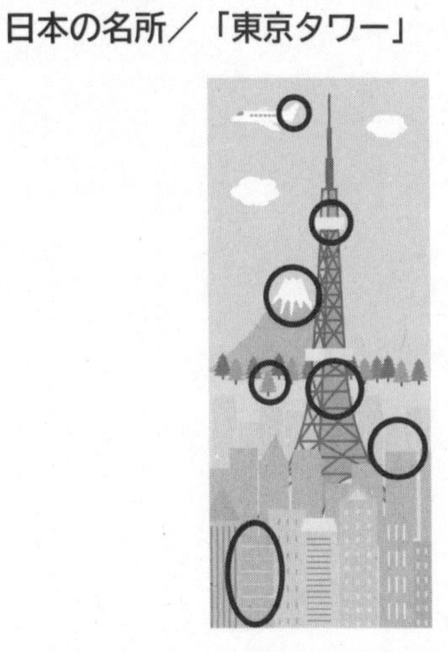

49

85ページ

ニュース

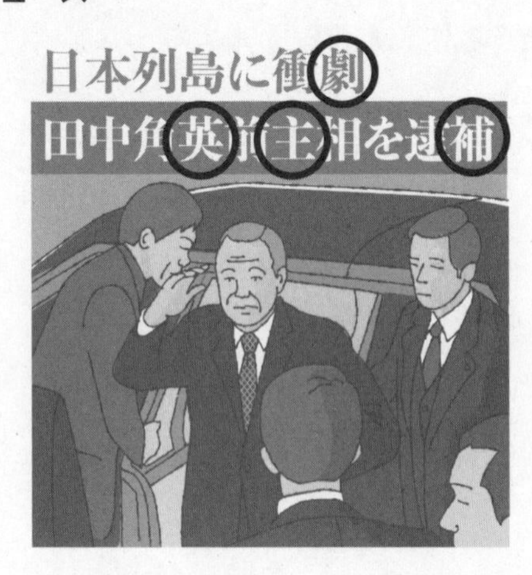

劇→撃、英→栄、主→首、補→捕

50

86ページ

季節／打ち上げ花火

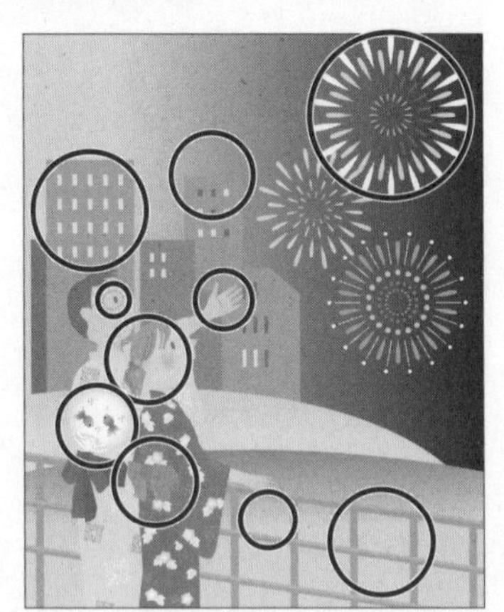

51

88ページ

ニュース

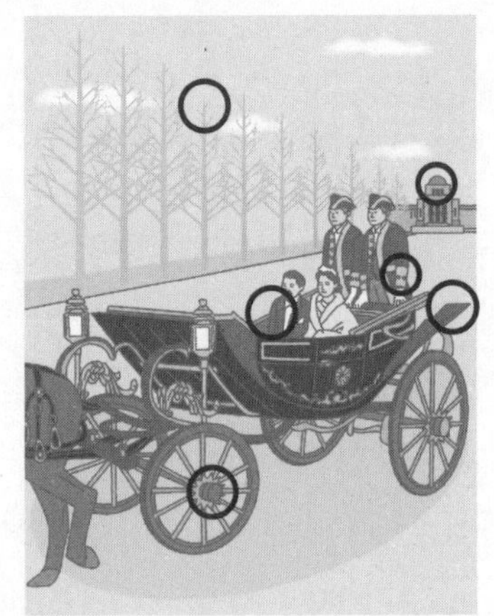

52

90ページ

建物

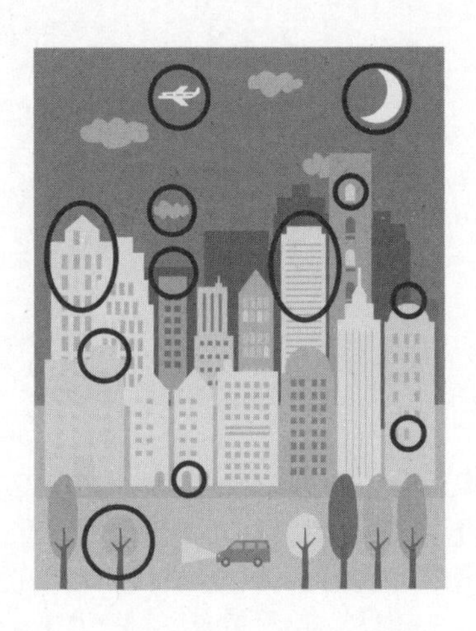

53

92ページ

キャラクター

全日本暴猫連合
なめんなよ
氏名・生年月日
ねこきち
昭和56年2月22日
本籍・国籍
カツオ県ハマチ市マタタビ町2
住所
カツオ県サバ市カリカリ町22 猫缶荘
交付
昭和56年2月22日
なめられたら無攻
運点免許章
免許の条件等
運転中に顔を洗わないこと

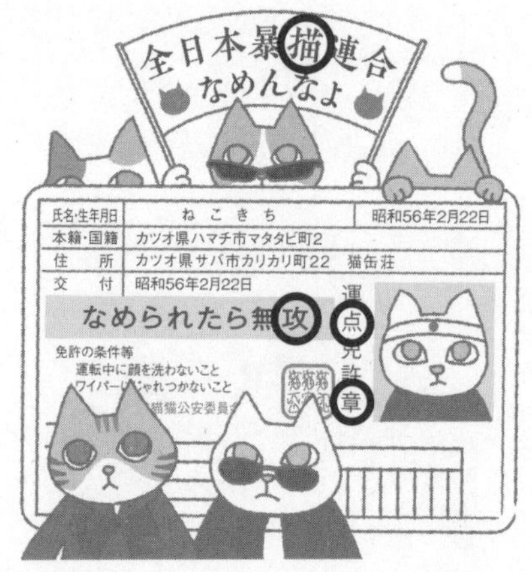

描→猫、攻→効、点→転、章→証

54

93ページ

日本の名画／『富嶽三十六景』

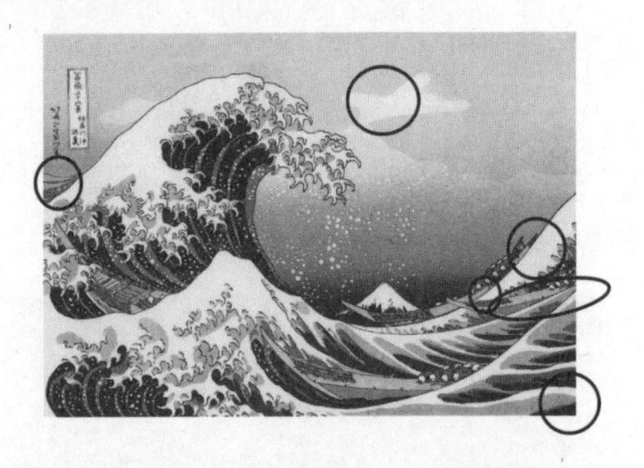

江戸時代後期の浮世絵師、葛飾北斎による『富嶽三十六景』は1830年から1834年にかけて出版されたといわれ、浮世絵界に風景画という新たなジャンルを確立しました。問題の絵は、『富嶽三十六景』の「神奈川沖浪裏」という作品です。

55

94ページ

世界の名所／「モン・サン＝ミシェル」

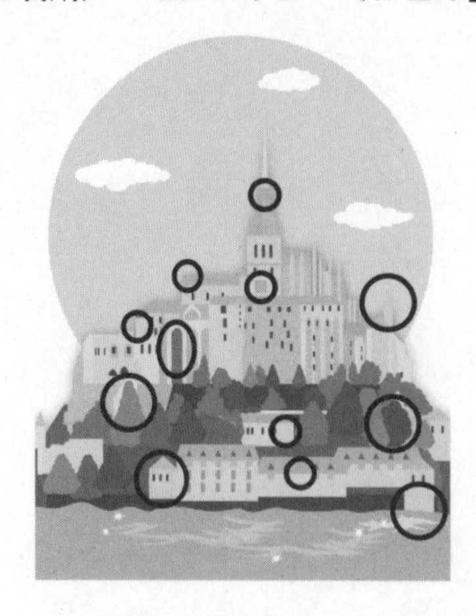

「モン・サン＝ミシェル」は、フランスの西海岸に浮かぶ小さな島とその上にそびえる修道院。潮の干満の差が激しく、満ち潮のときには海に浮かんでいるように見えます。2014年に島と陸をつなぐ橋が完成しました。ユネスコの世界文化遺産。

56

96ページ

世界の名画／『ヴィーナスの誕生』

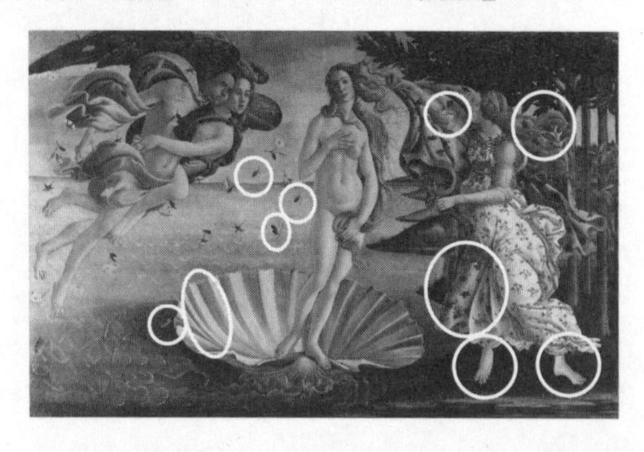

ルネサンス期のイタリア人画家、S・ボッティチェリの作品で、女神ヴィーナスが海で誕生した様子が描かれています。1485年頃に制作され、現在はフィレンツェ（イタリア）のウフィツィ美術館に展示されています。

57

97ページ

歴史

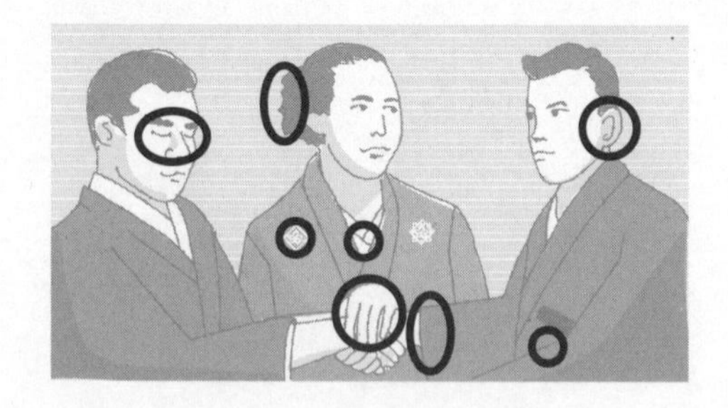

58

98ページ

世界の名所／ヴェネツィア

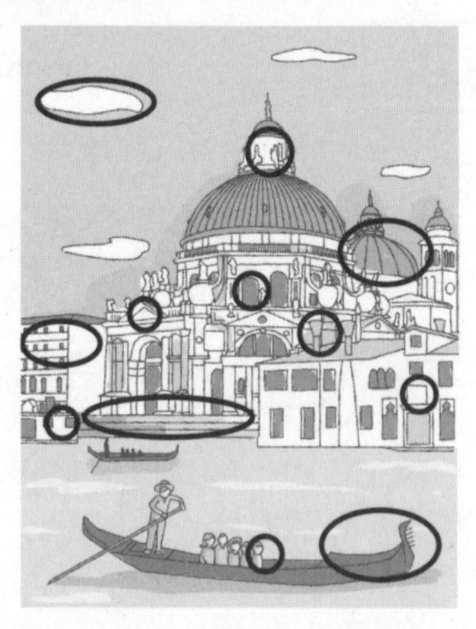

水の都として有名なイタリア北東部の都市。海の上に築かれた島であるため、本土との行き来には水上バスなどが利用されています。美しい景観は、映画や小説などさまざまな作品の舞台にもなっています。ユネスコの世界遺産。

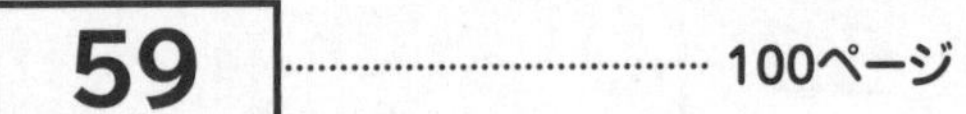

59

100ページ

スポーツ／サッカー

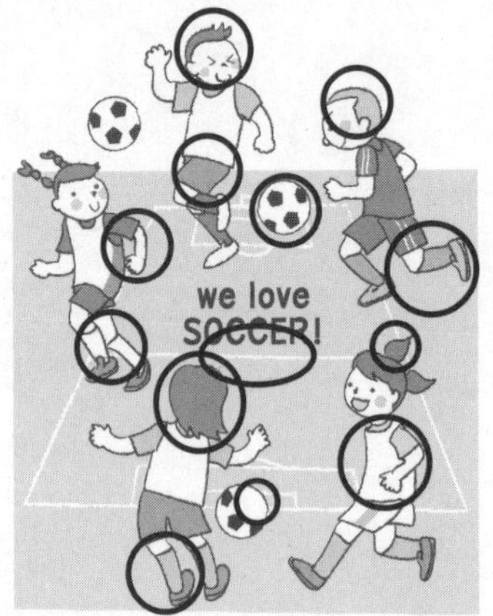

60

102ページ

日本の名作／『吾輩は猫である』

61

104ページ

日本の神話／「因幡の白うさぎ」

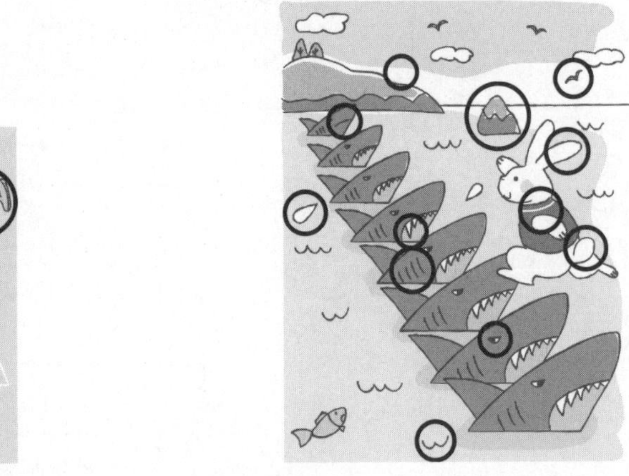

62

106ページ

ニュース

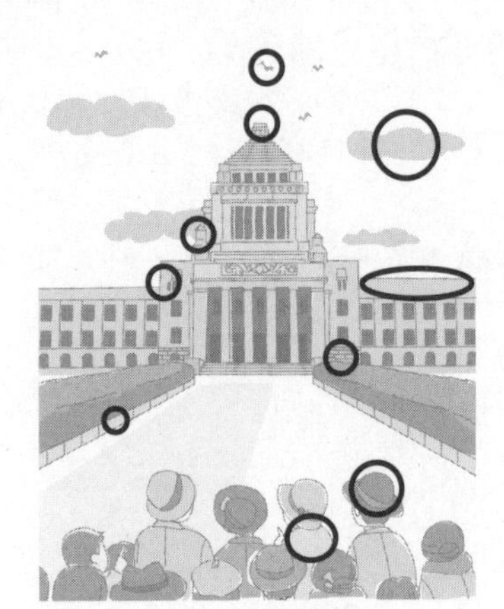

63

108ページ

スポーツ

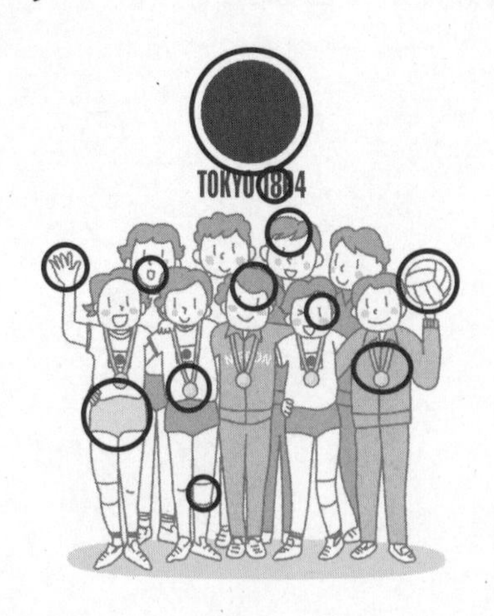

第18回オリンピック競技大会は、1964年（昭和39年）10月に東京で開催され、一般的に「東京オリンピック」と呼ばれています。日本およびアジア地域で初めての開催で、過去最多の出場国数となりました。日本は、柔道、レスリング、体操男子、バレーボール女子など、計16の金メダルを獲得しました。

64

110ページ

ニュース

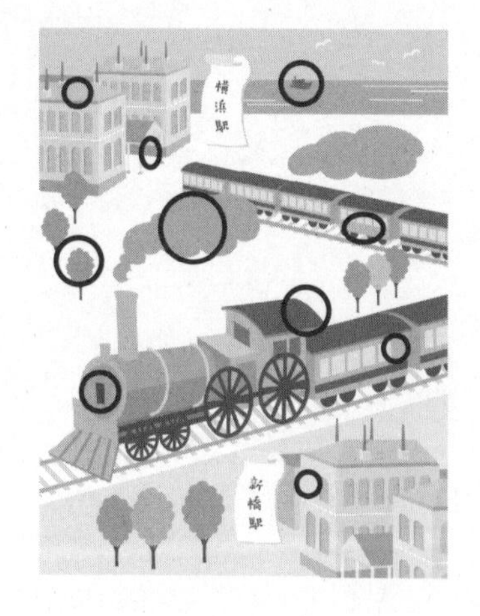

65

112ページ

ニュース

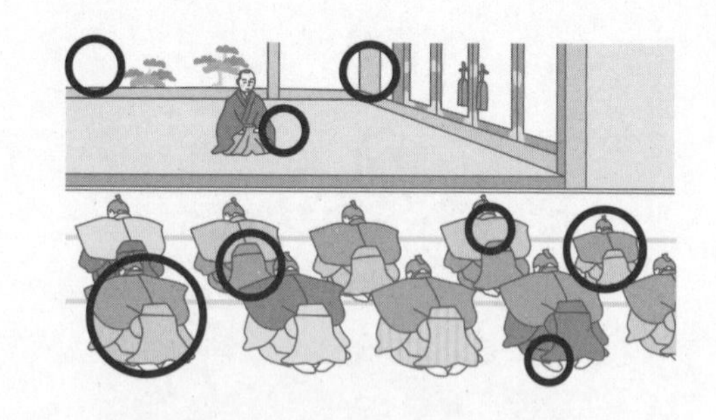

66

113ページ

世界の名画／『最後の晩餐』

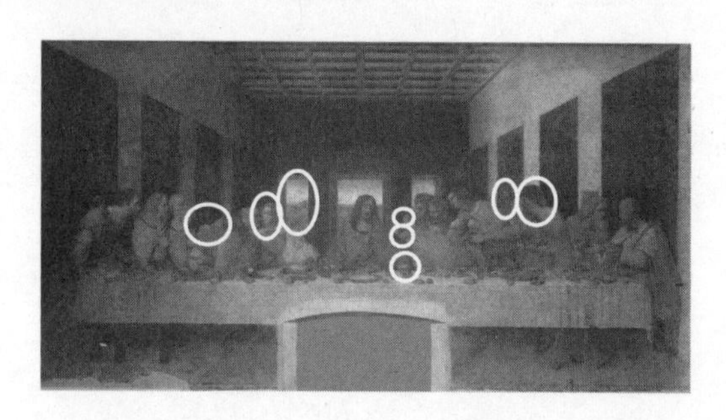

L・ダ・ヴィンチは、15～16世紀に活躍したイタリアのルネサンス期を代表する芸術家。世界でもっとも有名な『モナ・リザ』をはじめとする絵画作品のほか、彫刻、建築、解剖学、天文学などさまざまな分野で業績を残しました。『最後の晩餐』は、イエス・キリストと弟子たちの晩餐の情景がミラノの修道院の食堂の壁画に描かれたものです。

67

114ページ

世界の名画／『ひまわり』

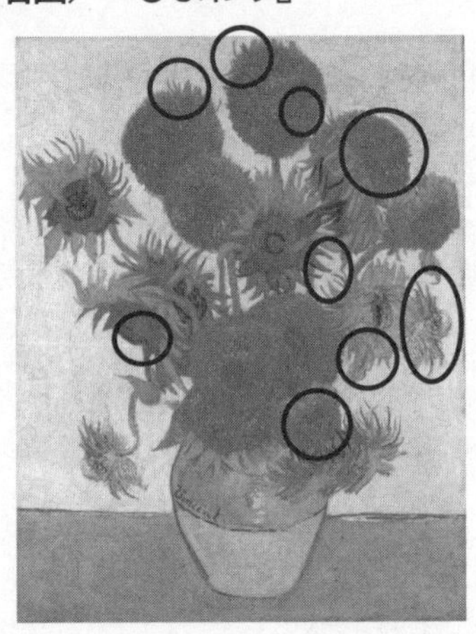

V・V・ゴッホはオランダ出身の画家。ゴッホは南フランスのアルルで、ひまわりを題材にした作品を複数描いていて、問題の『ひまわり』はそのなかのひとつ。東郷青児記念損保ジャパン日本興亜美術館（東京）にも1点、展示されています。1890年に37歳で亡くなるまでに、多くの作品を残しました。

68

116ページ

暮らし

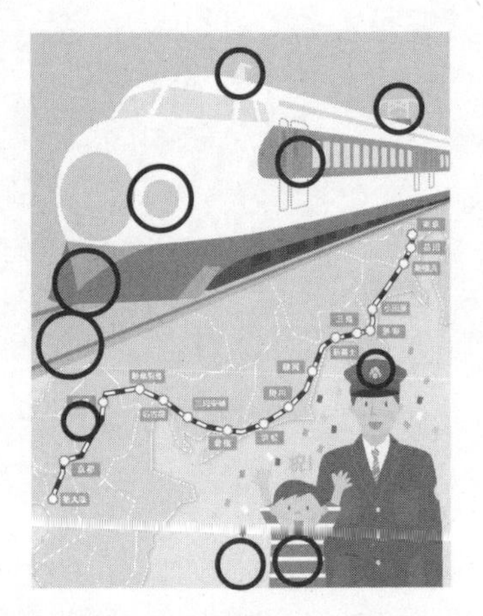

69

118ページ

日本の名画／『三世大谷鬼次の奴江戸兵衛』

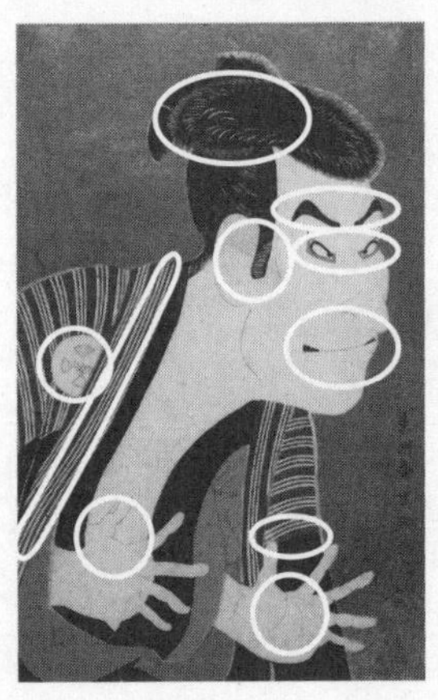

江戸時代中期の浮世絵師、東洲斎写楽の代表作『三世大谷鬼次の奴江戸兵衛』をモチーフにした問題です。写楽は生没年不詳、活動期間は1794年～1795年の10カ月間のみで姿を消したといわれています。

70

120ページ

歴史

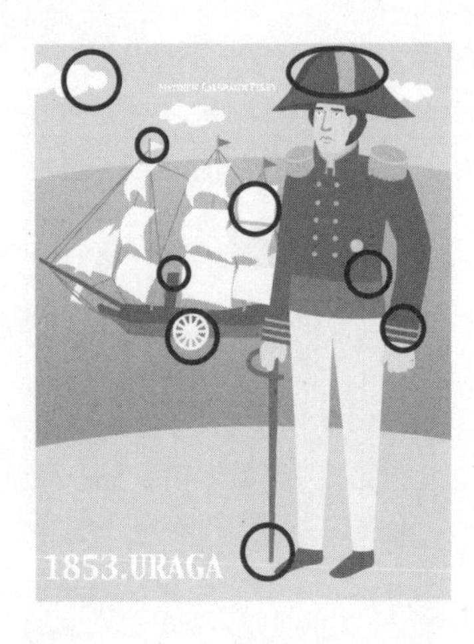

71

122ページ

世界の名画／『牛乳を注ぐ女』

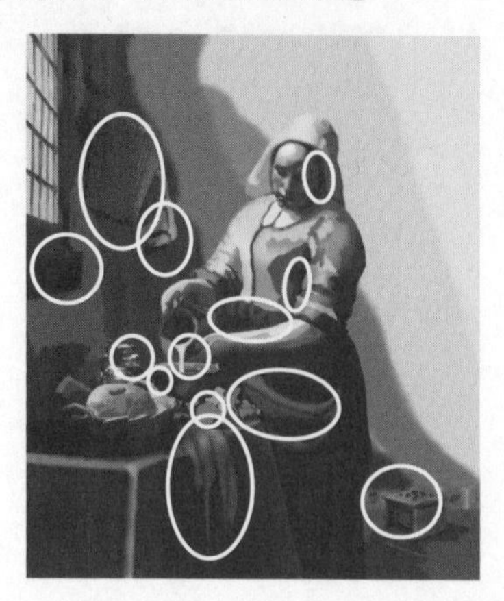

ヨハネス・フェルメールは17世紀のオランダを代表する画家。40代前半で亡くなったため作品は少ないといわれています。『牛乳を注ぐ女』は1657年頃（諸説あり）に描かれ、オランダのアムステルダム国立美術館に所蔵されています。

72

124ページ

世界の名所／「タージ・マハル」

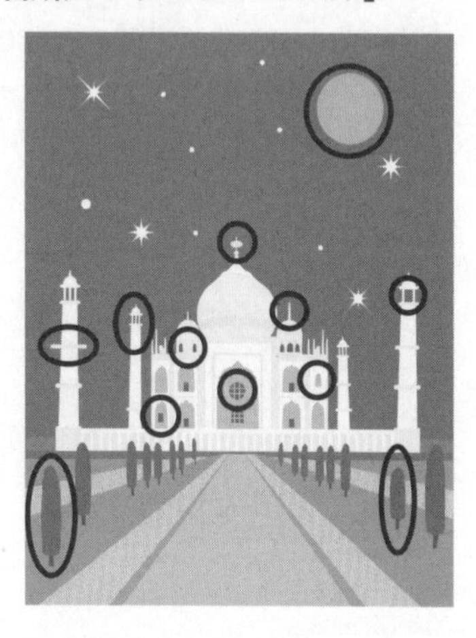

「タージ・マハル」はインド北部にある、インド・イスラム文化の代表的建築。ムガル帝国第5代皇帝シャー・ジャハーンが、1631年に死去した王妃ムムターズ・マハルのために建設した墓廟です。ユネスコの世界文化遺産。

73

126ページ

日本の名画

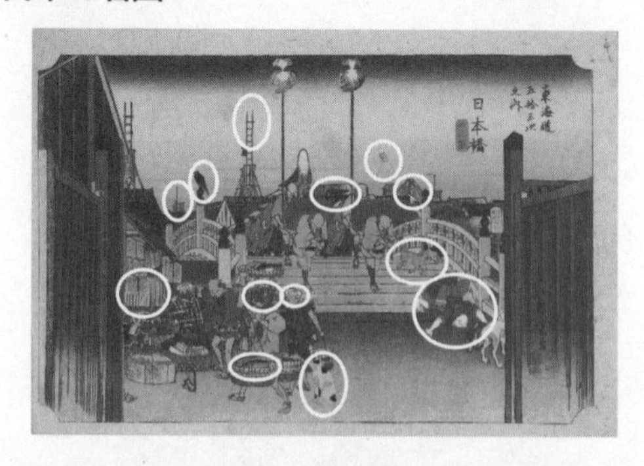

歌川広重は江戸時代後期の浮世絵師。風景を描いた木版画で知られ、ゴッホやモネなど西洋の画家たちにも影響を与えたといわれています。代表作の『東海道五十三次』には、江戸と京都を結ぶ重要な街道だった東海道の53の宿場と、起点である江戸の日本橋、終点である京都の三条大橋が描かれています。

74

128ページ

世界の名画／『ムーラン・ド・ラ・ギャレットの舞踏会』

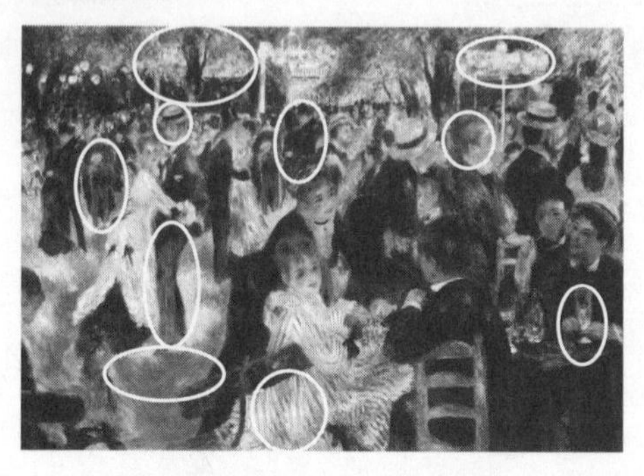

P・A・ルノワールは19〜20世紀に活躍したフランスの画家。35歳のときに描いた『ムーラン・ド・ラ・ギャレットの舞踏会』は代表作で、画中の人物はルノワールの友人たちがモデルといわれています。フランスのオルセー美術館に所蔵。

75

129ページ

ニュース

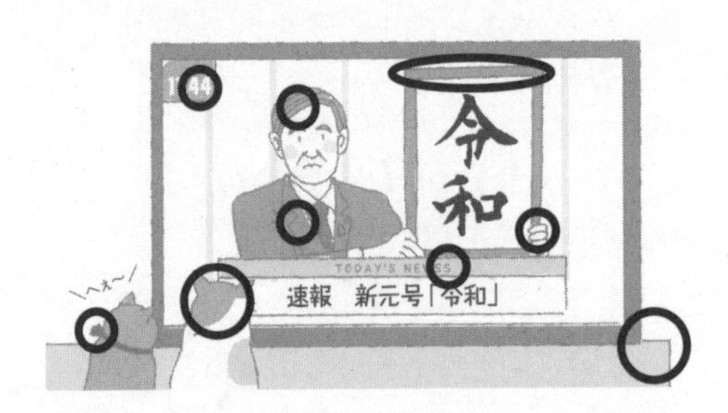

76

130ページ

乗り物／ロープウェイ

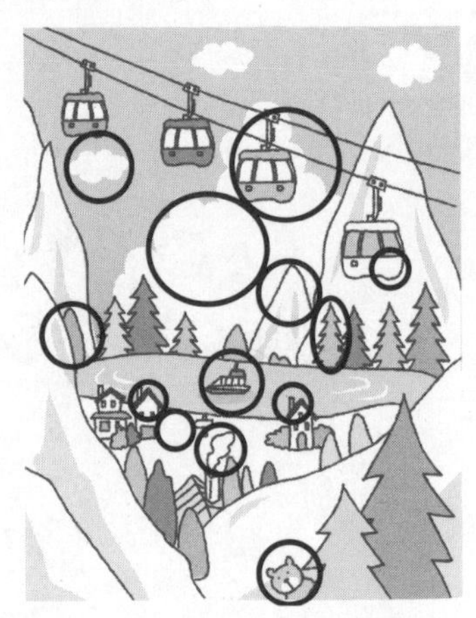

77

132ページ

世界の名所／「万里の長城」

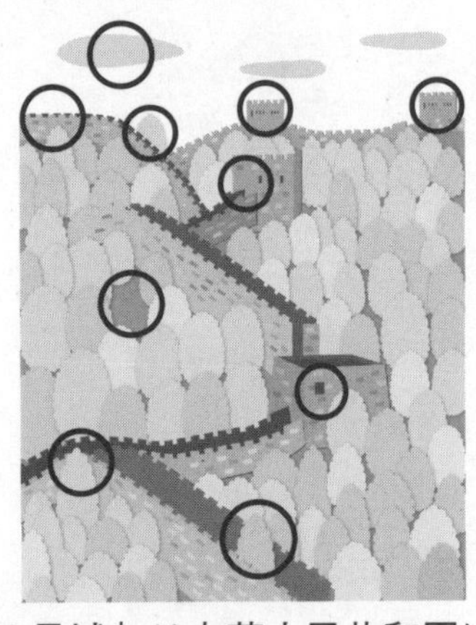

「万里の長城」は中華人民共和国にある城壁の遺跡。その長さは6352km、北海道から沖縄までの日本列島を囲む距離と同じくらいで、人類史上最大の建造物といわれています。紀元前7世紀、中国の各国で北方騎馬民族の侵入を防ぐために築かれ、約2200年前に中国を初めて統一した秦の始皇帝が長城の基礎をつくり、14世紀の明の時代に現在の形になりました。ユネスコの世界文化遺産。

78

134ページ

世界の童話／『裸の王様』

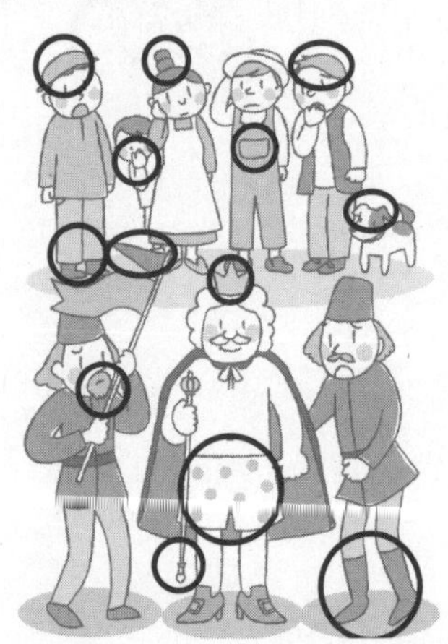

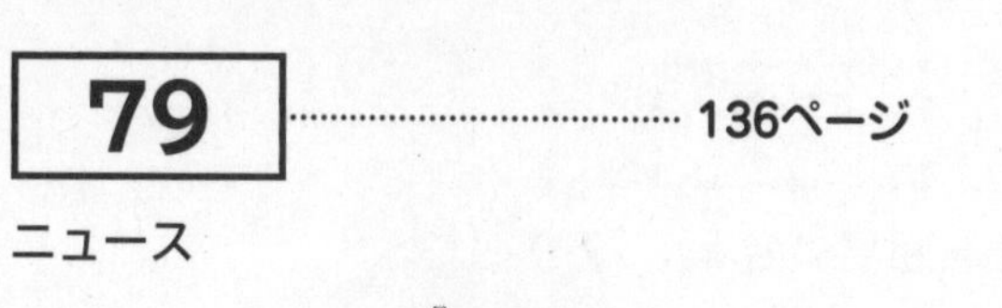

ニュース

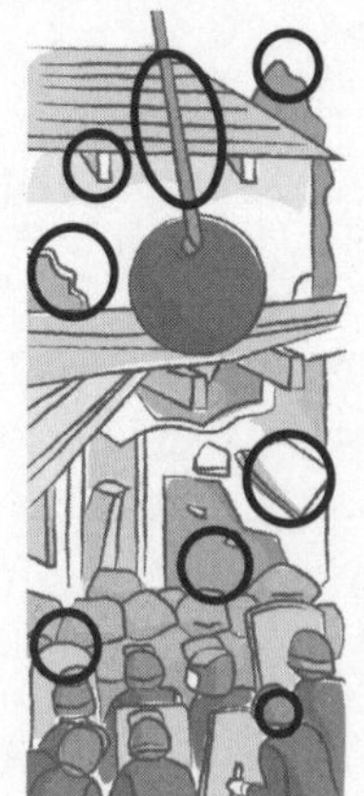

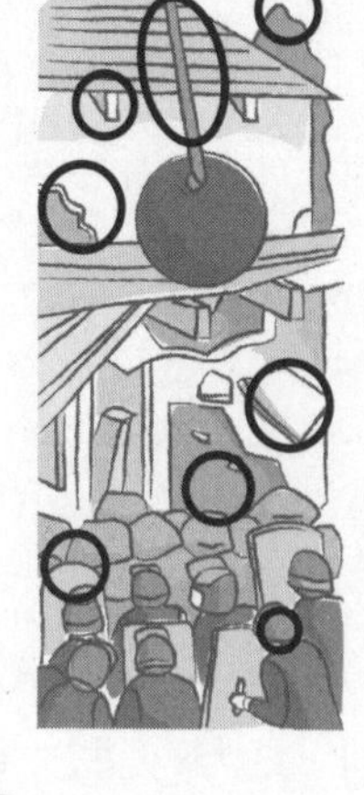

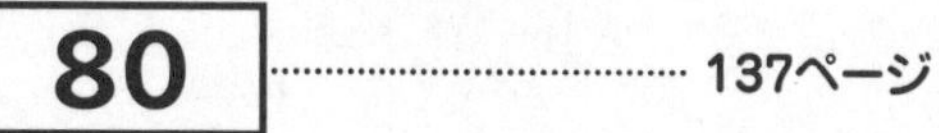

日本の名作

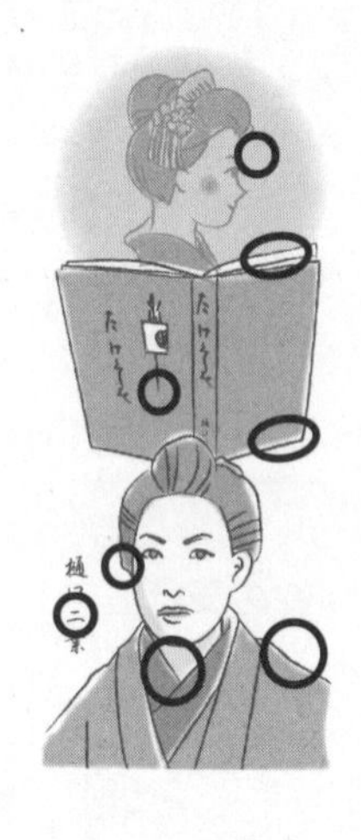

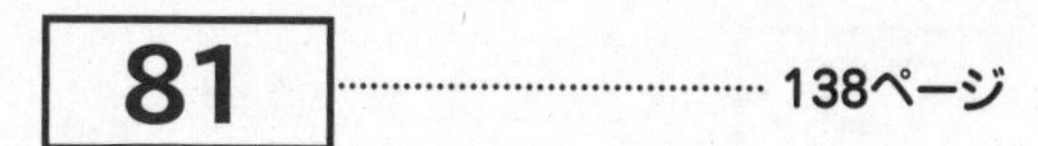

建物

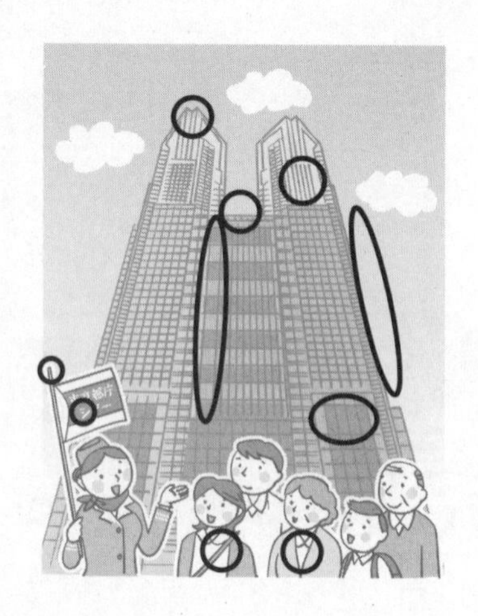

82 ………………………… 140ページ

世界の童話／『赤ずきん』

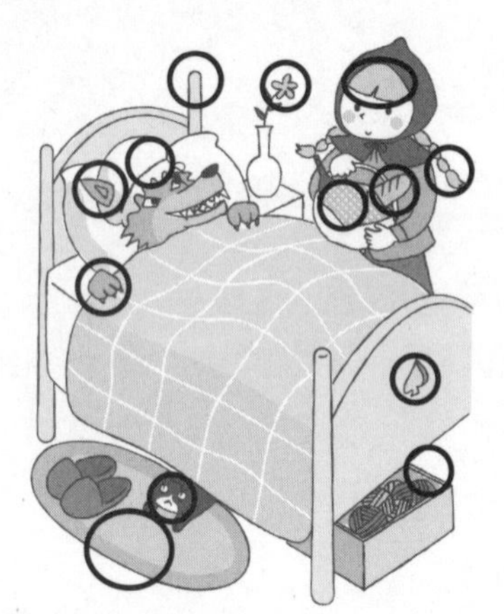

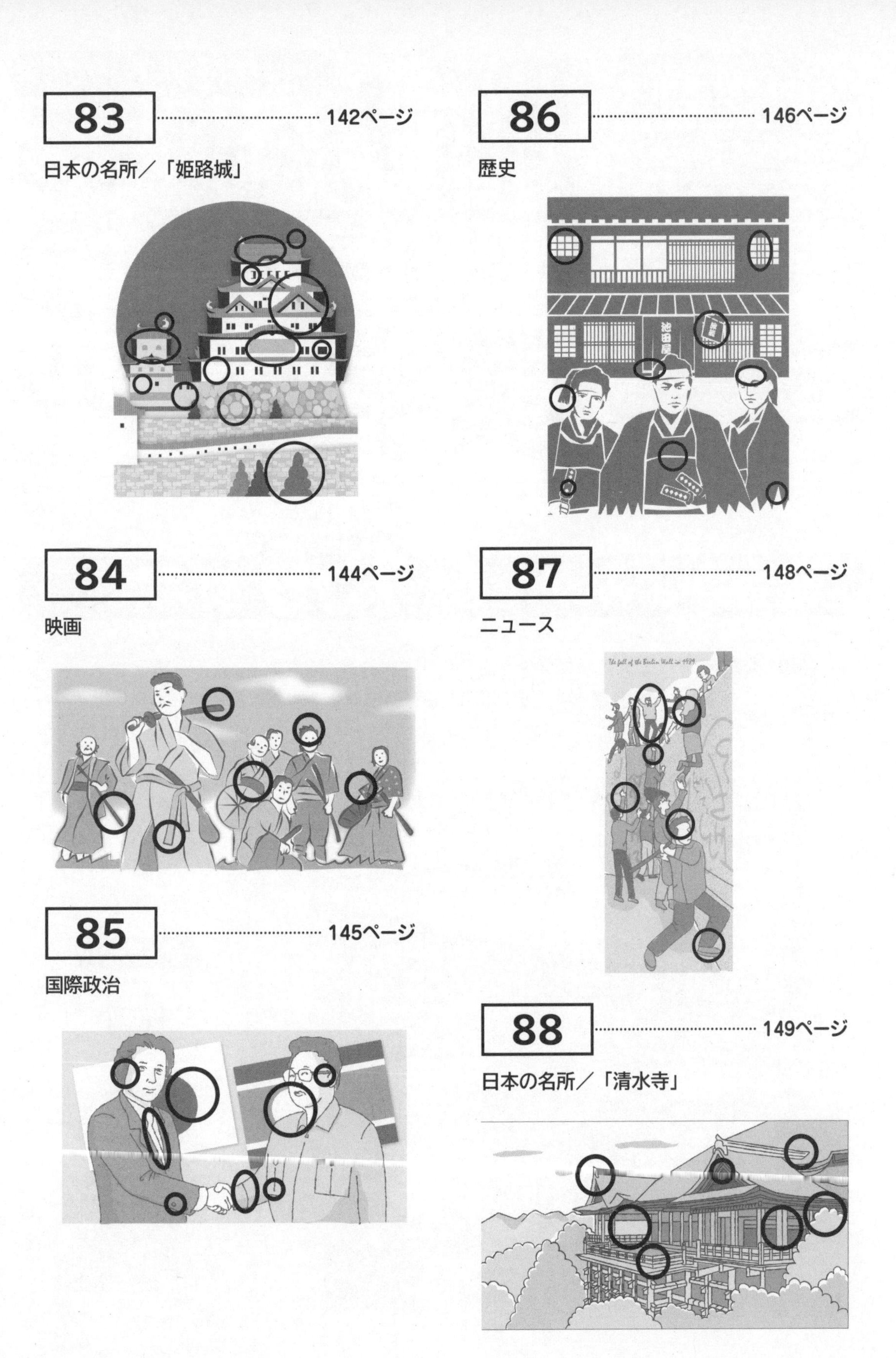
83
142ページ
日本の名所／「姫路城」
86
146ページ
歴史
84
144ページ
映画
87
148ページ
ニュース
85
145ページ
国際政治
88
149ページ
日本の名所／「清水寺」

川島隆太教授の

脳力を鍛える昭和思い出し100日パズル

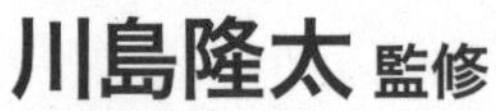

川島隆太 監修

定価 814円（税込）

懐かしさのあまり昔を思い出す100問収録

昭和48年、競馬ファンだけでなく社会現象と呼ばれるほどの人気を集めたハイセイコーをモチーフにした問題です。上と下の絵を見くらべて、ちがっている部分をさがし、下の絵に丸をつけましょう。

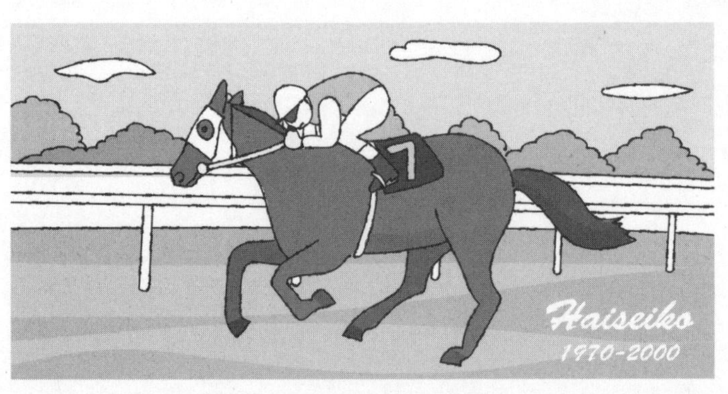

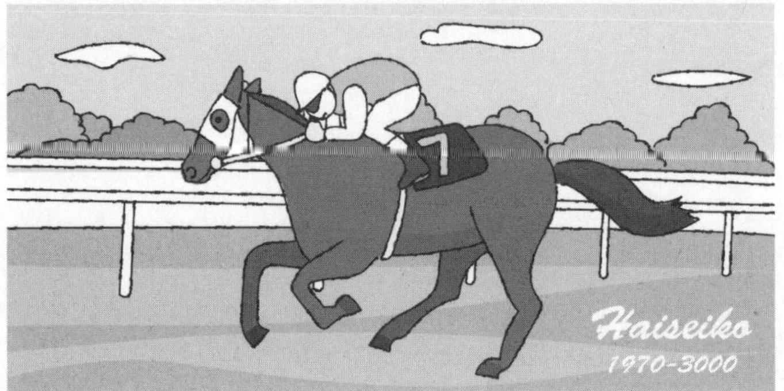

難易度

まちがい

8コ

答え

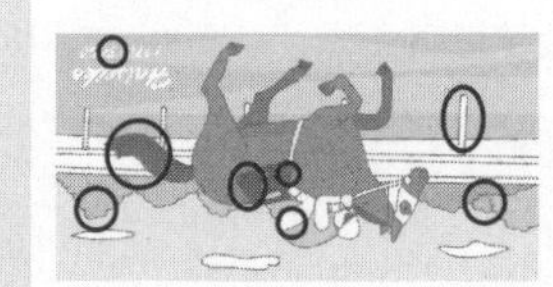

東北大学教授・医学博士
川島隆太（かわしま・りゅうた）

1959年、千葉県生まれ。東北大学医学部卒業後、同大学院医学研究科修了。スウェーデン王国カロリンスカ研究所客員研究員、東北大学加齢医学研究所助手、同専任講師を経て、現在、同大学加齢医学研究所所長。スマート・エイジング学際重点研究センター、応用脳科学研究分野、認知機能発達寄附研究部門教授。『川島隆太教授のもの忘れ・認知症を撃退する脳の体操100日ドリル』（宝島社）ほか、著書・監修書多数。

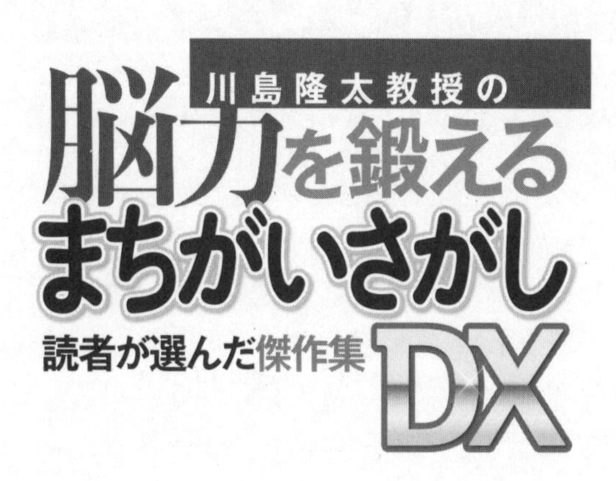

2021年11月24日　第1刷発行

監修……川島隆太
発行人……蓮見清一
発行所……株式会社宝島社
〒102-8388
東京都千代田区一番町25番地
営業　03(3234)4621
編集　03(3239)0928
https://tkj.jp

印刷・製本……大日本印刷株式会社

ISBN978-4-299-02261-5

本書に掲載したまちがいさがしの問題は、小社より刊行した『川島隆太教授の脳力を鍛えるまちがいさがし 決定版』(2019年8月)、『川島隆太教授の脳力を鍛えるまちがいさがし 昭和思い出し版』(2019年11月)、『川島隆太教授の脳力を鍛える昭和思い出し100日パズル』(2020年9月)、『川島隆太教授の脳力を鍛える日本史の名場面まちがいさがし』(2021年1月)、『川島隆太教授の脳力を鍛える昭和懐かし150日漢字パズル』(2021年7月)から読者人気の高い問題を厳選し、再編集して掲載しています。

STAFF

編集……橋詰久史（宝島社）、阪井日向子（宝島社）
星野由香里
問題制作……笹山敦子、成瀬京司
カバー、表紙デザイン……杉本欣右
本文デザイン・DTP……G-clef